Folk · Blutgeflüster

„Blutwerte sind kein Geheimcode,
sondern eine glasklare Stimme
deiner Körperintelligenz."

Dr. med. Maria Folk

Dr. med. Maria Folk

BLUTGEFLÜSTER

Tatort Laborzettel

Wenn Normwerte täuschen

your golden business
VERLAG

Originalausgabe
1. Auflage März 2026

Verlagsleitung:
Sabine Oswald, MBA & Tina K. Simmerle
YGB Verlag

Abbildungen:
© Dr. med. Maria Folk
eigene Grafiken, Tabellen und Visualisierungen; teilweise KI-gestützt erstellt.

Herstellung:
Layout, Satz und Umschlaggestaltung: Composizione Katrin Rampp, Kempten
Printed in Germany

ISBN-Nr. 978-3-91160-810-7

https://ygb-verlag.de/

BLUTGEFLÜSTER

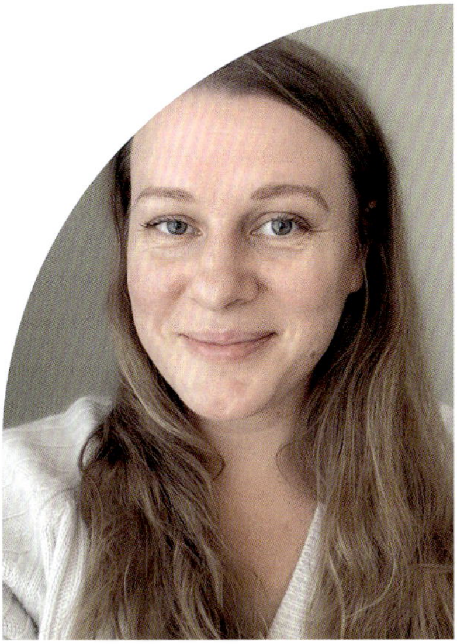

Blutgeflüster soll dich dabei unterstützen, unabhängiger vom schnelllebigen Medizinsystem zu werden. Es soll dich ermutigen und dir die Zuversicht schenken, dass auch du dieses Zahlen-Wirr-Warr verstehen kannst.

Ich möchte dir dabei helfen deine Gesundheit in die eigenen Hände zu nehmen und mehr Selbstsicherheit im Umgang mit deinen Blutwerten zu gewinnen. So kannst du kluge gesundheitliche Entscheidungen treffen und für dich besser einstehen.

Alles Liebe,

Dr. med. Maria Folk

Wichtiger Hinweis / Medizinischer Haftungsausschluss
Dieses Buch ist ein Gesundheitsratgeber für interessierte Laien. Alle Inhalte wurden mit größter Sorgfalt und nach aktuellem Wissensstand zum Zeitpunkt der Veröffentlichung erstellt. Dennoch kann keine Gewähr für Vollständigkeit, Richtigkeit oder Aktualität übernommen werden. Die Informationen in diesem Buch ersetzen keine individuelle ärztliche Untersuchung, Diagnose oder Therapie. Sie dienen ausschließlich der allgemeinen Information, Orientierung und Bildung und sollen dir helfen, deine Blutwerte besser zu verstehen und gezieltere Fragen zu stellen. Dieses Buch stellt keine Diagnosen und gibt keine individuellen Therapieempfehlungen. Insbesondere sind die dargestellten Inhalte keine Aufforderung, Medikamente, Hormone, Nahrungsergänzungsmittel oder andere Therapien eigenständig zu beginnen, zu verändern oder abzusetzen. Triff medizinische Entscheidungen immer gemeinsam mit einem Arzt oder einer anderen qualifizierten medizinischen Fachperson.

Referenzbereiche und Laborwerte
In diesem Buch werden neben offiziellen und statistischen Labor-Referenzbereichen auch sogenannte Erfahrungsbereiche beschrieben, welche keine offiziellen Referenzwerte, keine Leitlinienempfehlungen und keine allgemein anerkannten medizinischen Standards darstellen. Sie beruhen auf der Auswertung wissenschaftlicher Studien, klinischer Erfahrung und fachlicher Einschätzung und erheben keinen Anspruch auf Allgemeingültigkeit. Sie können von Labor zu Labor und von Fachperson zu Fachperson abweichen und sich mit dem Fortschritt von Wissenschaft und Forschung verändern. Die Darstellung von Referenzbereichen in diesem Buch darf daher nicht als alleinige Grundlage für Diagnosen, Therapieentscheidungen oder das Bewerten von Laborbefunden ohne ärztliche Begleitung verwendet werden.

Keine Heilversprechen
Es wird kein Heilversprechen abgegeben. Weder die Autorin noch der Verlag garantieren eine Besserung von Symptomen, Laborwerten oder des Gesundheitszustands durch die Anwendung der im Buch beschriebenen Informationen. Jeder Mensch reagiert individuell und Ergebnisse können von Person zu Person deutlich variieren.

Haftungsbegrenzung
Alle Angaben erfolgen trotz sorgfältiger Recherche ohne Anspruch auf Vollständigkeit und Fehlerfreiheit. Aus der Nutzung oder Nichtnutzung der in diesem Buch enthaltenen Informationen können keine Ansprüche auf Schadensersatz gegen Autorin oder Verlag hergeleitet werden, soweit eine Haftungsbeschränkung gesetzlich zulässig ist. Autorin und Verlag haften insbesondere nicht für mittelbare oder unmittelbare Schäden, die aus der Anwendung, Fehlanwendung oder Missdeutung der Inhalte entstehen, soweit dem keine zwingenden gesetzlichen Vorschriften entgegenstehen.

Hinweis: Personenbezeichnungen werden in diesem Buch aus Gründen der Lesbarkeit meist in der männlichen Form verwendet. Gemeint sind jeweils alle Geschlechter.

Inhaltsverzeichnis

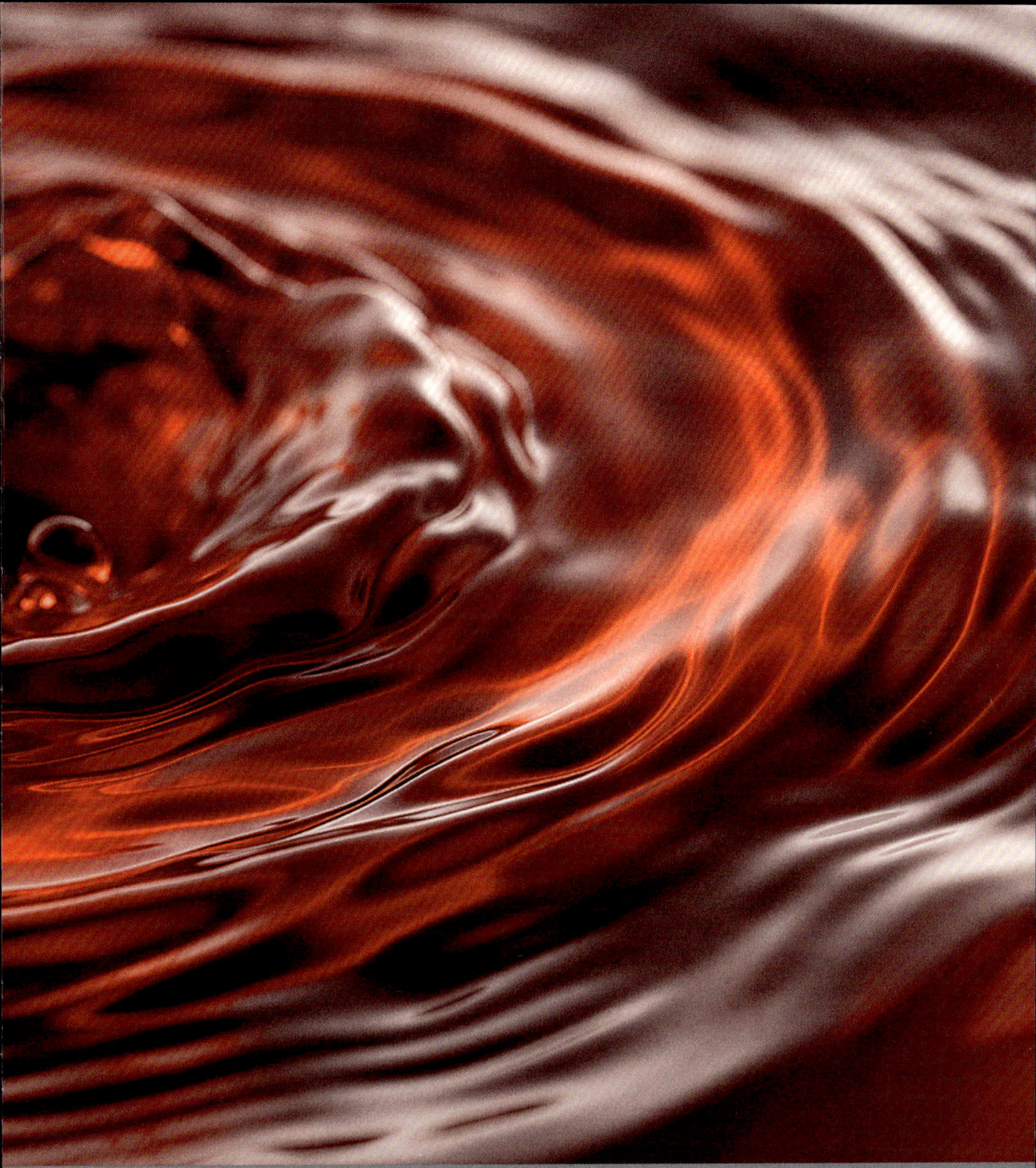

TEIL 1

Einleitung

Vorwort

Warum Blutwerte mehr verraten, als du denkst!

Dein Blut ist nicht einfach nur eine rote Flüssigkeit – es ist eine lebendige Welt. Das Leben fließt rot durch deine Venen und mit jedem Herzschlag wandert dein Blut durch den Körper, versorgt Zellen und verteilt Energie. In einem kleinen Blutröhrchen sammelt sich eine Momentaufnahme deines Lebens und so trägt dein Blut viele Geschichten in sich, die gelesen werden wollen.

Blut ist nicht die ganze Wahrheit, aber ein mächtiger Teil davon. Es ersetzt nicht dein Körpergefühl, keinen aufmerksamen Blick und kein gutes Gespräch. Aber es zeigt dir, wo du gerade stehst. Es ist wie ein Standbild aus einem langen Film: nicht die ganze Handlung, aber eine Szene, in der du sehr viel erkennen kannst, wenn du hinschaust.

Viele Entwicklungen bahnen sich im Blut an, lange bevor du eine Diagnose auf dem Papier hast. Ein nüchterner Blutzucker, der sich Stück für Stück nach oben schiebt, Eisen, das mit jeder Monatsblutung ein bisschen weiter abrutscht und Entzündungszeichen, die nicht wirklich beruhigend sind. Das alles sind frühe Einladungen deines Körpers genauer hinzuschauen und gegenzusteuern.

Genau hier kommt das Prinzip ins Spiel, das ich liebe: messen, handeln, wieder messen – gelebte Selbstfürsorge. In dem Moment, in dem du bewusst in dein Blut schaust, beginnst du, Verantwortung für dich zu übernehmen. Du holst dir Informationen, mit denen du arbeiten kannst, statt länger im Dunkeln zu tappen. Denn solange wir nur raten, hoffen und abwarten, bleiben wir in einer passiven Rolle und wer nicht misst, kann nur vermuten. Wer misst, darf entscheiden.

Blut ist ein dankbares Medium, denn es ist vergleichsweise leicht zu gewinnen, lässt sich standardisiert analysieren und reagiert sichtbar auf Veränderungen. Wenn du an deiner Ernährung drehst, deinen Schlaf ernst nimmst, Stress reduzierst, dich mehr bewegst oder Nährstoffe auffüllst, dann kann man diese Schritte im Blut erkennen. Und genau dieser Moment, in dem sich dein Inneres in Zahlen widerspiegelt, hat etwas zutiefst Beruhigendes, denn die Veränderung wird greifbar. Für mich liegt genau hier die wahre Magie der Blutwerte, denn du siehst schwarz auf weiß, wie dein Körper auf dich und deinen Alltag reagiert.

Trotzdem erleben viele Menschen ihre Blutwerte als etwas Fremdes, aber dein Blut gehört zu dir. Deine Laborwerte sind kein geheimes Fachwissen, auf das du keinen Zugriff haben darfst, sondern ein Teil deiner Gesundheitsgeschichte. Eine Körperstimme, die du nutzen kannst, wenn du sie verstehst und entschlüsselst.

Dieses Buch ist aus Gesprächen mit Menschen entstanden, die erschöpft, müde oder frustriert vor ihren Befunden sitzen und das Gefühl haben, sie müssten Medizin studieren, um mitreden zu können. Aus Begegnungen mit Patienten, die seit Jahren hören, alles sei „in der Norm“ und sich trotzdem alles andere als gesund fühlen. Und aus meiner Überzeugung heraus, dass wir die Phase VOR der Diagnose ernster nehmen müssen, wenn wir wirklich präventiv arbeiten wollen.

„Blutgeflüster“ soll dir dabei helfen, dein Blut als Verbündeten zu sehen. Es soll dir Klarheit geben, Neugier wecken und dich darin bestärken, deine Blutwerte zu kennen und die richtigen Fragen zu stellen. Ich möchte dir mit „Blutgeflüster“ ein Werkzeug in die Hand geben, denn dein Blut trägt wissenswerte Hinweise in sich und ist dein innerer Wegweiser, den es zu verstehen lohnt. Du brauchst nur die Bereitschaft, hinzuschauen und der Rest entsteht im Tun – messen, handeln, wieder messen. Schritt für Schritt. Wert für Wert. Mit Verstand, mit Herz und mit einer großen Portion Respekt vor der Magie, die in deinem Blut steckt.

Blutgeflüster soll dir ermöglichen, deine Blutwerte nicht mehr nur abzugeben und auf ein „Alles in Ordnung" zu warten, sondern aktiv Fragen zu stellen, Muster zu erkennen und gemeinsam mit medizinischen Profis Entscheidungen zu treffen, die sich für dich stimmig anfühlen.

Dein Blut flüstert dir schon dein ganzes Leben zu.
Die Zeit ist gekommen diese Sprache endlich zu verstehen.

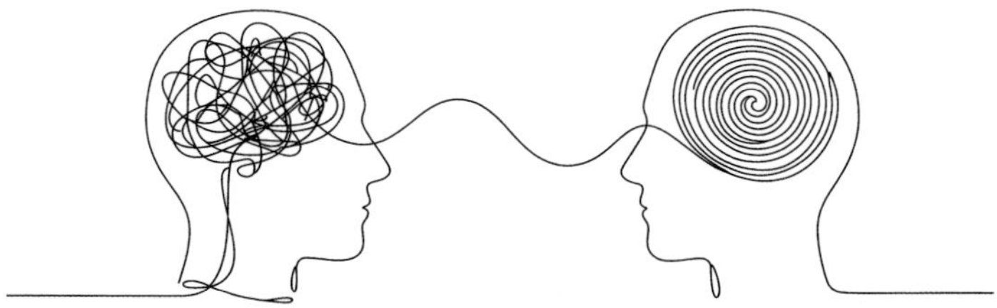

Bevor du dieses Buch liest –
Eine kleine Gebrauchsanweisung

Mit diesem Buch möchte ich dir etwas zurückgeben, was viele Menschen längst verloren haben: ein klares Verständnis für die Sprache ihres eigenen Blutes. Denn hier verstecken sich viele Antworten auf deine individuellen Symptome aber auch stille Alarmzeichen, die dein Körper dir über die Sprache des Blutes Schwarz auf Weiß aufzeigt.

Du hältst dieses Buch heute in den Händen, weil du schon immer verstehen wolltest, was deine Blutwerte in der Tiefe über dich verraten oder vielleicht auch, weil es dir im Moment nicht gut geht und du endlich wissen möchtest, was in deinem Körper wirklich los ist.

Blutwerte sind ein tiefgründiges Werkzeug, um tief in die Prozesse des menschlichen Körpers hineinzuschauen. Das Problem ist nur, dass selbst gesundheitsinteressierte Menschen wie du oft nicht verstehen, was Blutwerte im Detail wirklich aussagen. Und weißt du was? Das ist absolut in Ordnung, denn Blutbefunde sind für die meisten von uns ein Wirrwarr aus komplexen Zahlen, physikalischen Einheiten und seltsamen Abkürzungen, die uns kaum jemand verständlich erklärt. Das ist frustrierend und überfordernd, weil schnell der Eindruck entsteht, dass nur Ärztinnen und Ärzte das wirklich verstehen können, aber nicht du.

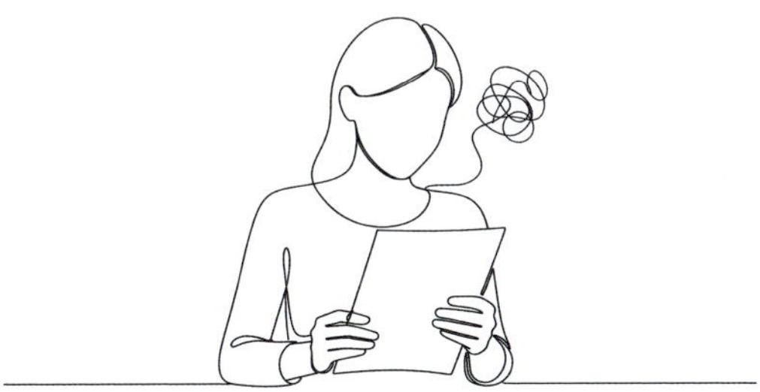

Ich möchte dir aber zeigen, dass DU das auch lernen kannst! Du wirst deine eigenen Blutwerte nach dem Lesen dieses Buches besser verstehen und dir damit ein großes Stück medizinische und gesundheitliche Selbstbestimmung in dein Leben zurückholen. Und ganz unter uns: Es ist nicht so kompliziert wie du denkst, du brauchst nur jemanden an der Hand, der dir alles ruhig, klar, gut strukturiert und mit einer Portion Leichtigkeit erklärt. Denn Medizin ist kein Hexenwerk, wenn man sie einfach und verständlich erklärt.

Mit „Blutgeflüster" schenkst du dir selbst mehr Unabhängigkeit vom medizinischen System sowie mehr Sicherheit im Umgang mit deinen eigenen Blutbefunden und ein großes Stück Vertrauen in deine Körperintelligenz. Lass uns gemeinsam lernen, diese Sprache zu entschlüsseln.

Du kannst dieses Buch ganz unterschiedlich nutzen und zwar so, wie es am besten zu dir und deinem Alltag passt. Du kannst es komplett von vorne bis hinten lesen oder dich Schritt für Schritt in die Welt der Blutwerte einarbeiten. Du kannst es auch wunderbar als Nachschlagewerk verwenden, welches du immer wieder rausholen kannst, wenn ein neuer Laborzettel in dein Leben flattert. Damit du dich leichter orientieren kannst, wirst du in diesem Buch immer wieder kleine Symbole finden. Sie helfen dir, Inhalte schneller einzuordnen und bei Bedarf gezielt zu bestimmten Stellen zurückzukehren.

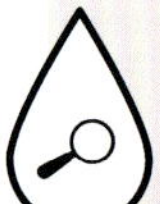

1. „Auf einen Blick" – wenn du wenig Zeit hast

In diesen Kästen findest du die wichtigste Essenz eines Abschnitts noch einmal kurz und übersichtlich zusammengefasst. Sie sind für die Momente gedacht, in denen du schnell verstehen möchtest, worum es bei einem bestimmten Blutwert oder einem Themengebiet geht, ohne alles noch einmal im Detail lesen zu müssen. Das ist ideal, wenn du wenig Zeit hast oder das Kapitel schon kennst und dein Wissen kurz auffrischen möchtest.

2. „Gut zu wissen“ – kleine Wissensperlen

Hier bekommst du zusätzliche Hintergrundinformationen, die dir helfen, medizinische Zusammenhänge besser zu verstehen, ohne dass du dich durch Fachliteratur wälzen musst. Das können kleine Aha-Fakten sein, typische Stolperfallen aus der Praxis oder Ergänzungen, die deinen Blick weiten. Du kannst diese Kästen sofort lesen oder später gezielt ansteuern, wenn du ein Thema vertiefen möchtest.

3. „Mythos oder Realität?“ – Klarheit statt Verwirrung

In diesen Boxen nehme ich mir typische Aussagen vor, die im Alltag, im Internet oder in den sozialen Medien immer wieder auftauchen und ordne sie für dich ein. Hier geht es darum, alte Mythen zu sortieren, Halbwissen zu entkräften und dir Sicherheit zu geben. Du musst diese Kästen nicht lesen, um dem roten Faden zu folgen, aber sie helfen dir dabei klarere Entscheidungen zu treffen.

4. „Für Neugierige“ – wenn du tiefer einsteigen möchtest

Diese Abschnitte sind für alle gedacht, die gerne ein Stück weiter in die Materie eintauchen möchten. Hier gebe in tiefere Einblicke in die Blutwelt und erläutere spannende biochemische Hintergründe. Du brauchst dieses Wissen nicht zwingend, um deine Blutwerte zu verstehen, aber wenn du Freude an Wissenstiefe hast, bist du hier richtig.

Du musst nicht jeden Kasten lesen und auch nicht jede Seite perfekt durcharbeiten. Nimm dir das, was du gerade brauchst. Manchmal hilft ein schneller Überblick und manchmal ein tieferer Scan eines bestimmten Blutwertes. Du darfst dieses Buch markieren, Notizen an den Rand schreiben und Eselsohren an die Seiten machen. Genau dafür ist es da –

als Begleiter, der dir hilft, die Sprache deiner Blutwerte Schritt für Schritt ein bisschen besser zu verstehen.

Wie du die Tabellen in diesem Buch liest

Ein zentraler Teil dieses Buches sind die Tabellen. Sie sind so aufgebaut, dass du deine eigenen Blutwerte besser einordnen kannst. Zu allen Blutparametern in diesem Buch findest du detaillierte Tabellen, in denen ein bestimmter Blutwert mit seiner Einheit genannt wird und daneben siehst du immer zwei Bereiche. In der linken Spalte steht der statistische Referenzbereich, so wie er in den meisten Laborbefunden offiziell angegeben wird. In der rechten Spalte findest du den ganzheitlichen „Erfahrungsbereich Blutgeflüster". Dieser orientiert sich an modernen funktionellen Referenzbereichen, klinischer Praxis, meinen eigenen Erfahrungen aus der Arbeit mit unzähligen Blutwerten und auch an neuen aktuellen Studien. Dieser besondere Erfahrungsbereich soll dir helfen, feinere Unterschiede wahrzunehmen und besser zu verstehen, warum du dich mit einem „noch normalen" Wert trotzdem nicht gut fühlst. Die Tabellen ersetzen aber natürlich keine ärztliche Diagnose.

Parameter	**Referenzbereich** (statistisch)	**Erfahrungsbereich** (Blutgeflüster)

Aufbau einer Blutgeflüster-Tabelle

Gut zu wissen

Die funktionellen Referenzbereiche in diesem Buch sind Erfahrungswerte aus Praxis und Forschung und keine offiziellen Leitlinien. Sie können dir helfen, feine Ungleichgewichte früher wahrzunehmen.

Achte bitte in den Tabellen immer auf die Einheit, die beim jeweiligen Blutwert angegeben ist, da laborabhängig oft in unterschiedlichen Einheiten gemessen wird. Schau deshalb genau, ob die Einheit auf deinem Laborzettel zu der Einheit in der jeweiligen Tabelle passt, bevor du deinen Wert vergleichst – sonst vergleichst du Äpfel mit Birnen. In den meisten Tabellen habe ich natürlich die gängigen Einheiten berücksichtigt oder umgerechnet und entsprechend vermerkt. Trotzdem kann es vorkommen, dass dein Labor eine andere Einheit verwendet, als in diesem Buch aufgeführt ist. In diesem Fall kannst du die Einheit gezielt nachschlagen, zum Beispiel über einen einfachen Online-Umrechner.

Sieh die Tabellen in diesem Buch als eine Werkzeugkiste. Sie geben dir Struktur, Vergleichsmöglichkeiten und Erfahrungswerte an die Hand. Sie ersetzen aber keine individuelle medizinische Abklärung oder Therapie. Wenn deine Werte deutlich von den Bereichen im Buch abweichen oder wenn du starke Beschwerden hast, gehört das immer in ärztliche Hände.

Das Blutgeflüster-Lexikon

Im hinteren Teil des Buches findest du ein kompaktes Blutgeflüster-Lexikon. Dort sind Fachbegriffe und wichtige Wörter aus dem Buch noch einmal kurz und verständlich erklärt. Immer dann, wenn dir ein Begriff fremd vorkommt oder im Text nicht ausführlich erklärt wird, kannst du dort nachschlagen, statt dich durch Internetseiten zu kämpfen. So bleibst du im Lesefluss und musst nicht lange suchen.

Das Einheitenverzeichnis

Ebenfalls im hinteren Teil findest du ein Einheiten- und Umrechnungsverzeichnis, in dem die gängigen Maßeinheiten nach den Kapiteln für dich sortiert sind. Du siehst dort genau, wofür die einzelnen Einheiten stehen und bei welchen Blutwerten sie im Buch verwendet werden. Wenn du tiefer einsteigen möchtest, kannst du dort auch nachvollziehen, wie sich bestimmte Maßeinheiten zueinander verhalten und welche anderen Einheiten bei den unterschiedlichen Laboren und Messverfahren genutzt werden.

„Alles in Ordnung!"

Bevor wir nun über einzelne Blutwerte im Detail sprechen, geht es mir um etwas sehr Grundsätzliches, nämlich um deine Rolle in diesem ganzen medizinischen System. Viele Menschen erleben Blutwerte immer noch so, als wäre das eine geheime Fachsprache, zu der nur Ärzte und Labore Zugang haben. Du hast vielleicht auch schon vom Arzt gesagt bekommen, dass „alles in Ordnung" oder „unauffällig" sei. Du verlässt dich darauf, dass schon jemand merken wird, wenn etwas wirklich nicht stimmt. Gleichzeitig spürst du aber vielleicht, dass dein Körper dir seit einiger Zeit Signale sendet, die nicht so recht zu diesem beruhigenden Satz passen wollen.

Gut zu wissen

Dein Laborbefund ist kein Geheimdokument der Arztpraxis, sondern ein Stück von dir. Deine Blutwerte gehören dir – und du darfst dir deinen Befund jederzeit aushändigen lassen und mit nach Hause nehmen.

Vielleicht hast du schon erlebt, wie mühsam es sein kann, bestimmte Blutwerte überhaupt abnehmen zu lassen. Du musst erklären, warum du diesen einen Wert gerne genauer anschauen würdest, du kommst in eine Rechtfertigungsrolle und am Ende wird meist doch wieder nur das Nötigste angekreuzt, was die gesetzliche Krankenkasse ohne Nachfrage bezahlt.

Vielleicht wurdest du schon darauf hingewiesen, dass zusätzliche Laborwerte „eigentlich nicht nötig" seien oder nur als IGeL-Leistung möglich wären und du hattest weder die Energie noch die finanziellen Mittel, das immer wieder durchzuspielen. Und selbst wenn ein ausführlicherer Befund entsteht, bleibt oft die gleiche Lücke bestehen: Du siehst Zahlen, aber niemand nimmt sich ausreichend Zeit, sie mit deinem tatsächlichen Symptomen abzugleichen und zu verknüpfen. Genau hier kommt für mich der Punkt der Selbstbestimmung ins Spiel. Es geht nicht darum, Ärztinnen und Ärzte schlecht zu machen oder so zu tun, als könntest du alles vollständig alleine regeln. Es geht darum, dass du verstehst, dass diese Blutwerte zu dir gehören und dass du ein RECHT darauf hast, sie zu sehen und zu verstehen. Dein Blut ist nicht das Eigentum eines medizinischen Systems, es ist ein Teil deiner eigenen Körpergeschichte.

Vielleicht erkennst du dich an dem einen oder anderen Punkt wieder. Vielleicht geht es dir gerade schleichend immer schlechter, aber niemand kann dir wirklich sagen, warum das so ist. Vielleicht bist du schnell erschöpft, innerlich angespannt oder reagierst empfindlich auf Stress. Vielleicht schläfst du aktuell schlecht, hast Verdauungsprobleme oder kämpfst mit deinem Gewicht. Oder bist auffallend anfällig für Infekte oder hast sogar eine Autoimmunerkrankung.

Vielleicht hast du aber aktuell auch keine größeren Beschwerden und möchtest trotzdem wissen, wie du frühzeitig erkennen kannst, wo dein Körper Reserven hat und wo nicht. All diese Facetten sind willkommen in diesem Buch. Es ist nicht nur für Menschen geschrieben, die am Ende eines langen Ärztemarathons stehen, sondern auch für diejenigen, die rechtzeitig genauer hinsehen möchten, bevor sich Muster verfestigen.

Damit dir das gelingt, brauchst du kein Spezialstudium und auch keinen Stapel Fachbücher. Du brauchst eine klare Struktur, eine verständliche Sprache und jemanden, der dir zeigt, wie du Schritt für Schritt durch dieses vermeintliche Labyrinth gehst, ohne dich zu verlieren. In den folgenden Kapiteln werden wir gemeinsam sortieren, welche Blutwerte eine solide Basis bilden, welche funktionellen Bereiche dir helfen können, feine Ungleichgewichte früher zu erkennen und wie du all das mit deinem persönlichen Empfinden verknüpfst. Du wirst lernen, wie einzelne Parameter zusammenhängen und an welchen Stellen es wichtig ist, ärztliche Unterstützung mit ins Boot zu holen.

Mein Ziel ist, dass du nach und nach das Gefühl bekommst, auf sicherem Boden zu stehen. Du musst nicht jede Abkürzung auswendig können und du musst nicht jede Nuance in der Tiefe verstehen. Es reicht, wenn du die wichtigsten Prinzipien verinnerlichst, ein Gefühl für Zusammenhänge entwickelst und dich traust, deine eigenen Beobachtungen ernst zu nehmen. Ab diesem Punkt wird aus deiner anfänglichen Neugier eine Form von innerer Stabilität und tiefer Selbstermächtigung, denn du verlässt dich nicht mehr nur darauf, dass jemand anders auf deinen Laborzettel schaut, sondern du selbst bist in der Lage mitzureden. Genau dafür habe ich „Blutgeflüster" geschrieben.

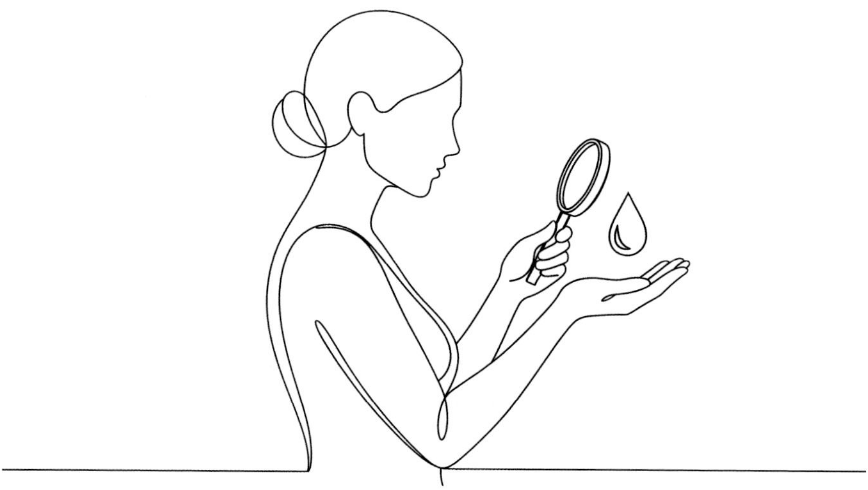

Meine persönliche Geschichte

Es gab eine Zeit, in der ich Blutwerte als etwas Handfestes und Unverrückbares gesehen habe, denn das was auf dem Laborzettel stand, war für mich Fakt. Die Referenzbereiche waren für mich die glasklare Grenze zwischen „gut“ und „schlecht“ sowie zwischen „gesund“ und „krank“. Wenn ein Wert im Normbereich lag, war das beruhigend und wenn er darüber oder darunter lag, war das ein Signal, zu handeln. Eigentlich ganz einfach, oder?

Rückblickend weiß ich, dass genau dort mein blinder Fleck lag.

Als ich vor zehn Jahren meine Hashimoto-Diagnose (Autoimmunerkrankung der Schilddrüse) bekam und gleichzeitig zum ersten Mal bewusst mit meinem Eisenmangel konfrontiert wurde, waren meine Blutwerte plötzlich persönlicher. Ich hatte nicht mehr nur die Befunde anderer Menschen vor mir, sondern meine eigenen. Ich sah Zahlen, die ich fachlich einordnen konnte und hörte Sätze wie: „Der Eisenwert ist nicht ideal, aber so schlimm ist es auch nicht“ oder „Die Schilddrüse ist eigentlich ganz gut eingestellt“. Auf dem Papier war das schwer zu widerlegen, denn mein Ferritin (Eisenspeicherwert) lag knapp über dem offiziellen Normwert und meine Schilddrüsenwerte rutschten nicht spektakulär aus der Norm. Somit war vieles grenzwertig, aber nicht dramatisch. Gleichzeitig fühlte ich mich weit entfernt von normal. Ich war müde, schnell erschöpft, innerlich gereizt und nahm immer mehr an Gewicht zu. Und trotzdem habe ich meine Blutwerte anfangs so genommen, wie das System sie mir angeboten hat und ich dachte, wenn im Labor steht, dass alles noch im grünen Bereich ist, dann wird das schon so stimmen. Wenn die Referenzbereiche sagen, dass ein Ferritin ab 20 ng/ml „ausreichend“ ist, dann ist ein Wert von 22 ng/ml eben kein „richtiger Mangel“, sondern nur etwas, das man im Blick behalten sollte.

Heute würde ich so nicht mehr denken, denn nun weiß ich, dass ein Ferritin knapp über dieser unteren Normgrenze für viele Menschen im Alltag eine absolute Katastrophe ist, auch wenn es im Laborbericht harmlos aussieht. Heute weiß ich auch, dass es einen Unterschied macht, ob ein Wert irgendwo in einer riesigen Spannbreite liegt oder dort, wo sich Menschen erfahrungsgemäß wirklich gut fühlen. Und je mehr ich mich mit meinen eigenen Blutwerten beschäftigt habe, desto mehr begann ich zu hinterfragen. Ich sah diese unzähligen Referenzbereiche, die angeblich festlegten, was „normal" ist und was nicht.

In einer Zeit, in der immer mehr Menschen mit Erschöpfung, chronischen Beschwerden und stillen Entzündungen kämpfen, ist „Durchschnitt" wohl nicht automatisch ein gutes Ziel, oder?

Ich habe gemerkt, dass ich jahrelang so gedacht habe, wie es mir das medizinische System und mein Medizinstudium beigebracht hat. In dieser Zeit habe ich begonnen, Normbereiche nicht mehr als starre Wahrheit zu sehen, sondern als das, was sie tatsächlich sind – rein statistische Abbildungen einer Gesamtbevölkerung. Ich habe angefangen in Studien, Fachartikeln und in der täglichen Arbeit mit Patienten zu schauen, wo sich wiederkehrende Muster zeigen. Ich habe mich gefragt in welchem Blutwerte-Bereich die meisten Menschen wirklich belastbar sind, einen klaren Kopf haben oder hormonell stabiler sind?

Parallel dazu saß ich immer häufiger Frauen gegenüber, die mit ganzen Stapeln an Laborbefunden zu mir kamen. Sie hatten sich von Praxis zu Praxis, von Labor zu Labor gehangelt und viele Blutwerte auf eigene Kosten bestimmen lassen, weil sie das diffuse Gefühl hatten, dass etwas übersehen wird. Viele von ihnen erzählten mir immer wieder die gleiche Geschichte: „Mir wurde gesagt, alles sei in Ordnung und trotzdem geht es mir nicht gut. Ich bin müde, ich bin gereizt und mein Zyklus sowie meine Verdauung spielen verrückt. Aber meine Blutwerte sind angeblich komplett unauffällig. Das kann doch nicht wahr sein!?" In diesen Gesprächen habe ich gemerkt, wie sehr mein eigener Weg und der meiner Patienten ineinandergreifen. Ihr Schmerz war mir vertraut und auch das Gefühl zwischen Normbereich und schlechtem Befinden „durchzurutschen", kannte ich nur allzu gut. Der Unterschied war, dass ich die Zahlen auf dem Laborbefund lesen konnte. Ich wusste, was Ferritin, Schilddrüsenhormone und Leberwerte bedeuten, aber entscheidend ist, dass ich sie so erkläre, dass man sie auch ohne Medizinstudium gut versteht.

Und genau an diesem Punkt habe ich angefangen, anders zu arbeiten. Ich wollte keine Ärztin sein, die einfach nur Zahlen abnickt und Häkchen setzt. Ich wollte eine Ärztin sein, die das System kennt, aber bereit ist, es kritisch zu hinterfragen. Jemand, der nicht aus Prinzip dagegen ist, aber auch nicht aus Gewohnheit alles übernimmt, nur weil es „immer so gemacht wurde".

Ich habe gemerkt, wie sehr es mich erfüllt, wenn Menschen zum ersten Mal mit mir gemeinsam ihren Laborzettel anschauen und verstehen, was sie da eigentlich sehen. Wenn aus einem Blatt voller Abkürzungen plötzlich ein Bild entsteht, das zu ihrem Empfinden passt.

Mythos oder Realität?

Mythos: „Wenn ein Blutwert im Normbereich liegt, bin ich gesund."

Realität: Normbereiche zeigen vor allem, wo die Mehrheit einer großen, bunt gemischten Bevölkerung liegt – nicht unbedingt, wo dein persönlicher Wohlfühl- und Optimalbereich ist.

„Blutgeflüster" ist aus meiner wachsenden Skepsis gegenüber rein statistischen Referenzbereichen und aus dem Hilfeschrei meiner Patienten entstanden. Ich habe dieses Buch geschrieben, weil ich weiß, wie es sich anfühlt, wenn man sich mit seinen Beschwerden allein gelassen fühlt, obwohl die Zahlen angeblich etwas anderes behaupten. Und es macht mich glücklich, wenn ich sehe, wie viel sich verändert, wenn Menschen anfangen, ihre Blutwerte nicht mehr als unantastbaren Geheimcode zu sehen, sondern als Sprache ihrer eigenen Körperintelligenz.

Ja, ich bin Ärztin, aber ich bin auch ein Mensch, der seinen Körper nicht immer gut behandelt hat und der aus eigener Betroffenheit angefangen hat, tiefer in den Kaninchenbau der Laborwerte zu steigen. Ich bin nicht perfekt, ich habe meine Baustellen und blinde Flecken. Der Unterschied zu früher ist aber, dass ich heute meinem Körper anders zuhöre. Und ich möchte, dass du diese Möglichkeit auch für dich bekommst.

Dieses Buch ist mein Angebot an dich, dir das Wissen zu holen, das dir heute noch fehlt, um im Alltag mitreden zu können. Es ist mein Weg, die vielen Gespräche aus der Praxis, die immer wieder bei denselben Fragen landen, so aufzuschreiben, dass du sie in Ruhe nachlesen kannst. Ich kann dir zeigen, wie du auf deinen Laborzettel schaust und nicht mehr nur siehst, was andere daraus machen, sondern selbst erkennst, welche Geschichte dein Blut dir schon lange erzählen will.

Blutgeflüster ist deshalb nicht nur ein Buch über Blutwerte, sondern auch ein kleiner Gegenentwurf zu einem System, in dem zu viele Menschen mit einem „Alles in Ordnung“ nach Hause geschickt werden, obwohl ihr Alltag etwas anderes erzählt.

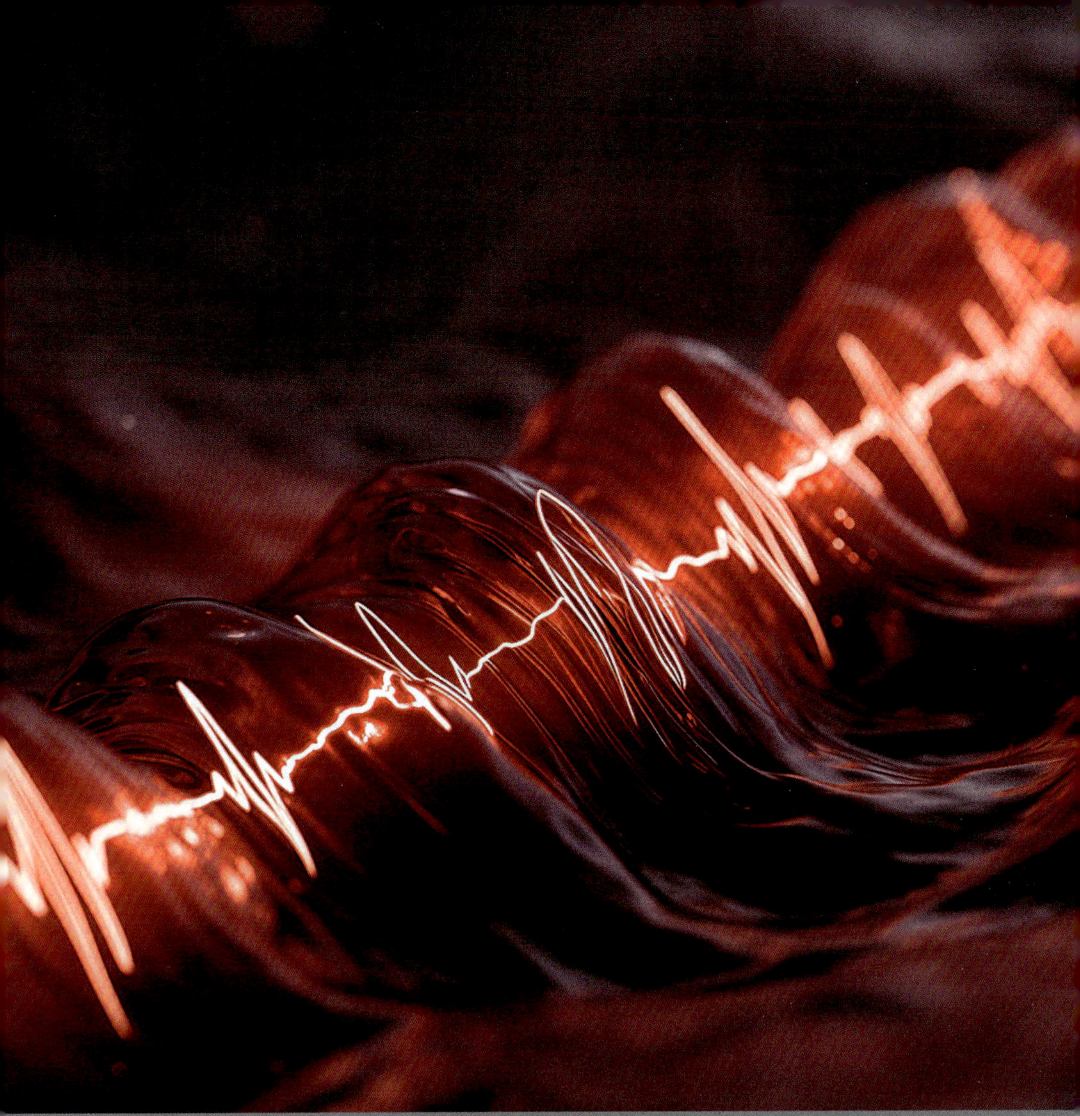

TEIL 2

Grundlagen

Alles rund um die Blutabnahme
und deinen Laborbefund.

REFERENZ- UND NORMWERTE

Wie sie entstehen und warum sie täuschen können

Vielleicht kennst du diesen Moment: Du sitzt in der Praxis und hörst den Satz: „Alle Werte sind im Normbereich!“ Ein Teil von dir ist erleichtert, denn immerhin klingt das beruhigend. Ein anderer Teil denkt vielleicht: „Komisch, ich fühle mich aber gar nicht normal.“ Genau an dieser Stelle fängt das Thema „Referenzbereiche und Normwerte“ an spannend zu werden.

In der Praxis wirken Referenzbereiche oft so, als hätte die Medizin einfach festgelegt, was normal ist. Tatsächlich steckt dahinter meist eine ausgewählte Gruppe von Menschen, bei denen ein bestimmter Blutwert gemessen wurde. Aus diesen Messwerten wird dann der Bereich berechnet, in dem die meisten Blutwerte dieser Personen liegen. Klassisch nimmt man die mittleren 95 % dieser Werte als Referenzbereich und „schneidet“ die unteren 2,5 % und die oberen 2,5 % als statistische Ausreißer ab. Der breite Mittelblock wird dann später als Normbereich von x bis y auf deinem Laborzettel abgedruckt.

Hormone (Serum)			
TSH	1.74	mIU/l	0.2 - 2.5
fT3 freies Thyronin	5.25	pmol/l	3.5 - 6.5
fT4 freies Thyroxin	21.16	pmol/l	11.5 - 22.7
			Referenzbereich

Beispielaufbau eines Blutbefundes mit Parametern, individuellem Messwert in der jeweiligen Maßeinheit und medizinischen Referenzwerten mit jeweiligen Maßeinheiten (hier eingerahmt)

Diese Referenzgruppen sollen gesunde Menschen innerhalb einer definierten Altersgruppe abbilden, die keine bekannten chronischen Erkrankungen haben oder bestimmte Medikamente einnehmen. In der

Realität rutschen aber trotzdem viele Menschen hinein, die formal als gesund gelten, das aber nicht sind. Das sind dann Menschen, die mit Nährstoffmängeln, stillen Entzündungen, chronischem Stress oder Schlafmangel zu kämpfen haben. Dennoch tragen sie mit ihren gemessenen Blutwerten dazu bei, was später mal als „normal" gelten wird.

Und auch die 5 %, die außerhalb des Normbereiches liegen, sind nicht automatisch krank. Sie sind zunächst einmal „nur" statistische Randbereiche, also Menschen, deren Blutwerte im Vergleich zur Referenzgruppe besonders niedrig oder besonders hoch liegen. Das kann eine Erkrankung widerspiegeln, muss es aber nicht, denn es kann auch einfach eine individuelle Variante sein, die zu diesem Körper gehört. Umgekehrt können sich viele Menschen mit Werten mitten im 95%-Korridor trotzdem müde und erschöpft fühlen. Wichtig zu verstehen ist, dass statistisch „normal" und biologisch oder subjektiv „optimal" nicht dasselbe sind.

Deshalb können Referenzbereiche von Labor zu Labor und von Land zu Land unterschiedlich ausfallen. Sie hängen von der verwendeten Messmethode, von der ausgewählten Referenzpopulation, vom Alter, vom Geschlecht und auch von nationalen Gewohnheiten ab. Ein „normaler" Wert in Labor A kann also etwas anders aussehen als in Labor B und trotzdem ist in beiden Fällen von Normbereich die Rede. Genau deshalb ist es so wichtig, Referenzbereiche als Orientierung zu sehen, nicht als harte Grenze zwischen gesund und krank.

Auf einen Blick

Wie Referenzbereiche entstehen (und wo ihre Schwachstellen liegen)

- Referenzbereiche werden aus ausgewählten Gruppen von Menschen berechnet, die als „gesund" definiert werden (z.B. bestimmtes Alter, keine bekannte chronische Erkrankung, bestimmte Medikamente ausgeschlossen).
- Bei diesen Menschen wird ein Wert gemessen, die Ergebnisse werden sortiert und der mittlere Bereich (meist die mittleren

95 %) als Referenzbereich festgelegt. Die untersten 2,5 % und die obersten 2,5 % liegen außerhalb des Referenzbereichs (sogenannte statistische Ausreißer).

- Labore übernehmen diese Bereiche häufig von Studien oder Test-Herstellern und passen sie bei Bedarf an ihre eigene Population, Methode oder an neue Leitlinien an. So kommen Unterschiede zwischen Laboren, Ländern und Kontinenten zustande.
- Schwachstelle: „gesund“ heißt in diesen Populationen nur „keine bekannte Krankheit“. Menschen mit stillem Entzündungsgeschehen, unentdeckten Stoffwechselstörungen, chronischem Stress oder Mangelsituationen können trotzdem darin landen und prägen damit, was später als „normal“ auf deinem Laborzettel steht.
- Fazit: Referenzpopulation bedeutet nicht automatisch eine wirklich gesunde und optimal versorgte Bevölkerung. Es ist ein statistisches Modell, das wir nutzen können, aber wir sollten es kritisch im Kontext zu individuellen Beschwerden, Alter, Geschlecht und Alltagsgewohnheiten lesen.

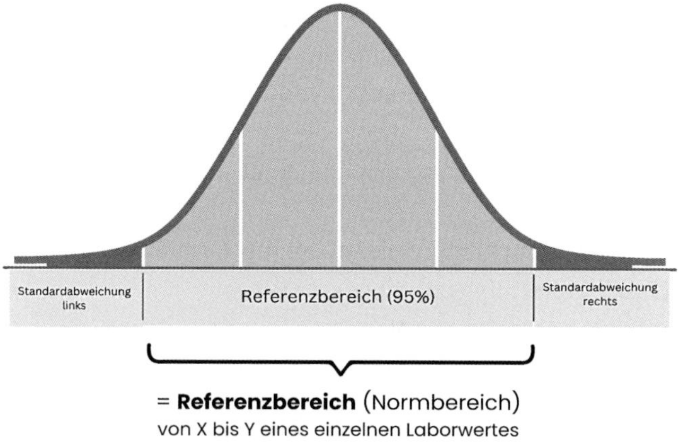

Glockenkurve (Gaußsche Verteilungskurve) zur Verteilung eines Laborwertes: In der Mitte liegen 95% der Messwerte (Referenzbereich/Normbereich X–Y), die Randbereiche liegen außerhalb des Referenzbereichs.

Referenz- und Normwerte unter der Lupe

Wenn Referenzbereiche schon oft so großzügig sind, warum heißt es dann trotzdem häufig „alles im Normbereich“, obwohl du dich müde, erschöpft und leer fühlst? Ein Teil der Antwort hat mit dem Ort der Blutmessung zu tun. Viele Werte, die für deinen Energiehaushalt wichtig sind, sind in der Zelle zu finden. Gemessen werden sie aber zum Großteil im Blutserum oder Plasma – also im flüssigen Anteil des Blutes außerhalb der Zellen. Im Vollblut ist beides enthalten: Zellen und Flüssigkeit. Wenn du nur das Blutserum anschaust, siehst du einen beginnenden Mangel oft deutlich später. In der Zelle herrscht dann meist schon lange Ebbe, während das Serum nach außen noch „unauffällige“ Werte zeigt.

Der zweite Teil hat mit der unglaublichen Anpassungsfähigkeit deines Körpers zu tun. Dein Organismus ist ständig bemüht, Gleichgewichte zu halten, innen wie außen, also innerhalb und außerhalb der Zelle. Wenn an einer Stelle etwas fehlt, versucht dein Körper es erst einmal leise auszugleichen. Er zapft Speicher an, verteilt um, bremst oder beschleunigt bestimmte Abläufe und lässt andere Organe mithelfen. Biologische Systeme ticken nicht linear wie eine einfache Gerade, sie leben von Kompensation. Eine Weile geht das erstaunlich gut, ein bisschen so, als würdest du im Haushalt immer wieder schnell aufräumen, statt einmal gründlich neu zu sortieren. Nach außen wirkt alles „noch normal“ und genauso können deine Blutwerte nach Lehrbuch völlig unauffällig aussehen, obwohl du im Alltag schon deutlich spürst, dass etwas nicht rund läuft. Wenn die Kompensationskraft deines Körpers an ihre Grenze kommt, kippen die Werte dann oft in kurzer Zeit deutlich aus dem Rahmen, obwohl die eigentliche Geschichte im Hintergrund schon lange vorher begonnen hat.

Dazu kommt ein dritter Punkt: Wenn die Referenzpopulation verschoben ist, verschieben sich auch die Referenzbereiche. Lass mich das etwas genauer erklären: Bleiben wir beim Klassiker Ferritin, dem Eisenspeicherwert im Blut. Stell dir vor in die Referenzgruppe fließen viele Frauen ein, die zwar offiziell als gesund gelten, aber seit Jahren mit einem latenten aber gut kompensierten Eisenmangel leben: erschöpft, blass, mit Haarausfall oder Konzentrationsproblemen, aber ohne formale Diagnose. Ihre Ferritinwerte landen trotzdem in der Berechnung des Referenzbereiches. Die gravierende Folge ist, dass der offizielle Normbereich nach unten rutscht. Ein Ferritinwert, bei dem viele Frauen sich bereits müde und ausgelaugt fühlen, kann dann statistisch völlig „normal“ sein, weil so viele Frauen mit ähnlichen, eigentlich schon kritischen Werten in die Referenzberechnung eingeflossen sind. Ein niedriger Ferritinwert ist dadurch also nicht automatisch gesund, nur weil viele andere ihn zufällig auch haben.

Wenn dann auf deinem Laborzettel steht: „Eisenspeicher im Normbereich“, heißt das also erst einmal nur, dass dein Wert innerhalb eines breiten Bereichs liegt, der aus einer nicht perfekt gesunden Durchschnittsbevölkerung berechnet wurde.

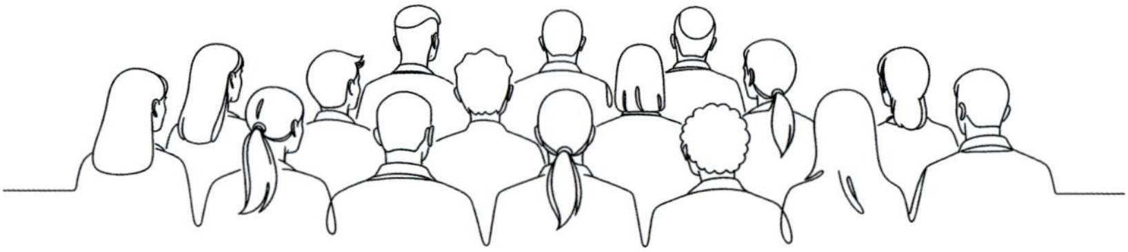

Blut ist nicht gleich Blut

Wie sich unser Blut zusammensetzt

Wenn dir Blut abgenommen wird, siehst du nur ein Röhrchen mit einer roten Flüssigkeit. Für die Labormedizin ist das aber ein ziemlich komplexer Mix. Ganz grob besteht dein Blut aus einem festen und einem flüssigen Anteil. Der feste Anteil besteht aus den Blutzellen, den flüssigen Anteil stellt das Blutplasma dar. Das Volumen welches von den Zellen eingenommen wird, nennt man Hämatokrit.

Merkhilfe: Ein guter Teil deines Blutes besteht aus Zellen, der Rest ist eine Art „Nährlösung“, in der alles andere umher schwimmt.

Zu diesen Blutzellen gehören vor allem drei Gruppen. Die roten Blutkörperchen (Erythrozyten), welche Sauerstoff von der Lunge in den Körper und Kohlendioxid wieder zurück transportieren. Sie sind der Hauptgrund, warum Blut überhaupt rot ist. Wenn es zu wenige Erythrozyten gibt oder sie nicht gut funktionieren, macht sich das häufig mit Müdigkeit, Blässe, Leistungsabfall oder Luftnot bemerkbar. Die zweite Blutgruppe sind die weißen Blutkörperchen (Leukozyten). Sie sind ein wichtiger Teil des Immunsystems und die verschiedenen Untergruppen erkennen Krankheitserreger, steuern Entzündungsreaktionen und helfen dabei, Infektionen in Schach zu halten. Sind es zu viele oder zu wenige, kann das zum Beispiel auf Infektionen, Entzündungen oder andere Erkrankungen hinweisen. Die dritte Gruppe sind die Blutplättchen (Thrombozyten). Sie sind klein, aber entscheidend für die Blutgerinnung, denn wenn ein Gefäß verletzt wird, helfen sie die Wunde zu „verkleben“, damit du nicht verblutest. Eine sehr hohe oder sehr niedrige Thrombozytenzahl kann hier die Blutungsneigung oder das Thromboserisiko beeinflussen.

Der flüssige Anteil deines Blutes heißt Plasma. Er besteht überwiegend aus Wasser, enthält aber gleichzeitig eine ganze Reihe wichtiger Bestandteile: Eiweiße, Gerinnungsfaktoren, Antikörper, Elektrolyte, Nährstoffe, Hormone, Vitamine und verschiedene Stoffwechselprodukte. Dein Plasma ist sozusagen das Transportmedium, in dem alles dorthin gebracht wird, wo es gebraucht wird.

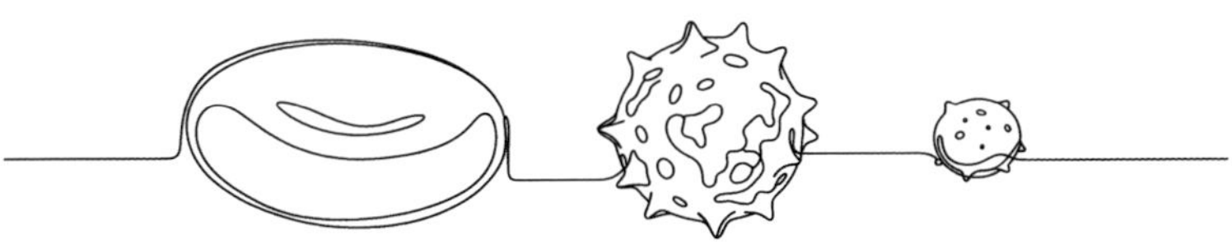

Plasma, Vollblut oder Serum

Wenn wir von Blutwerten sprechen, klingt das, als gäbe es nur eine einzige Art von Blut als Messmedium. In der Labormedizin ist das differenzierter, denn es macht einen großen Unterschied, ob ein bestimmter Blutwert im Vollblut, im Serum oder im Plasma gemessen wird. Auf deinem Laborzettel steht das oft nur klein in einer Spalte, für die Interpretation ist es aber entscheidend. In diesem Abschnitt schauen wir uns an, was hinter diesen Begriffen steckt, warum manche Werte im Vollblut sinnvoller sind als im Serum und wie du auf deinem Laborzettel erkennst, wo dein Blutwert eigentlich gemessen wurde.

Im Alltag der meisten Labore ist das **Blutserum** das am häufigsten genutzte Medium, oft abgekürzt mit „i. S." (im Serum). Die meisten Standardwerte, die du aus der Praxis kennst, werden hier gemessen. Daneben gibt es aber noch Vollblut und Plasma und je nachdem, um welchen Wert es geht, kann eines dieser Medien deutlich aussagekräftiger sein.

Auf einen Blick

Die drei „Blutmedien" im Überblick

- **Serum** ist der flüssige Anteil des Blutes, der übrig bleibt, nachdem das Blut geronnen ist. Du erhältst Serum ganz einfach, indem du das Blutröhrchen aufrecht hinstellst und wartest bis sich die einzelnen Blutbestandteile voneinander lösen. Im Laboralltag wird dafür eine Zentrifuge verwendet. Was passiert dann? Die festen Bestandteile (Zellen) setzen sich mit der Zeit unten ab, oben bleibt ein klarer Überstand und genau das ist das Serum. Es enthält viele gelöste Stoffe wie Elektrolyte, Hormone, Vitamine, Proteine, aber keine Zellen mehr und auch keine Gerinnungsfaktoren.
- **Vollblut** ist gewissermaßen das „Original": alles zusammen in einem – Zellen und Flüssigkeit. Es enthält die roten und weißen Blutkörperchen, die Blutplättchen und den flüssigen Anteil mit den darin gelösten Stoffen. Vollblut ist das komplette Paket, so wie es in deinen Venen fließt.
- **Plasma** ist der flüssige Anteil des Blutes, bei dem die Gerinnung von vornherein verhindert wird, indem das Blut direkt nach der Abnahme mit einem Gerinnungshemmer versetzt wird. Nach der Zentrifugation bleiben die Blutzellen unten, oben schwimmt das Plasma. Im Unterschied zum Serum enthält

Plasma noch alle Gerinnungsfaktoren. Für viele Standardwerte reicht Serum aus, Plasma spielt vor allem bei speziellen Gerinnungs- und Spezialuntersuchungen eine Rolle.

Jetzt, wo du weißt, was Vollblut, Serum und Plasma überhaupt sind, geht es um die praktische Frage: Wo gehört welcher Wert hin? Und warum kann es einen Unterschied machen, ob ein Labor einen Wert im Serum oder im Vollblut misst? Im klassischen Labor-Alltag werden die meisten Standardwerte im Serum bestimmt. Dazu gehören vor allem Leber- und Nierenwerte, Blutfette, Entzündungsmarker sowie zahlreiche Hormone und Vitamine. Das ist gut etabliert, technisch relativ einfach und für viele Fragestellungen vollkommen ausreichend.

Anders sieht es bei Blutwerten aus, wo die Messung innerhalb der Zelle sinnvoller ist, denn hier kann eine Vollblut-Analyse deutlich aussagekräftiger sein. So erfasst zum Beispiel eine Mineralstoffanalyse im Vollblut sowohl das, was im flüssigen Anteil unterwegs ist, als auch das, was in den Blutzellen selbst steckt. Du bekommst damit ein ganzheitlicheres Bild der aktuellen Versorgungslage, gerade dann, wenn dein Körper noch kompensiert und im Serum scheinbar „alles in Ordnung" ist. Viele funktionell arbeitende Labore nutzen deshalb bei bestimmten Mineralstoffen bevorzugt das Vollblut, vor allem bei Selen, Zink, Magnesium, Kalium, Eisen und Mangan. Das Vollblut kann hier oft besser abbilden, ob deine Zellen tatsächlich gut versorgt sind oder ob dein Körper nur noch versucht, einen Mangel auszugleichen. Allerdings sind Vollblut-Analysen aufwendiger und damit auch teurer. Viele gesetzliche Krankenkassen übernehmen sie daher nur bei klarer medizinischer Notwendigkeit. Wenn du deine Mineralien wirklich detailliert anschauen lassen möchtest, ist es deshalb sehr wahrscheinlich, dass du die Kosten selbst tragen musst.

Sowohl Serum als auch Vollblut hat seinen Platz. Wichtig ist zu wissen, welches Medium für welchen Wert sinnvoller ist. Das gibt dir die Möglichkeit, gezielter Fragen zu stellen und bewusster zu entscheiden, wofür du dein Geld und deine Energie einsetzen möchtest.

Magnesium im Vollblut*	33.0	mg/l	30 - 40
Selen im Vollblut*	137	µg/l	90 - 230
Zink im Vollblut*	7	mg/l	4.5 - 7.5
Calcium im Vollblut*	60	mg/l	55 - 70
Kalium im Vollblut*	1767	mg/l	1386 - 1950
Natrium im Vollblut*	1754	mg/l	1500 - 1850
Phosphor,gesamt im Vollblut*	463	mg/l	403 - 577

Beispielbefund zur Vollblut-Analytik: Darstellung ausgewählter Mineralstoffe und Spurenelemente (u.a. Magnesium, Selen, Zink) im Vollblut – jeweils mit Messwert und Referenzbereich.

Für Neugierige

Wann wird dein Wert wo gemessen?

- **Serum:** Standard bei Check-ups, Beispiele: Leber- und Nierenwerte, Blutfette, Entzündungswert CRP, Schilddrüsenwerte (TSH, fT3, fT4), Vitamin B12, Folsäure, 25-OH-Vitamin D und Ferritin.
- **Vollblut:** Immer fürs Blutbild (rote/weiße Blutkörperchen, Thrombozyten, Hämoglobin) und für Mineralstoffe wie Magnesium, Zink, Selen, Kalium, Mangan (oft aussagekräftiger als reines Serum).
- **Plasma:** Vor allem bei Gerinnungswerten und einigen Spezialuntersuchungen.

Deine Blutabnahme im Alltag

Wie du dich auf eine Blutabnahme vorbereitest

Damit deine Blutwerte auch wirklich das abbilden, was in deinem Körper passiert, ist die Vorbereitung auf die Blutabnahme fast genauso wichtig wie die Auswertung selbst. Kleine Details können dazu führen, dass Werte künstlich nach oben oder unten verfälscht sind und du am Ende ein Bild bekommst, das gar nicht zu dir passt. Die folgenden Punkte helfen dir, deine Blutabnahme so vorzubereiten, dass die Ergebnisse möglichst aussagekräftig sind. Keine Raketenwissenschaft, eher ein kleines Ritual, das du vor jeder Blutabnahme im Hinterkopf haben solltest.

Nüchtern sein ohne Drama

Das Wort „nüchtern" bedeutet, dass du 10 bis 12 Stunden vor der Blutabnahme nichts mehr zu dir nimmst, außer reines Wasser. Säfte, gesüßter Tee, Limonade, Milchkaffee oder der schnelle Riegel auf dem Weg in die Praxis können Blutzucker, Blutfette und einige Leberwerte sichtbar verändern. Wenn du nüchtern kommst, ist die Wahrscheinlichkeit am größten, dass deine Blutwerte nicht gerade den letzten Snack, sondern deinen Alltag widerspiegeln. Deine Medikamente setzt du dafür bitte nicht einfach ab. Alles was wichtig ist, nimmst du weiter so ein, wie es verordnet wurde. Nur wenn du mit deinem Arzt etwas anderes besprochen hast, machst du eine Ausnahme. Tipp für dich: Wenn eine Blutabnahme planbar ist, lohnt es sich in jedem Fall nüchtern zu erscheinen, denn damit bist du bei den meisten Blutwerten auf der sicheren Seite.

Warum der Morgen dein Freund ist

Die meisten Blutabnahmen finden morgens statt und das hat einen guten Grund. Viele Werte folgen einem inneren Tagesrhythmus. Dein Cortisol (Stresshormon) ist morgens natürlicherweise höher und sinkt im Verlauf des Tages. Ähnliches gilt für einige andere Hormone, den Blutzucker und zum Teil auch für Eisen. Wenn du deine Blutabnahme zwischen 7 und 10 Uhr morgens planst, hast du die besten Chancen auf vergleichbare Werte. Und wenn etwas im Verlauf kontrolliert wird, dann ist es sinnvoll, wieder ungefähr zur gleichen Uhrzeit das Blut abnehmen zu lassen.

Trinken, aber mit Maß und Ziel

Vor der Blutabnahme darfst und sollst du trinken. Ein bis zwei Gläser Wasser am Morgen helfen, dass dein Blut besser fließt und deine Venen leichter zu finden sind. Was dein Körper nicht braucht, ist ein Wetttrinken kurz vor der Abnahme, denn das kann einzelne Konzentrationen unnötig verdünnen.

Nahrungsergänzung und Medikamente klug einplanen

Viele gesundheitsbewusste Menschen nehmen regelmäßig Vitamine, Mineralstoffe oder andere Nahrungsergänzungsmittel ein. Das ist völlig in Ordnung, kann aber direkt vor einer Blutabnahme einzelne Werte kurzfristig nach oben oder unten ziehen. Wenn du zum Beispiel abends ein Vitamin D-Präparat nimmst und morgens dein Vitamin D Wert im Blut bestimmen lässt, ist das Ergebnis schwerer einzuordnen und meistens falsch hoch.

Darum ist es sinnvoll, Nahrungsergänzungsmittel, die direkt mit den geplanten Blutwerten zu tun haben, am besten 24 bis 48 Stunden vor der Blutabnahme wegzulassen. Bei Medikamenten gilt allerdings eine andere Logik. Schilddrüsenhormone, Blutdruckmittel, Antidiabetika oder andere Dauermedikamente werden nicht einfach spontan weggelassen. Sie gehören zu deinem Alltag und beeinflussen natürlich auch deine Blutwerte. Wenn eine Tablette aus diagnostischen Gründen einmal später genommen werden soll, gehört das in eine klare ärztliche Absprache. Wichtig ist, dass dem Labor bekannt ist, was du einnimmst und möglichst auch, wann du es am Untersuchungstag genommen hast.

Gut zu wissen

Schilddrüsenmedikamente und Blutabnahme

Wenn bei dir regelmäßig Schilddrüsenwerte im Blut kontrolliert werden und du das Medikament L-Thyroxin einnimmst, gibt es am Morgen der Blutabnahme eine kleine Besonderheit. Nimmst du deine Tablette direkt vor der Blutabnahme, steigen die freien Schilddrüsenhormone für ein paar Stunden messbar an. Das Labor sieht dann eher den frischen Tablettenpeak als deine übliche Alltagssituation. Viele Endokrinologen empfehlen deshalb, L-Thyroxin am Tag der Blutabnahme ausnahmsweise erst nach der Blutentnahme zu nehmen. Praktisch heißt das für dich: Tablette einpacken, nüchtern zur Blutabnahme gehen, Blut abnehmen lassen und dann wie gewohnt L-Thyroxin einnehmen. Das gilt nur für diesen einen Morgen und idealerweise nach Rücksprache mit deinem Arzt.

Stauung beim Blutabnehmen im Blick behalten

Bei der Blutabnahme wird meist ein Stauschlauch um deinen Oberarm gelegt. Der sorgt dafür, dass sich die Venen besser füllen und leichter zu treffen sind. Wenn der Arm länger als ungefähr eine Minute kräftig gestaut wird, ohne dass zwischendurch kurz gelockert wird, können sich einige Blutwerte verändern. Besonders empfindlich ist hier der Kaliumwert, aber auch Eiweiße und Gerinnungswerte. Du musst die Stauungszeit nicht mitstoppen, aber du darfst freundlich sagen, wenn du das Gefühl hast, dass dein Arm schon sehr lange abgeschnürt ist. Das ist kein Meckern, sondern Mithilfe.

Was du kurz vorher lieber nicht machst

Dein Körper reagiert auf das, was du ihm zumutest. Das sieht man manchmal sehr deutlich im Labor. Wenn du am Vorabend ein hartes Krafttraining machst, spät Alkohol trinkst und am nächsten Morgen gehetzt in die Praxis rennst, werden manche Werte eher dein Stresslevel als deinen Grundzustand zeigen. Ideal ist es, wenn der Tag vor der Blutabnahme halbwegs normal läuft. Kein Höchstleistungssport kurz vorher, kein exzessiver Alkoholabend, moderater Koffeinkonsum und keine Zigarette direkt vor der Abnahme. Akute Aufregung, der Parkplatzsuch-Marathon und der Sprint in den dritten Stock tun ihr Übriges. All das kann Blutzucker, Blutfette, Entzündungswerte und Hormone durcheinanderbringen. Niemand lebt perfekt, aber ein halbwegs ruhiger Vortag zahlt sich im Labor aus.

Zyklus als stiller Mitspieler

Der weibliche Zyklus spielt bei einigen Blutwerten eine nicht zu unterschätzende Rolle, denn er ist eben nicht nur ein Auf und Ab der Geschlechtshormone. Das erklärt, warum manche Blutwerte je nach Zyklustag ein bisschen anders aussehen können, obwohl du nichts an deiner Ernährung oder deinem Alltag geändert hast. Bei vielen Frauen ist zum Beispiel der Blutzucker in der zweiten Zyklushälfte etwas höher und die Körperzellen reagieren in dieser Phase weniger empfindlich auf Insulin. Auch die Blutfette können sich leicht verschieben. Studien zeigen, dass das Gesamtcholesterin und das LDL in der ersten Zyklushälfte höher liegen, während sich HDL um den Eisprung herum niedriger zeigt. Die Schilddrüsenwerte, vor allem das TSH, können sich ebenfalls leicht mit dem Zyklus bewegen und in der zweiten Zyklushälfte etwas höher liegen als zum Zyklusbeginn. Auch Entzündungsmarker wie der CRP-Wert sind während der Menstruation oft erhöht. Das ist in diesem Kontext erst einmal nichts Dramatisches, sondern spiegelt die aktive Umbauphase der Gebärmutterschleimhaut wider. Auch Vitamin D sowie Spurenelemente wie Zink und Magnesium schwanken in manchen Studien im Verlauf des Zyklus geringfügig. Und wenn die Blutung stärker ausfällt, können sich natürlich auch Hämoglobin und Hämatokrit vorübergehend etwas nach unten bewegen. Für dich heißt das nicht, dass du jede Blutabnahme mühsam auf die perfekte Zyklusphase timen musst. Wichtig ist eher, dass der Zyklustag bekannt ist und bei Verlaufskontrollen möglichst ähnlich gewählt wird. So lassen sich Unterschiede besser einordnen und du vergleichst nicht zufällig Laborwerte aus deiner Eisprungphase mit Werten aus deiner Blutungsphase.

Schwangerschaft und Verdünnungsanämie

In der Schwangerschaft stellt dein Körper auf Großprojekt um. Unter anderem steigt dein Blutvolumen deutlich an und es nimmt stärker zu als die Zahl der roten Blutkörperchen. Auf dem Laborzettel sieht das dann so aus, als würden Hämoglobin, Hämatokrit und die Erythrozytenzahl sinken. Dieser Effekt wird Verdünnungsanämie genannt und es ist erst einmal eine normale Anpassung in der Schwangerschaft. Parallel dazu können die Blutparameter der Blutfette, Leukozyten und Transferrin steigen, während Ferritin, das Gesamteiweiß und andere Werte eher absinken können. Wichtig ist, dass bei der Beurteilung deiner Blutwerte klar ist, dass du schwanger bist und in welchem Drittel der Schwangerschaft du dich befindest. Nur dann werden deine Werte mit den passenden Referenzbereichen verglichen und nicht mit denen einer nicht-schwangeren Frau.

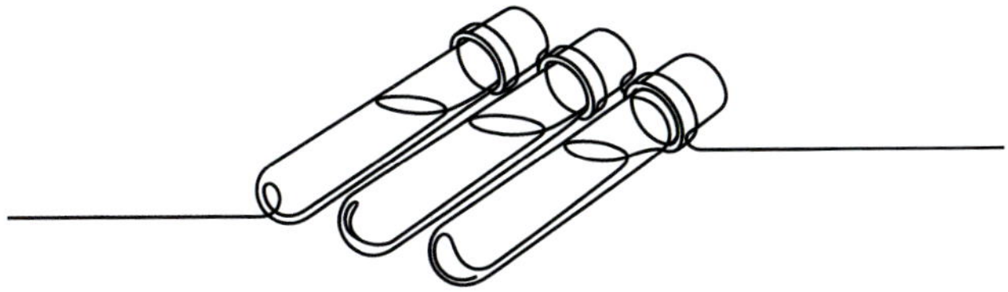

Gut zu wissen

Beispiele für weitere „Störfaktoren“ bei Blutwerten

- **Rauchen:** Regelmäßiges Rauchen kann die Blutwerte Hämoglobin, Hämatokrit, Erythrozyten und Leukozyten erhöhen und ist oft mit ungünstigen Blutfetten (mehr Gesamtcholesterin/Triglyceride, weniger HDL) verknüpft. Bei Rauchern findet man häufig niedrigere Spiegel von Vitamin B6 und B12 oder erhöhte Werte für Homocystein, die auf einen erhöhten Bedarf an B-Vitaminen hinweisen können.
- **Hormonelle Kontrazeptiva:** Sie können die Schilddrüsenwerte, Cortisol, Kupfer und Leberenzyme erhöhen und die Blutfette verändern. Langfristig zeigen viele Studien einen tendenziell niedrigeren Status von Vitamin B6, B12 und Folsäure.
- **Acetylsalicylsäure (Schmerzmedikament):** Niedrig dosiert kann es vor allem bei älteren Menschen die Nierenfunktion beeinflussen und die Blutwerte Harnsäure, Kreatinin sowie die Leberwerte verändern. Wichtig im Alltag ist zudem das erhöhte Risiko für chronische Mikroblutungen im Magen-Darm-Trakt, welches langfristig zu einem Abfall des Hämoglobins mit Folge einer Blutarmut führen kann.
- **Außerdem gut zu wissen:** Starke Flüssigkeitsverluste, extreme Mahlzeiten kurz vor der Blutabnahme, massiver Schlafmangel oder ein komplett verschobener Tag-Nacht-Rhythmus können deine Blutwerte ebenfalls durcheinanderbringen. Sie erklären dann manchmal mehr den Ausnahmezustand als deinen eigentlichen Alltag.

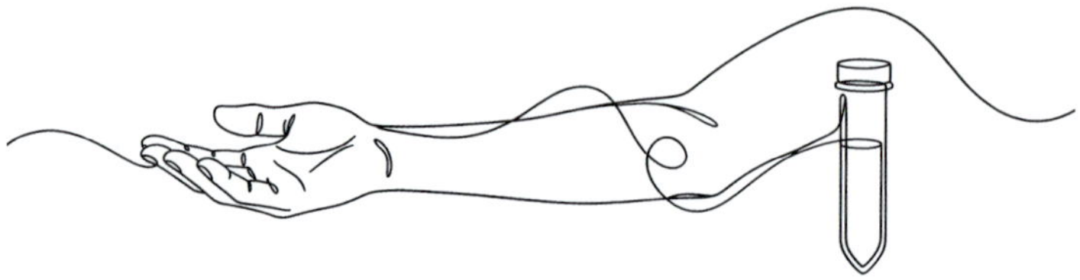

Wie oft eine Blutabnahme wirklich Sinn macht

Wie oft soll ich denn jetzt überhaupt Blut abnehmen lassen?

Stell dir deine Blutwerte ein bisschen vor wie einen Gesundheits-Checkup für deinen Körper. Aber du musst nicht jedes Wochenende alle Möbel verrücken, um zu schauen, ob deine Wohnung noch steht. Aber einmal im Jahr gründlich durchwischen, in die Ecken schauen und ein paar kritische Stellen prüfen, ist sinnvoll, vor allem, wenn du vorhast, noch eine Weile in diesem „Haus" zu wohnen.

Wenn du keine bekannte Diagnose hast, im Großen und Ganzen stabil bist und du dich im Alltag nicht permanent „krank" fühlt, reicht es in vielen Fällen, wenn du deine wichtigsten Basiswerte alle ein bis zwei Jahre kontrollieren lässt. Ein Blick auf Blutbild, Eisenstoffwechsel, Blutfette, Leber- und Nierenwerte, Zuckerwerte und ein paar Schlüsselfaktoren wie beispielsweise Vitamin D.

Wenn du dagegen schon Erkrankungen im Gepäck hast, zum Beispiel eine Schilddrüsenerkrankung, einen Bluthochdruck, Diabetes, eine Herz-Kreislauf-Erkrankung oder eine Autoimmunerkrankung, dann verkürzt sich der Rhythmus. Hier kann es sinnvoll sein, bestimmte Werte deutlich häufiger zu kontrollieren – manchmal alle drei Monate, manchmal halbjährlich, manchmal jährlich. Das hängt davon ab, wie stabil deine Blutwerte sind, ob gerade etwas an der Therapie verändert wird und wie du dich im Alltag fühlst. Die genaue Frequenz entscheidet immer deine behandelnde Ärztin oder dein behandelnder Arzt. Aber je besser du verstehst, was dort überhaupt kontrolliert wird, desto mehr bist du ein Gesprächspartner auf Augenhöhe.

Und dann gibt es noch die Phasen, in denen du selbst etwas drehen kannst: du stellst z. B. deine Ernährung um oder probierst ein neues

Nahrungsergänzungsmittel aus. In solchen Situationen ist es hilfreich in deine Blutwerte hineinzuschauen. Dein Körper ist aber kein Börsenticker. Er reagiert nicht innerhalb von drei Tagen so, dass sich alles im Laborbild zeigt, denn Veränderungen brauchen Zeit – sowohl positive als auch negative.

Warnsignale

Wann du mit deinen Blutwerten nicht alleine bleiben solltest!

So sehr ich mir wünsche, dass du mit deinen Blutwerten neugierig, spielerisch und entspannt umgehen kannst, gibt es ein paar klare Momente, in denen dieses Buch und auch dein Laborzettel in den Hintergrund treten sollten. Momente, in denen dein Körper so deutlich „Stopp" ruft, dass nicht mehr die Frage ist, welcher Nährstoff fehlen könnte, sondern ob gerade etwas passiert, das sofortige ärztliche Aufmerksamkeit braucht. Dieses Buch ist kein Notfallhandbuch. Es ist dafür da, dir Zusammenhänge zu erklären, dir Werkzeuge in die Hand zu geben und dir zu zeigen, wie du im Alltag mit deinen Blutwerten arbeiten kannst. Trotzdem wäre es unehrlich, nur über Optimierung und Feinstellschrauben zu sprechen, ohne ein paar rote Linien zu ziehen.

Zu diesen Warnsignalen gehören zum Beispiel Situationen, in denen dein Brustkorb plötzlich Dinge erzählt, die du so von ihm nicht kennst: z. B. eine starke, ungewohnte Enge, Probleme beim Atmen, ein Druckgefühl, das ausstrahlt – in den Arm, den Kiefer oder den Rücken. In so einem Moment ist es völlig nebensächlich, wie dein Cholesterin im letzten Jahr aussah, denn das ist ein Zeitpunkt für ärztliche Hilfe, im Zweifel den Notruf.

Ein anderes Beispiel sind Situationen, in denen dein Kreislauf dir plötzlich wegbricht: starke, neu aufgetretene Schwäche, Schwindel, Herzrasen, das Gefühl, gleich umzukippen – besonders, wenn du sehr blass bist oder aktuell viel Blut verloren hast, etwa durch extrem starke Regelblutungen, nach einer Operation oder nach einer größeren Verletzung. Hier geht es darum, schnell abzuklären, wie es um dein Blutvolumen und deine Blutbildung wirklich steht.

Auch ein deutlicher, ungewollter Gewichtsverlust, der sich über Wochen und Monate hinzieht, ohne dass du deine Ernährung bewusst verändert hast, gehört in die Kategorie „bitte genauer hinschauen“. Vor allem dann, wenn sich dazu Nachtschweiß sowie ein anhaltendes oder diffuses Krankheitsgefühl gesellen. Hier braucht es eine echte Diagnostik im Jetzt.

Sehr klar sind auch alle Formen von Blut dort, wo kein Blut sein sollte: sichtbares Blut im Stuhl, schwarzer Stuhlgang oder Blut im Urin gehören immer abgeklärt. Egal, wie stabil du dich sonst fühlst oder wie voll dein Kalender ist. Du kannst später in Ruhe mit deinem Eisenwert oder anderen Parametern arbeiten, aber erst, wenn klar ist, woher dieses Blut kommt.

Und schließlich Krankheitszeichen deiner Leber und Galle: gelbliche Augen und Haut, sehr dunkler Urin und extrem heller Stuhl. Das sind keine kleinen Schönheitsfehler, sondern Hinweise darauf, dass der Bereich Leber–Galle gerade deine Aufmerksamkeit braucht.

Wenn du unsicher bist, auf welcher Seite du gerade stehst, ist es immer besser, einmal mehr ärztlich nachzufragen als einmal zu wenig. Dein Körper ist keine Maschine, die man nach Belieben hoch- und runterfährt. Er ist eher wie ein Haus, in dem du lebst. Kleine Risse in der Wand kannst du mit Ruhe anschauen. Wenn es aber im Keller nach Rauch riecht, gehst du nicht erstmal in Ruhe einen Cappuccino trinken und blätterst in der Klatschzeitung. Dann schaust du, wo es brennt.

Aufbau Laborzettel und Blutbefund

Reihenfolge des Aufbaus eines Laborbefundes

Viele Menschen halten ihren Laborzettel in der Hand und sehen erst einmal nur eine dicht beschriebene Tabelle. Überall Zahlen, Abkürzungen und Klammern. Kein Wunder, dass dieses Blatt Papier oft schneller in der Schublade verschwindet, als dein Körper es verdient hätte. Wenn du weißt, wie ein Laborbefund aufgebaut ist, verliert er viel von seinem Schrecken, denn im Grunde wiederholt sich immer wieder dieselbe Struktur.

Schritt für Schritt

Meistens beginnt eine Zeile auf deinem Blutbefund mit einer Abkürzung. Das kann so etwas sein wie „HB“ für Hämoglobin, „ERY“ für Erythrozyten oder „CHOL“ für Cholesterin. In vielen Laboren steht daneben der Name einmal ausgeschrieben. Wichtig ist, dass du weißt, welcher Wert sich überhaupt vor dir zeigt.

Eine weitere Spalte zeigt dir dann die Maßeinheit, in der dein Blutwert gemessen wurde (zum Beispiel: g/dl, mmol/l oder µg/l). Das wirkt auf den ersten Blick sehr technisch, ist aber eine wichtige Information, denn dieselbe Zahl kann je nach Einheit etwas völlig anderes bedeuten. Im Blutgeflüster findest du die Einheiten immer mit angegeben, damit du deine Werte aus dem Labor meist ohne zusätzliche Rechnerei erkennst. In der nächsten Spalte steht oft dein eigener Blutwert und rechts davon findest du dann in der Regel den Referenzbereich des Labors. Viele Labore markieren Werte, die außerhalb ihres Referenzbereichs liegen mit einem Pfeil nach oben oder unten, einem kleinen Plus oder Minus, einer fetten Schrift oder einer farbigen Markierung. Ein auffälliger Blutwert wird also optisch vom Labor markiert und signalisiert dir, dass er nach Statistik nicht mehr in der Mitte der Glockenkurve liegt. Was das für dich persönlich bedeutet, ist eine andere Frage und genau deswegen hast du so viel über Referenzbereiche und ihre Schwachstellen vorab gelesen.

Wie die einzelnen Werte innerhalb des Laborbefundes sortiert werden, hängt vom Labor ab. Manche ordnen streng alphabetisch. Andere fassen sie in Themenblöcke zusammen, zum Beispiel zuerst das Blutbild, danach die klinische Chemie mit Leberwerten, Nierenwerten, Blutfetten und Glukose und weiter hinten Hormone, Spurenelemente oder Vitamine. Die Überschriften können variieren, die Grundidee bleibt ähnlich. Wichtig ist, dass du dich nicht von der Optik verunsichern lässt. Es gibt Laborzettel, auf denen alles aussieht wie eine lange, graue Excel-Liste und wiederum andere, die mit Kästchen, Farben und Kategorien arbeiten. In beiden Fällen gelten dieselben Fragen. Welcher Wert ist es konkret? Was ist die Einheit? Wie hoch ist dein gemessener Wert? Und in welchem Referenzbereich bewegt er sich?

Damit das nicht nur graue Theorie bleibt, zeige ich dir jetzt zwei Beispielbefunde. Im ersten Beispiel siehst du eine eher klassische Variante. Die Werte stehen als Liste untereinander, mit Kürzel, ausgeschriebenem Namen, dem individuellen Messwert, Einheit und Referenzbereich. Im zweiten Beispiel ist der Befund nach Kategorien gegliedert. Dort stehen die Werte sortiert nach Blutbild, klinischer Chemie, Hormonen oder Vitaminen. Manche Werte sind nur ausgeschrieben, ohne Kürzel, andere haben die Abkürzung hinter dem Namen. Auch hier erkennst du aber die gleichen Bausteine wieder.

Abkürzung	Ausschreibung des Blutwertes	individueller Wert	Einheit	Referenzbereich
NTFE	Triglyceride	75	mg/dl	<149.0
CHOL	Cholesterin	178	mg/dl	<200.0
HDLC	HDL-Cholesterin	62	mg/dl	45.5-150.0
LDLH01	LDL-Cholesterin	98	mg/dl	<160.0

Beispieltabelle mit spezifischem Aufbau eines Blutbefundes (farblich unterlegt)

Blutbild (EDTA)			
Leukozyten	7.1	Gpt/l	3.9 - 10.2
Erythrozyten	4.6	Tpt/l	3.9 - 5.2
Hämoglobin (Hb)	8.6	mmol/l	7.5 - 9.7
Hämatokrit	40.3	%	35.5 - 45.5
MCV	88	fl	80 - 99
MCH	1.87	fmol	1.68 - 2.08
MCHC	21.3	mmol/l	19.5 - 22.3
Thrombozyten	301	Gpt/l	150 - 370
Klinische Chemie (Serum)			
Malondialdehyd-LDL (MDA-LDL)*	116 +	U/l	< 70
Erhöhtes MDA-modifiziertes LDL als Hinweis auf Lipidperoxidation als Folge eines signifikanten oxidativen Stress.			
Eisen	19.2	µmol/l	4.1 - 24.0
Ferritin	30	µg/l	30 - 170
Transferrin	3	g/l	2.5 - 3.8
Transferrinsättigung	25.5	%	16 - 45

Beispiel Aufbau Laborzettel nach **Kategorien** (z.B. Blutbild, klinische Chemie)

Wenn du diese Grundstruktur einmal verstanden hast, wirken unterschiedliche Laborzettel deutlich weniger bedrohlich. Du musst kein Arzt sein, um deinen eigenen Befund zu lesen. Du brauchst nur ein bisschen Übung, eine klare Struktur und die Bereitschaft, dich nicht von Rotmarkierungen einschüchtern zu lassen. Später, wenn du mit deinen eigenen Werten durch die Tabellen in diesem Buch gehst, arbeitest du genau mit dieser Kombination. Du nimmst deinen Laborzettel zur Hand, suchst den passenden Wert in der Tabelle, schaust auf Einheit und Referenzbereich und legst daneben, was dein Körper dir erzählt.

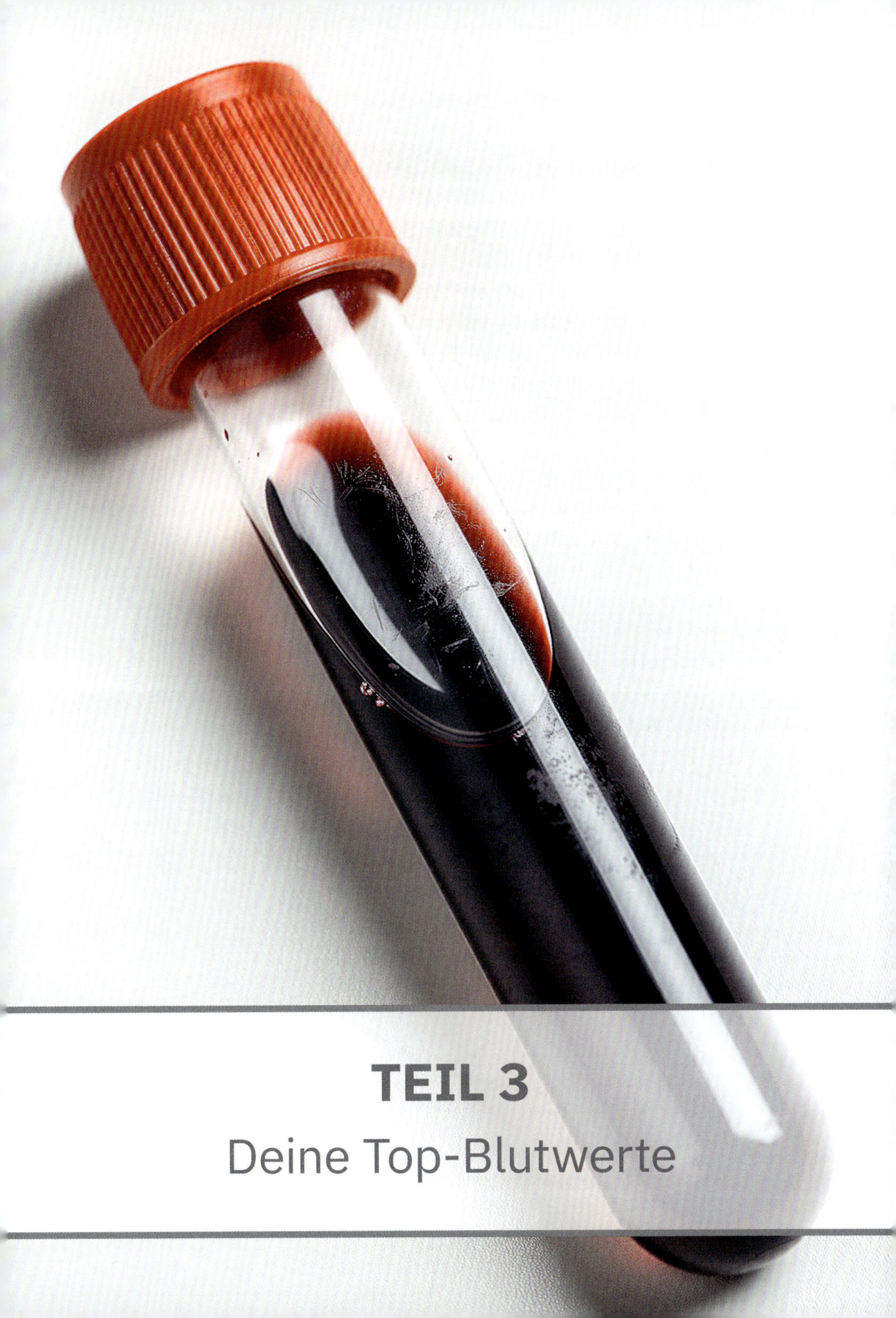

TEIL 3

Deine Top-Blutwerte

Deine Blutwerte im Detail

Nun kennst du schon die wichtigsten Spielregeln. Du weißt, was dein Blut an der Basis ausmacht, wie ein Laborzettel aufgebaut ist, warum Referenzbereiche keine heiligen Wahrheiten sind und wie du die Referenztabellen in diesem Buch liest. Du hast zudem gelernt, dass es einen Unterschied macht, ob ein Blutwert im Serum oder im Vollblut gemessen wird und dass dein Körper meist schon eine ganze Weile im Kompensationsmodus läuft, bevor ein Mangel in deinem Blut sichtbar wird.

Ab hier wird Blutgeflüster zu deinem **Nachschlagewerk**. Du kannst die einzelnen Blutwerte-Kapitel von vorne bis hinten lesen oder du steigst genau dort ein, wo dein aktueller Blutbefund Fragen aufwirft. Schau dir das jeweilige Kapitel an, zu dem deine Werte gehören, lies die kurzen Erklärungen, wirf einen Blick auf die Tabellen und vergleiche sie mit deinem Laborzettel. Immer mit dem Gedanken im Hinterkopf, dass ein einzelner Wert selten die ganze Geschichte erzählt und viel mehr das dahinterliegende Muster zählt.

Los geht die wilde Fahrt im Blutwerte-Karussell!

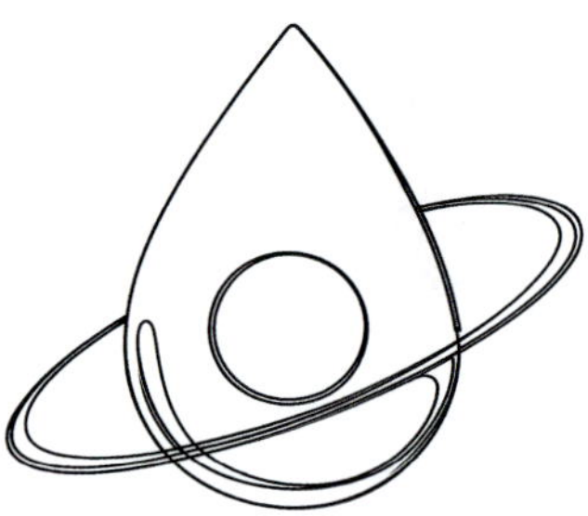

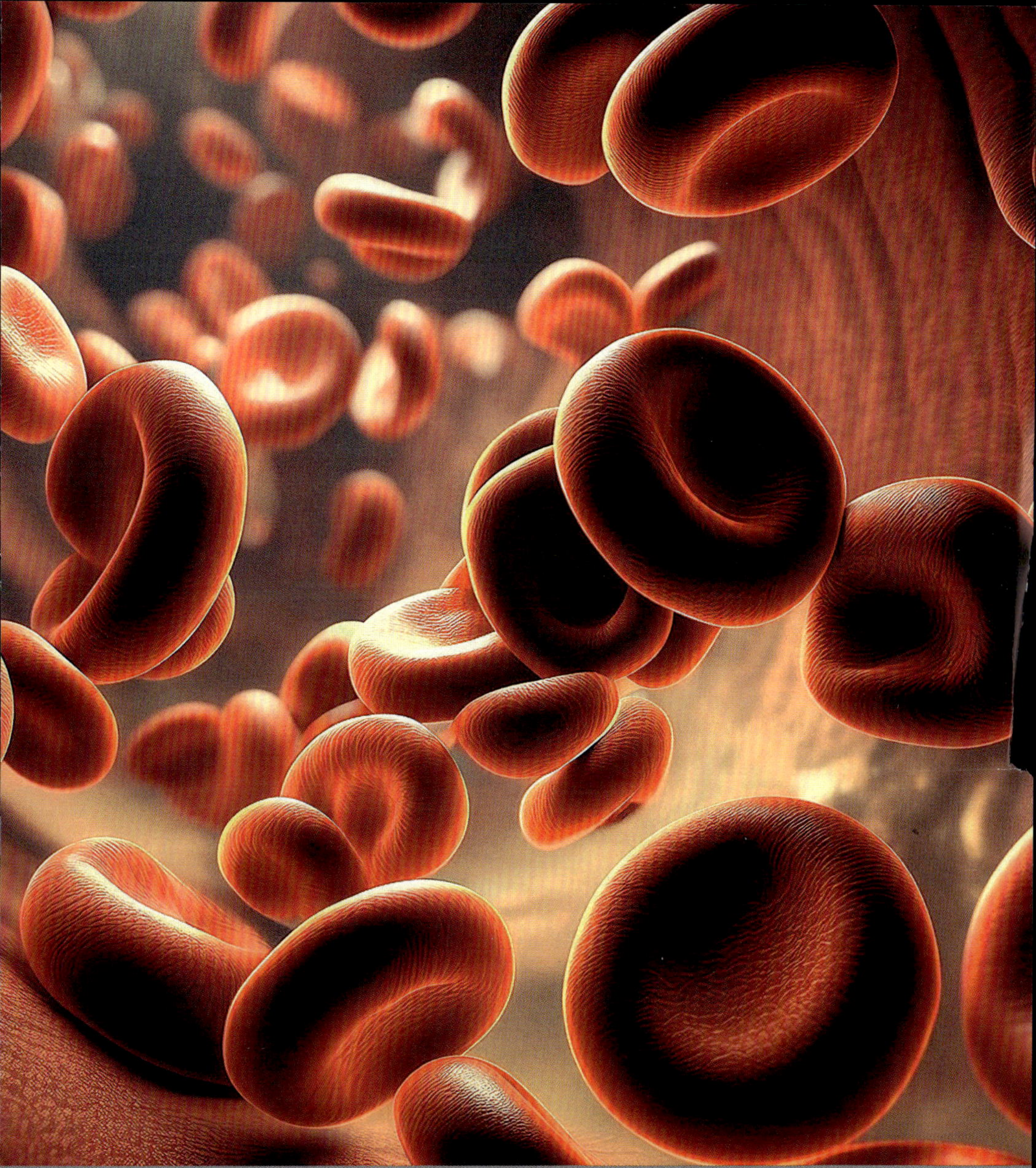

DAS BLUTBILD

Einleitung

KLEINES UND GROSSES BLUTBILD

Das Blutbild – dein erster Blick ins Innere

Sicherlich kennst du diese Situation: Du sitzt im Sprechzimmer und hörst den Satz, dass dein Blutbild völlig in Ordnung ist. Auf dem Papier stehen Zahlen und Abkürzungen, daneben ein paar Sternchen und irgendwo eine Spalte mit „Normwerten". Das Blutbild ist für viele Menschen oft der erste Berührungspunkt mit Laborwerten. Es klingt nach einem umfassenden Gesundheitscheck, aber in Wirklichkeit zeigt es dir nur einen kleinen begrenzten Teil deiner inneren Blutwelt. Es kann wichtige Hinweise geben, deckt aber längst nicht alles ab, was für dein Befinden eine Rolle spielt.

Was ein Blutbild wirklich zeigt

Wenn in der Praxis von einem Blutbild die Rede ist, geht es in der Regel um die einzelnen Zellen in deinem Blut. Also nicht um Vitamine, Mineralstoffe oder Hormone, sondern „nur" um die zellulären Bestandteile deines Blutes.

Ein kleines Blutbild umfasst:

- die roten Blutkörperchen (Erythrozyten)
- die weißen Blutkörperchen (Leukozyten)
- die Blutplättchen (Thrombozyten)
- den roten Blutfarbstoff (Hämoglobin)
- Anteil der Zellen am Blutvolumen (Hämatokrit)

Ein **großes Blutbild** baut dann darauf auf. Es enthält alle Werte des kleinen Blutbildes, aber zusätzlich eine genauere Aufschlüsselung der weißen Blutkörperchen. Man spricht dann vom **Differenzialblutbild**. Dort wird sichtbar, wie sich die verschiedenen Untergruppen der Leukozyten verteilen. Viele Menschen sind überrascht, wenn sie erfahren, dass im Blutbild keine Vitamine, Spurenelemente oder Hormone enthalten sind.

Diese Werte müssen separat angefordert werden. Ein „unauffälliges Blutbild“ bedeutet daher nur, dass deine Blutzellen und ein paar Grundparameter unauffällig sind. Es sagt noch nichts darüber aus, ob du optimal versorgt bist oder wie es deinem Stoffwechsel insgesamt geht.

Auf einen Blick – Das Blutbild im Überblick

- Ein kleines Blutbild zeigt vor allem rote und weiße Blutkörperchen sowie Blutplättchen, Hämoglobin und Hämatokrit.
- Ein großes Blutbild enthält zusätzlich eine genaue Aufschlüsselung der Untergruppen der weißen Blutkörperchen (Differenzialblutbild).
- Vitamine, Mineralstoffe und Hormone gehören nicht zum Blutbild, sondern müssen extra bestimmt werden.
- Ein unauffälliges Blutbild kann beruhigend sein, ersetzt aber keinen umfassenden Blick auf Nährstoffversorgung und Stoffwechsel.

Die drei großen Gruppen deiner Blutzellen im Überblick

Damit du die folgenden Seiten gut einordnen kannst, schauen wir uns die drei Hauptgruppen der Blutzellen kurz genauer an, denn auf diese Werte triffst du im kleinen und großen Blutbild immer wieder.

1) Die roten Blutkörperchen – Erythrozyten

Erythrozyten sind die roten Blutkörperchen und enthalten den roten Blutfarbstoff Hämoglobin, der Sauerstoff binden kann. Unter dem Mikroskop sehen sie aus wie kleine flache Scheiben. Ein sehr großer Teil deines Blutes besteht aus diesen Zellen. Erythrozyten haben keinen Zellkern und sind darauf spezialisiert, Sauerstoff aufzunehmen, zu transportieren und wieder abzugeben. Wenn hier etwas nicht rund läuft, kann sich das zum

Beispiel in Müdigkeit und verminderter Belastbarkeit zeigen. Hämoglobin (Hb) ist der eisenhaltige rote Farbstoff in den Erythrozyten. Über Hämoglobin wird Sauerstoff gebunden und im Körper verteilt. Veränderungen im Hämoglobin können Hinweise auf deine Eisenverfügbarkeit, die Sauerstofftransportkapazität und manchmal auch auf chronische Blutverluste oder andere Grunderkrankungen liefern.

2) Die weißen Blutkörperchen – Leukozyten

Leukozyten sind die weißen Blutkörperchen. Sie gehören zu deinem Immunsystem und helfen dir, Krankheitserreger und geschädigte Zellen zu erkennen und zu beseitigen.

Im großen Blutbild werden die Leukozyten in folgende Untergruppen aufgeteilt:

- **Lymphozyten:** Sie umfassen unter anderem B-Zellen und T-Zellen und sind wichtig für die gezielte Abwehr und unser immunologisches Gedächtnis.
- **Monozyten:** Sie wandern ins Gewebe und entwickeln sich dort zu Makrophagen, den Fresszellen. Sie räumen auf und beteiligen sich an Entzündungsprozessen.
- **Granulozyten:** Diese werden unterteilt in neutrophile, eosinophile und basophile Granulozyten. Sie reagieren vor allem auf bakterielle Infektionen, Parasiten oder allergische Reaktionen.

Die Verteilung der Leukozyten-Untergruppen kann Hinweise darauf geben, ob dein Immunsystem eher mit einem akuten Infekt, Allergien, Parasiten oder mit länger schwelenden Prozessen beschäftigt ist. Allein aus diesen Zahlen lässt sich aber keine fertige Diagnose ableiten, es sind eher Puzzleteile, die immer gemeinsam mit anderen Informationen betrachtet werden wollen.

3) Die Blutplättchen – Thrombozyten

Thrombozyten sind kleine Zellfragmente, die im Blut zirkulieren. Sie haben keinen Zellkern und sind winzige Bruchstücke, die für die Blutgerinnung zuständig sind. Wenn du dich schneidest, sind Thrombozyten oft die ersten, die an der verletzten Stelle ankommen. Sie haften dann an der Gefäßwand, lagern sich aneinander an und bilden einen Pfropf, der die Blutung stoppt. Später wird dieser Pfropf durch weitere Gerinnungsfaktoren stabilisiert und wieder abgebaut, sobald die Wunde verschlossen ist. Veränderungen in Zahl oder Funktion der Thrombozyten können sich zum Beispiel in einer erhöhten Blutungsneigung oder in einer Neigung zu Thrombosen zeigen.

Der Hämatokrit beschreibt, wie viel von deinem Blut aus Blutzellen und wie viel aus Blutflüssigkeit besteht. Du kannst dir hier ein Glas mit gut durchmischtem Blut vorstellen. Wenn sich alles absetzt, zeigt dir der Hämatokrit, welcher Anteil des Glases von Blutzellen eingenommen wird. Ist der Hämatokrit sehr hoch, ist das Blut eher dickflüssig. Ist der Hämatokrit sehr niedrig, sind im Verhältnis gesehen weniger Zellen und mehr Flüssigkeit unterwegs. Was das im Detail bedeuten kann, erfährst du im Verlauf dieses Kapitels.

Auf einen Blick

- Das kleine Blutbild gehört fast immer zu den Standardleistungen der gesetzlichen Krankenkassen und ist relativ günstig.
- Das große Blutbild wird oft nur dann veranlasst, wenn es einen konkreten Verdacht gibt, zum Beispiel bei Infekten oder bestimmten Bluterkrankungen.
- Das Blutbild wird im Vollblut gemessen.
- Ein unauffälliges Blutbild zeigt, dass deine Blutzellen im Rahmen der Referenzbereiche liegen. Es sagt aber nichts darüber, ob du optimal mit Nährstoffen versorgt bist oder ob alle anderen Systeme im Körper in Balance sind.

Mythos oder Realität

Mythos: Ein Blutbild ist ein kompletter Gesundheitscheck.

Realität: Ein Blutbild liefert einen wichtigen ersten Überblick deiner Blutzellen und einiger Grundparameter. Es zeigt nur einen Teil deiner inneren Landschaft. Viele stille Prozesse und frühe Ungleichgewichte bleiben unsichtbar, wenn nicht gezielt weitere Blutwerte ergänzt werden. Ein normales Blutbild bedeutet daher nicht automatisch, dass alles in deinem Körper optimal läuft, da es nur ein kleiner Ausschnitt deiner inneren Realität ist.

Gut zu wissen

Wie du dir die Namen der Blutzellen leichter merken kannst

Medizinische Fachbegriffe wirken auf den ersten Blick kompliziert, wenn du aber weißt, wofür die Wortstämme stehen, werden sie einprägsamer. Wenn du dir das einmal bewusst gemacht hast, fühlen sich die Begriffe oft schon viel weniger fremd an.

- Erythrozyten: „erythros“ bedeutet „rot“. Erythrozyten sind die roten Blutkörperchen.
- Leukozyten: „leukos“ bedeutet „weiß“. Leukozyten sind die weißen Blutkörperchen.
- Thrombozyten: „thrombos“ bedeutet Pfropf oder Klumpen, denn sie bilden den ersten Pfropf bei der Blutgerinnung.
- Bei Hämoglobin und Hämatokrit steckt „häma“ oder „häm“ in beiden Begriffen. „Haima“ bedeutet Blut. Es geht also immer um etwas, das eng mit deinem Blut verknüpft ist.

Was dieses Kapitel für dich leisten soll

In den nächsten Abschnitten gehen wir Schritt für Schritt durch die einzelnen Werte des Blutbildes. Du erfährst

- was die jeweiligen Blutwerte genau messen
- in welchen Situationen sie typischerweise bestimmt werden

- welche Denkrichtungen sich aus zu niedrigen oder zu hohen Werten ergeben können
- wie sich der ganzheitliche Erfahrungsbereich vom offiziellen Referenzbereich unterscheidet

Die Zahlen auf deinem Laborzettel bekommen so eine verständlichere Bedeutung. Dein Blutbild entwickelt sich von einer abstrakten Liste zu einer Sprache, die du nach und nach besser verstehen wirst.

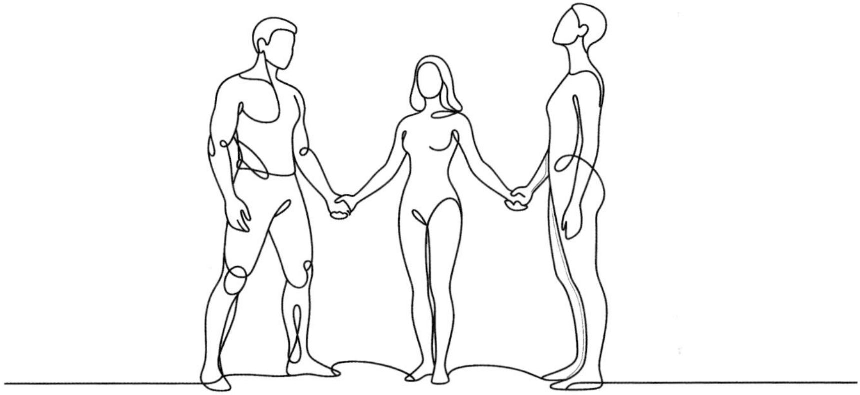

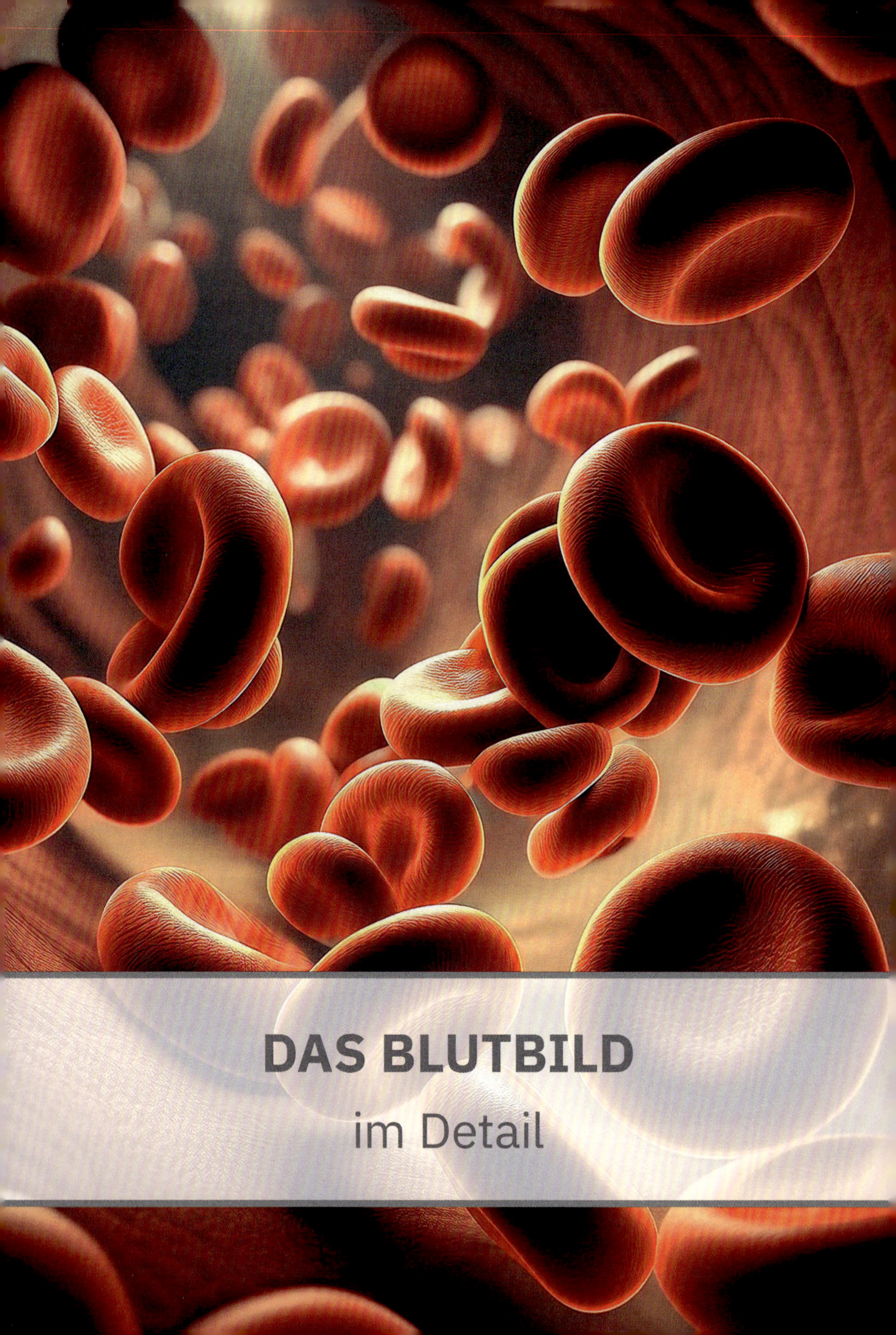

DAS BLUTBILD

im Detail

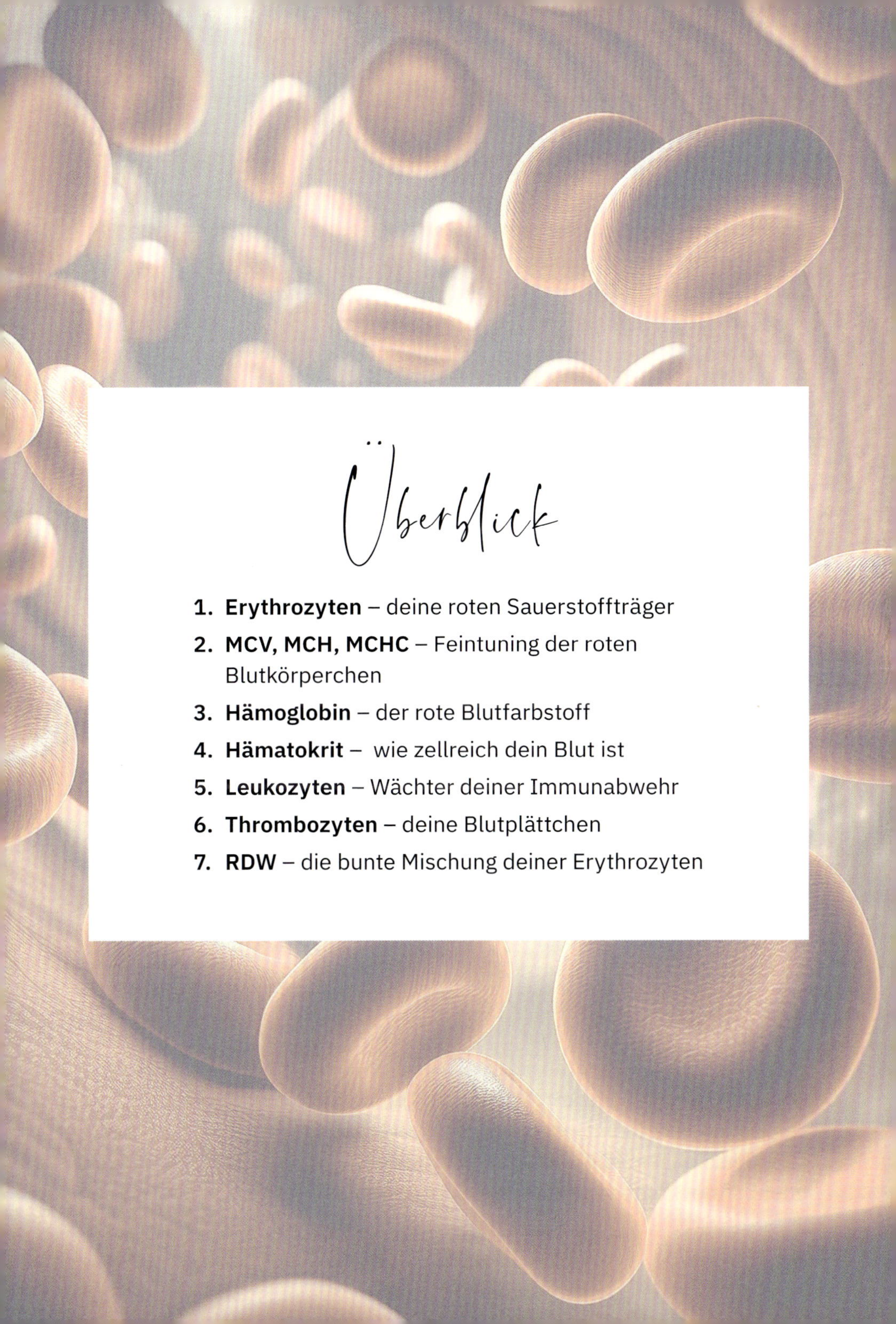

Überblick

1. **Erythrozyten** – deine roten Sauerstoffträger
2. **MCV, MCH, MCHC** – Feintuning der roten Blutkörperchen
3. **Hämoglobin** – der rote Blutfarbstoff
4. **Hämatokrit** – wie zellreich dein Blut ist
5. **Leukozyten** – Wächter deiner Immunabwehr
6. **Thrombozyten** – deine Blutplättchen
7. **RDW** – die bunte Mischung deiner Erythrozyten

1) Erythrozyten – deine roten Sauerstoffträger

Erythrozyten sind deine roten Blutkörperchen. Sie entstehen im Knochenmark aus Vorläuferzellen und werden dort in beeindruckender Geschwindigkeit gebildet. Pro Sekunde kommen etwa zwei Millionen (!) neue Erythrozyten dazu. Ein einzelner Erythrozyt lebt im Durchschnitt ungefähr 120 Tage, danach wird er in Milz und Leber abgebaut und seine Bausteine werden wiederverwendet. Gesteuert wird die Neubildung vor allem durch das Hormon Erythropoetin, welches überwiegend in den Nieren gebildet wird. Wenn der Körper spürt, dass zu wenig Sauerstoff ankommt, steigt dessen Produktion und das Knochenmark erhöht die Bildung der roten Blutkörperchen. Erythrozyten sind sehr kleine Zellen, denn ihr Durchmesser liegt ungefähr im Bereich von 7 bis 8 µm. Ein menschliches Haar ist im Durchschnitt etwa zehnmal dicker.

Wenn man nur auf den zellulären Anteil des Blutes schaut, sind Erythrozyten fast allein unterwegs. Über 99 % der Blutzellen sind rote Blutkörperchen. Leukozyten und Thrombozyten teilen sich das verbleibende knappe 1 %. Damit prägen Erythrozyten die Eigenschaften des Blutes am meisten und sind im Blutbild ein zentraler Ankerpunkt. Im Inneren tragen Erythrozyten einen roten Blutfarbstoff, das Hämoglobin. Dort thront das Eisen, welches für die Sauerstoffbindung wichtig ist und deinem Blut seine rote Farbe schenkt. Die Details dazu schauen wir uns im Hämoglobin-Abschnitt noch genauer an.

Was die Erythrozyten leisten

Die wichtigste Aufgabe der Erythrozyten ist der Transport von Sauerstoff. Sie nehmen ihn in der Lunge auf und bringen ihn zu Organen und Geweben, damit dort Energie gebildet werden kann. Gleichzeitig helfen sie dabei, Kohlendioxid aus dem Gewebe zurück zur Lunge zu transportieren, wo es dann abgeatmet werden kann. Wenn die Zahl oder Qualität der roten Blutkörperchen außerhalb ihres Normbereiches liegen, kommt insgesamt weniger Sauerstoff in den Zellen an. Das kann sich zum Beispiel in Müdigkeit, verminderter Belastbarkeit, Kopfschmerzen oder Luftnot bemerkbar machen.

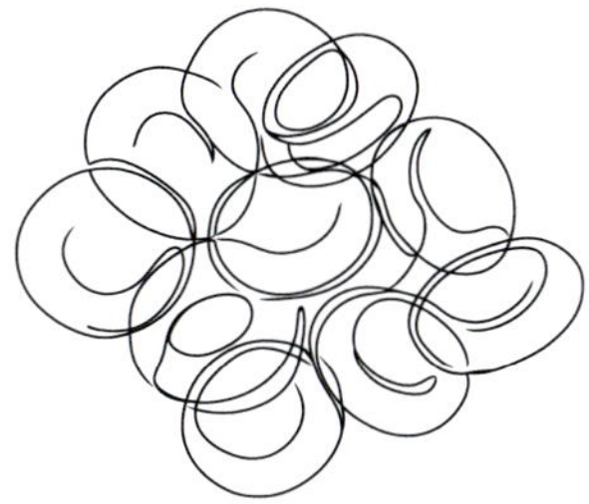

Die geringe Größe der Erythrozyten alleine würde übrigens nicht ausreichen, um durch alle Gefäße zu kommen. Die feinsten Kapillaren im Körper sind so eng, dass ein Erythrozyt sich regelrecht hindurch quetschen muss. Damit das funktioniert, sind sie extrem flexibel gebaut. Sie haben keine starre Form, sondern können sich verformen und somit durch sehr enge Gefäße gleiten, um danach sofort wieder in ihre leicht eingedellte Scheibenform zurückspringen. Diese Kombination aus Größe, Form und Beweglichkeit sorgt dafür, dass auch entlegene Gewebe gut mit Sauerstoff versorgt werden können. Wenn du dir vorstellst, wie sich Milliarden dieser kleinen, biegsamen Scheibchen durch dein Gefäßnetz bewegen, bekommst du eine gute Idee davon, was dein Blut jeden Tag leistet.

Auf einen Blick – Erythrozyten

- Erythrozyten sind die roten Blutkörperchen, die im Knochenmark gebildet werden und etwa 120 Tage leben.
- Sie machen über 99 % der Blutzellen aus und prägen damit die Eigenschaften des Blutes sehr stark.
- Ihre Hauptaufgabe ist der Transport von Sauerstoff zu Organen und Geweben sowie die Rückführung von Kohlendioxid zur Lunge.
- Sie tragen im Inneren den roten Blutfarbstoff Hämoglobin, der Eisen enthält und dem Blut seine rote Farbe verleiht
- Erythrozyten sind etwa 8 µm groß, ungefähr zehnmal kleiner als die Dicke eines Haares und so flexibel, dass sie sich durch die feinsten Kapillaren quetschen können.

Parameter	Referenzbereich (statistisch)	Erfahrungsbereich (Blutgeflüster)
Erythrozyten	Männer: 4,3–6,5 Mio/µl Frauen: 3,8–5,4 Mio/µl	Männer: 4,8–5,9 Mio/µl Frauen: 4,3–5,2 Mio/µl

Einheiten: Mio/µl (Millionen Zellen pro Mikroliter Blut); Tpt/l oder 10^{12}/l
(1 Mio/µl = 1 Tpt/l = 10^{12}/l)

Wenn Erythrozyten zu niedrig sind
(Erythrozytenmangel)

Sind zu wenig rote Blutkörperchen unterwegs oder enthalten sie zu wenig Hämoglobin, spricht man von einer Blutarmut (Anämie). Das ist kein eigener Laborwert, sondern ein Zustand, der sich aus mehreren Parametern ergibt. Die Ursachen können vielfältig sein und häufig steckt ein Mangel an Bausteinen dahinter, die für die Blutbildung gebraucht werden – das betrifft vor allem Eisen, Vitamin B12 oder Folsäure (Vitamin B9).

Auch andere Faktoren kommen bei einem Erythrozytenmangel infrage:
- unzureichende Erythrozyten-Neubildung im Knochenmark
- chronische Entzündungen und Infektionen im Körper
- verstärkter Abbau der Erythrozyten (Hämolyse)
- akute oder chronische Blutverluste, Operationen oder Unfälle
- starke Menstruationen oder Blutungen im Magen-Darm-Trakt

Typische Symptome, die zu einem Mangel an roten Blutkörperchen passen können, sind zum Beispiel anhaltende Müdigkeit, körperliche Schwäche, Kopfschmerzen, Konzentrationsstörungen, Haarausfall oder Blässe. Manche Menschen berichten auch über Übelkeit oder ein flaues Gefühl, wenn sie sich anstrengen. Diese Anzeichen sind nicht spezifisch, können aber in Kombination mit auffälligen Werten ein wichtiger Hinweis sein.

Wenn zu viele Erythrozyten unterwegs sind (Erythrozytenüberschuss)

Wenn dauerhaft zu viele rote Blutkörperchen im Blut sind, wird das Blut dicker und fließt schlechter. Ärzte geben diesem Zustand je nach Ursache verschiedene Namen, zum Beispiel Erythrozytose oder Polyglobulie.

Mögliche Mitspieler sind zum Beispiel:

- chronischer Sauerstoffmangel, etwa bei bestimmten Lungenerkrankungen oder Schlafapnoe (Atemaussetzer im Schlaf)
- Rauchen
- Training in großer Höhe, wo der Sauerstoffgehalt der Luft niedriger ist
- bestimmte hormonelle Einflüsse oder seltene Erkrankungen des Knochenmarks, bei denen zu viele rote Blutkörperchen produziert werden

Wenn das Blut sehr zellreich wird, kann es zähflüssiger werden. Manche Menschen mit deutlich erhöhten Erythrozytenwerten berichten über Kopfschmerzen, Schwindel, Juckreiz, Gesichtsrötung oder eine Neigung zu Thrombosen (Blutgerinnseln). Das bedeutet nicht automatisch, dass jede kleine Erhöhung gefährlich ist, aber deutliche Abweichungen gehören ärztlich abgeklärt.

2) Erythrozyten-Indizes – Feintuning der roten Blutkörperchen

Die Erythrozyten-Indizes (MCV, MCH, MCHC) sind drei Werte, die dir helfen, die roten Blutkörperchen genauer einzuordnen. Sie beschreiben nicht die Anzahl, sondern Eigenschaften der einzelnen roten Blutkörperchen. Man kann sich das vorstellen wie eine Art „Steckbrief" für die rote Durchschnittsblutzelle.

- MCV: durchschnittliche Größe eines Erythrozyten
- MCH: Wie viel Hämoglobin enthält ein einzelnes Erythrozyt im Durchschnitt?

- MCHC: Wie konzentriert ist das Hämoglobin in der gesamten Zellmasse der Erythrozyten? (mathematisch: MCHC = Hämoglobin ÷ Hämatokrit)

In der Praxis bewegt sich MCHC meist parallel zu MCH und MCV und isolierte Auffälligkeiten sind hier selten. Gemeinsam helfen diese drei Werte dabei, verschiedene Formen von Blutarmut besser zu unterscheiden. Sind die Erythrozyten eher klein oder groß, blass oder gut mit Hämoglobin gefüllt, lassen sich erste Tendenzen erkennen. So passen zum Beispiel sehr kleine und blasse Erythrozyten eher zu einem Eisenmangel, während vergrößerte Erythrozyten unter anderem bei Vitamin B12- oder Folsäuremangel vorkommen können. Alle drei Parameter werden automatisch mitbestimmt, wenn ein Blutbild gemacht wird. Die genauen Referenzbereiche findest du in der folgenden Tabelle. Wichtig ist weniger die einzelne Zahl, als eher das Muster in Kombination mit Hämoglobin, Hämatokrit und der Erythrozytenanzahl.

Parameter	**Referenzbereich** (statistisch)
MCV	80–100 fl
MCH	27,0–33,0 pg 1,7–2,1 fmol
MCHC	32,0–36,0 g/dl 19,0–22,0 mmol/l

Einheiten: fl, fmol, pg, g/dl, mmol/l

Parameter	erhöhte Werte	zu niedrige Werte
MCV	• rote Blutkörperchen sind im Durchschnitt größer • möglichе Ursachen: Vitamin B12-Mangel, Folsäuremangel, regelmäßiger Alkoholkonsum, einigen Lebererkrankungen oder bestimmte Medikamente	• rote Blutkörperchen sind im Durchschnitt kleiner • mögliche Ursachen: Eisenmangel, genetische Veränderungen wie Thalassämie, Blutarmut bei chronischen Entzündungen
MCH	• mehr Hämoglobin pro Erythrozyt • Erythrozyten wirken „voller" gefüllt, oft zusammen mit einem erhöhten MCV • mögliche Ursachen: Vitamin B12-Mangel, Folsäuremangel oder längerfristig höherer Alkoholkonsum	• weniger Hämoglobin pro Erythrozyt • Zellen wirken blasser • mögliche Ursachen: Eisenmangel, Kupfermangel, Vitamin B6-Mangel oder Blutarmut bei chronischen Entzündungen

3) Hämoglobin – der rote Blutfarbstoff

Hämoglobin ist der eisenhaltige rote Blutfarbstoff in den Erythrozyten. Er macht den Großteil der Masse eines roten Blutkörperchens aus und ist der eigentliche Sauerstoffträger. Genauer genommen wird der Sauerstoff an das Eisen im Hämoglobin gebunden, der dann im Körper verteilt wird. Dein Körper produziert jeden Tag circa 5–7 g Hämoglobin und braucht dafür dringend eine kontinuierliche Eisenversorgung. Ein Teil dieses Eisens kommt aus der Nahrung, aber der größte Anteil stammt aus dem Abbau alter Erythrozyten. Der Körper recycelt das Eisen, baut daraus neues Hämoglobin und hält so den Kreislauf tagtäglich in Gang.

Verändert sich die Hämoglobinkonzentration, ist das ein wichtiger Hinweisgeber. Zu niedrige Hämoglobin-Werte passen oft zu einer Blutarmut. Das kann sich zum Beispiel in Müdigkeit, Schwäche, Kopfschmerzen, Blässe, und Konzentrationsproblemen zeigen. Welche genaue Ursache dahintersteckt (Eisenmangel, Vitamin-B12- oder Folsäuremangel, chronische Entzündungen, Blutverluste oder etwas ganz anderes) muss dann im Zusammenhang mit den übrigen Blutwerten und deiner Vorgeschichte geklärt werden. Sehr hohe Hämoglobinwerte können umgekehrt dazu beitragen, dass das Blut zähflüssiger wird. Das sieht man zum Beispiel häufiger bei Menschen mit chronischem Sauerstoffmangel, etwa bei bestimmten Lungenerkrankungen, Schlafapnoe oder starken Rauchern. Der Körper versucht dann, den Sauerstoffmangel zu kompensieren und bildet mehr rote Blutkörperchen und damit mehr Hämoglobin.

Interessant ist, dass sich eine akute Blutung nicht immer sofort im Hämoglobin-Wert zeigt. Direkt nach einem größeren Blutverlust ist zunächst einfach weniger Blut im Kreislauf. Erst wenn Flüssigkeit aus dem Gewebe in die Gefäße nachströmt, „verdünnt" sich der restliche Blutfarbstoff und der gemessene Hämoglobinwert fällt ab. Deshalb sagt hier ein einzelner Wert ohne Blick auf den Verlauf und die Begleitumstände nie die ganze Wahrheit. Wichtig ist, dass die Normwerte für Hämoglobin abhängig von Alter, Geschlecht und ethnischer Herkunft sein können.

Parameter	**Referenzbereich** (statistisch)	**Erfahrungsbereich** (Blutgeflüster)
Hämoglobin	Männer: 14,0–18,0 g/dl (8,7–11,2 mmol/l) Frauen: 12,0–16,0 g/dl (7,5–10 mmol/l)	Männer: 14,5–17,0 g/dl (9,1–10,6 mmol/l) Frauen: 13,0–15,0 g/dl (8,1–9,4 mmol/l)

Einheiten: g/dl, g/l, mmol/l

Für Neugierige

Auf chemischer Ebene ähnelt das Farbstoffgerüst des Hämoglobins dem Blattgrün der Pflanzen – dem Chlorophyll. Beide bestehen aus einem ringförmigen „Farbstoffkäfig" und in der Mitte sitzt beim Hämoglobin ein Eisenatom, beim Chlorophyll ein Magnesiumatom. Man könnte sagen, dass Hämoglobin und Chlorophyll entfernte chemische Verwandte sind – das eine färbt dein Blut rot und das andere die Blätter grün.

Gut zu wissen

- Arterielles Blut (aus deinen Arterien) wirkt hellrot, weil es viel sauerstoffreiches Hämoglobin enthält. Venöses Blut (aus deinen Venen) sieht dunkler aus, weil dort weniger Sauerstoff gebunden ist.
- Rauchen kann den Hämoglobinwert verfälschen, da Kohlenmonoxid aus dem Rauch an das Hämoglobin bindet und so Sauerstoffbindungsstellen blockiert.
- Höhentraining nutzt diesen Mechanismus, denn in der dünneren Luft ist weniger Sauerstoff verfügbar, so dass der Körper mehr Hämoglobin und Erythrozyten bilden muss.
- Ein unauffälliger Hämoglobinwert schließt einen Eisenmangel oft nicht aus. Gerade in frühen Phasen kann das Speichereisen (Ferritin) schon knapp sein, während Hämoglobin noch im Referenzbereich liegt.

Auf einen Blick – Hämoglobin

- Hämoglobin ist der rote Blutfarbstoff in den Erythrozyten und der Hauptträger für Sauerstoff im Blut.
- Dein Körper bildet täglich mehrere Gramm Hämoglobin und dafür braucht er genug Eisen. Ein großer Teil des Eisens stammt hier aus dem Recycling alter roter Blutkörperchen.
- Zu niedrige Hämoglobinwerte passen häufig zu einer Blutarmut. Typische Symptome können Müdigkeit, Schwäche, Blässe oder Luftnot bei Belastung sein.
- Sehr hohe Hämoglobinwerte sieht man öfter bei chronischem Sauerstoffmangel, zum Beispiel bei bestimmten Lungenerkrankungen, Schlafapnoe oder starken Rauchern.
- Ein einzelner Hämoglobinwert erzählt nie die ganze Geschichte. Wichtig ist das Muster zusammen mit Erythrozyten, Hämatokrit, anderen Blutwerten und deinem Befinden.

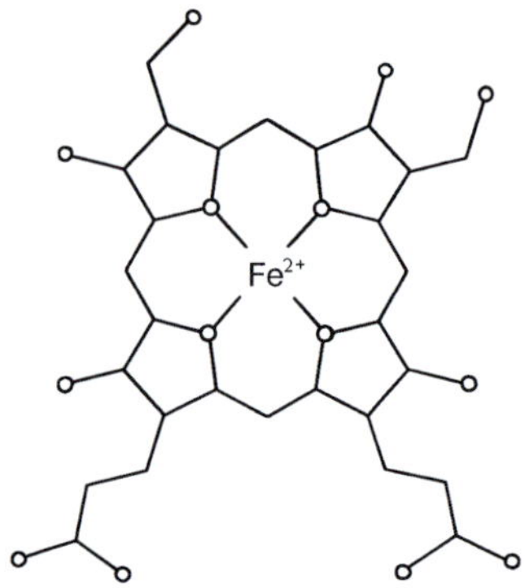

Diese Grafik zeigt ein Hämoglobin-Molekül mit Eisen im Zentrum.

4) Hämatokrit – wie zellreich dein Blut ist

Der Hämatokrit zeigt dir, wie zellreich dein Blut ist. Den größten Teil der Blutzellen stellen die Erythrozyten dar. Je nach Quelle machen sie etwa 95 bis 99 % der zellulären Bestandteile aus und weil die roten Blutkörperchen so deutlich überwiegen, ist der Hämatokrit in erster Linie ein indirektes Maß dafür, wie viele von ihnen im Verhältnis zur Blutflüssigkeit unterwegs sind. Vereinfacht gesagt zeigt der Hämatokrit also an, wie viel Prozent deines Blutes aus Zellen gebildet werden.

Was ein hoher Hämatokrit bedeuten kann

Ein erhöhter Hämatokrit bedeutet, dass der Zellanteil im Blut im Verhältnis zur Flüssigkeit zugenommen hat. Das Blut ist dann „zellreicher" und kann zähflüssiger werden. Dahinter stecken zum Beispiel oft:

- viele Erythrozyten, zum Beispiel bei länger bestehendem Sauerstoffmangel durch bestimmte Lungenerkrankungen, starkes Rauchen, Schlafapnoe oder Höhentraining
- selten auch sehr hohe Leukozyten- oder Thrombozytenzahlen
- ausgeprägte Dehydrierung (Flüssigkeitsmangel)

Gerade Flüssigkeitsmangel ist eine häufige, vergleichsweise harmlose Ursache für einen erhöhten Hämatokrit. Wenn du über längere Zeit zu wenig trinkst oder viel Flüssigkeit verlierst, nimmt der Plasmaanteil im Blut ab, die Zellen rücken dichter zusammen und der Hämatokrit steigt. Mit ausreichender Flüssigkeitszufuhr kann sich der Wert dann relativ zügig wieder normalisieren. Deutlich erhöhte Hämatokritwerte können je nach Situation aber auch ein Hinweis darauf sein, dass zu viele Erythrozyten gebildet werden oder andere Erkrankungen vorliegen.

Was ein niedriger Hämatokrit bedeuten kann

Ein niedriger Hämatokrit bedeutet, dass der Zellanteil am Blutvolumen geringer ist als erwartet. Entweder sind zu wenig Erythrozyten unterwegs oder der Flüssigkeitsanteil im Blut ist im Verhältnis sehr hoch. Mögliche Ursachen sind zum Beispiel:

- verminderte Neubildung von Erythrozyten, zum Beispiel bei einem Mangel an Erythropoetin bei Nierenschwäche
- Blutverluste durch Unfälle, Operationen oder versteckte Blutungen
- Verdünnung des Blutes durch Infusionslösungen oder eine ausgeprägte Überwässerung durch eine zu hohe Trinkmenge

Die Laborreferenzbereiche für Hämatokrit sind relativ weit gefasst. In der Praxis erlebe ich, dass sich die meisten Menschen im mittleren Bereich wohler fühlen. Sehr hohe Hämatokritwerte machen das Blut zähflüssiger und sollten insbesondere bei zusätzlichen Risikofaktoren wie Rauchen, Bluthochdruck oder Lungenerkrankungen ärztlich eingeordnet werden. Die funktionellen Bereiche in diesem Buch liegen deshalb etwas innerhalb der Laborgrenzen und sind als Erfahrungswerte zu verstehen.

Parameter	**Referenzbereich** (statistisch)	**Erfahrungsbereich** (Blutgeflüster)
Hämatokrit	Männer: 40–52 % Frauen: 36–48 %	Männer: 40–48 % Frauen: 38–44 %

5) Leukozyten – die Wächter deiner Immunabwehr

Leukozyten sind deine weißen Blutkörperchen und gehören zu einer großen Zellfamilie mit vielen unterschiedlichen Aufgaben innerhalb deines Immunsystems. Gebildet werden sie wie die Erythrozyten im Knochenmark. Einige Leukozyten sind amöboid beweglich, das heißt sie können ihre Form verändern, Gefäßwände durchwandern und so direkt im Gewebe aktiv werden.

Im kleinen Blutbild wird zunächst nur die Gesamtzahl der Leukozyten bestimmt und du siehst so, wie viele weiße Blutkörperchen insgesamt unterwegs sind. Im großen Blutbild werden dann zusätzlich die Untergruppen (oder Klassen) der Leukozyten einzeln analysiert. Jede Untergruppe übernimmt spezielle Aufgaben bei der Erkennung und Bekämpfung von Krankheitserregern und bei Entzündungsprozessen.

Parameter	**Referenzbereich** (statistisch)	**Erfahrungsbereich** (Blutgeflüster)
Leukozyten	3,8–11,0 Gpt/l	4,5–8,0 Gpt/l

Einheiten: 1000 Zellen/µl Blut, Gpt/l, 10^9/l, 10^3/µl

Die wichtigsten Untergruppen der Leukozyten

Im Laborbericht werden üblicherweise diese Leukozyten-Gruppen im großen Blutbild aufgeführt:

- **Granulozyten:** Sie sind größtenteils an der schnellen Abwehr von Bakterien und an akuten Entzündungen beteiligt. Man unterscheidet neutrophile, eosinophile und basophile Granulozyten. Die Neutrophilen sind die „Feuerwehr" bei bakteriellen Infekten, die Eosinophilen spielen vor allem bei Allergien und Parasiten eine Rolle und die Basophilen sind an allergischen Reaktionen und Entzündungsprozessen beteiligt.

- **Lymphozyten:** Sie gehören zur gezielten und „lernenden" Abwehr. Zu ihnen zählen vor allem die T-Zellen und B-Zellen. Lymphozyten erkennen sehr spezifisch, was nicht in den Körper gehört und können ein immunologisches Gedächtnis ausbilden. Deshalb reagiert dein Immunsystem bei manchen Erregern beim Zweitkontakt schneller, da die B-Zellen in kürzester Zeit Antikörper produzieren können.
- **Monozyten:** Sie zirkulieren zunächst im Blut und wandern dann ins Gewebe. Dort entwickeln sie sich zu Fresszellen (Makrophagen), die Keime, Zellreste und andere „Abfälle" aufnehmen und abbauen – über die sogenannte Phagozytose. Dieser Prozess ist wichtig für die Aufräumarbeiten nach Infektionen und Verletzungen.

Wenn die Gesamtzahl der Leukozyten deutlich erhöht ist, kann das unter anderem zu einem akuten Infekt, Entzündungen oder starker körperlicher Belastung passen. Sehr niedrige Leukozytenzahlen können hingegen ein Hinweis darauf sein, dass das Knochenmark geschwächt ist oder dass schwere Infektionen und andere Erkrankungen im Spiel sind.

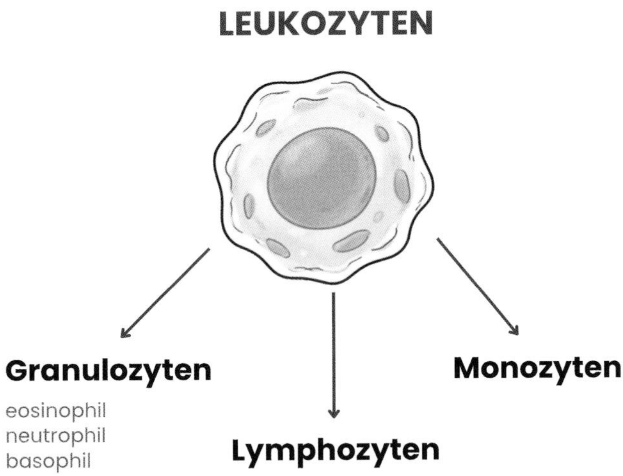

Für Neugierige

Granulozyten im Detail

Neutrophile Granulozyten

Neutrophile sind so etwas wie die schnelle Einsatztruppe deines Immunsystems, denn sie reagieren oft als erstes auf akute bakterielle Infektionen. Bei einer eitrigen Mandelentzündung oder einer bakteriellen Bronchitis sind sie typischerweise erhöht. Auch starker körperlicher Stress, nach Operationen oder bei manchen Medikamenten können sie ansteigen lassen. Sehr niedrige Werte sind manchmal ein Hinweis darauf, dass das Knochenmark geschwächt ist.

Eosinophile Granulozyten

Eosinophile sind eng mit Allergien und Parasiten verbunden. Erhöhte Werte passen zum Beispiel zu Heuschnupfen, allergischem Asthma, bestimmten Hauterkrankungen oder Wurminfektionen. Leicht erhöhte Werte ohne Beschwerden müssen nicht dramatisch sein, sollten aber im Gesamtbild eingeordnet werden.

Basophile Granulozyten

Basophile sind im Blut nur in sehr kleiner Zahl vertreten. Sie sind unter anderem an allergischen Sofortreaktionen beteiligt und enthalten Botenstoffe wie Histamin. Deutlich erhöhte basophile Werte sind selten und können ein Hinweis auf bestimmte myeloproliferative Erkrankungen (Erkrankungen des Knochenmarks, bei denen zu viele Blutzellen hergestellt werden) sein. In vielen Blutbildern bleiben sie schlicht im unteren Messbereich.

Auf einen Blick – Leukozyten

- Leukozyten sind die weißen Blutkörperchen und sind fester Bestandteil deines Immunsystems.
- Sie werden im Knochenmark gebildet und können je nach Typ ihre Form verändern, Gefäßwände durchwandern und so direkt im Gewebe arbeiten.
- Im kleinen Blutbild siehst du die Gesamtzahl der Leukozyten und im großen Blutbild werden wichtige Untergruppen wie Granulozyten, Lymphozyten und Monozyten einzeln ausgewertet.
- Erhöhte oder erniedrigte Leukozytenwerte können auf Infektionen, Entzündungen, Medikamente oder Erkrankungen von Knochenmark und Immunsystem hinweisen, müssen aber immer im Zusammenhang betrachtet werden.

Die funktionellen Bereiche sind Erfahrungswerte aus der Praxis. Sie sind enger als die offiziellen Laborreferenzbereiche und sollen dir zeigen, in welchem Bereich sich viele Menschen subjektiv stabiler und leistungsfähiger fühlen.

Parameter	**Referenzbereich** (statistisch)	**Erfahrungsbereich** (Blutgeflüster)
Lymphozyten	1000–4500 Zellen/µl Blut 20-40 %	1500–3500 Zellen/µl Blut 25–35 %
Monozyten	200–800 Zellen/µl Blut 2–8 %	300–800 Zellen/µl Blut 3–8 %
Granulozyten (neutrophil)	1800–7500 Zellen/µl Blut 40–70 %	2000–6000 Zellen/µl Blut 45–65 %
Granulozyten (eosinophil)	100–500 Zellen/µl Blut 1–4 %	50–300 Zellen/µl Blut 0,5–3 %
Granulozyten (basophil)	20–100 Zellen/µl Blut 0–2 %	20–80 Zellen/µl Blut 0–1,5 %

Einheiten: Zellen/µI Blut, Gpt/l, 10^9/l, absolut (%)

Der Mythos des großen Blutbildes
Ein „großes Blutbild“ klingt so, als würde man einmal das komplette Universum deiner Blutwerte analysieren. In Wirklichkeit ist es aber nur das kleine Blutbild plus die genauere Aufschlüsselung der weißen Blutkörperchen in ihre Untergruppen. Es werden keine Vitamine, keine Mineralstoffe und auch keine Hormone gemessen. Der Begriff ist unglücklich gewählt und sorgt oft für falsche Erwartungen.

6) Thrombozyten – deine Blutplättchen

Thrombozyten sind kleine Zellfragmente, die im Knochenmark aus sogenannten Megakaryozyten abgeschnürt werden. Sie haben keinen Zellkern, zirkulieren frei im Blutkreislauf und leben nur 5 bis 9 Tage. Danach werden sie vor allem in der Milz und in der Leber aus dem Verkehr gezogen und ihre Bestandteile recycelt.

Die wichtigste Aufgabe der Thrombozyten ist die Blutstillung. Sobald ein Gefäß verletzt wird, haften sie sich an die Wundränder, verklumpen miteinander und bilden einen ersten „Pfropf“. Dieser verschließt kleine Verletzungen vorübergehend und bremst den Blutverlust. Im nächsten Schritt wird dieser Pfropf durch weitere Gerinnungsfaktoren verstärkt, so dass ein stabiles Blutgerinnsel entsteht. Solche Gerinnsel an der richtigen Stelle sind lebenswichtig. Problematisch wird es, wenn die Blutgerinnung insgesamt aus dem Gleichgewicht gerät. Dann können sich Blutgerinnsel in Gefäßen bilden, die eigentlich intakt sind oder sie lösen sich nicht rechtzeitig wieder auf. In der Folge kann das Risiko für Thrombosen, Lungenembolien oder Schlaganfälle steigen.

Wenn Thrombozyten zu hoch sind

Liegt die Thrombozytenzahl deutlich über dem Referenzbereich, spricht man von einer Thrombozytose. Zunächst einmal bedeutet das nur, dass mehr Blutplättchen unterwegs sind als üblich.

Häufige Gründe für erhöhte Thrombozyten sind zum Beispiel:
- Eisenmangel
- Schwangerschaft
- akute Infektionskrankheiten
- Cortisontherapie
- Blutverluste und die Zeit nach Operationen oder Verletzungen
- chronische Entzündungen und Autoimmunerkrankungen wie rheumatoide Arthritis, Morbus Crohn oder Colitis ulcerosa

In seltenen Fällen steckt hinter sehr hohen und dauerhaft auffälligen Werten eine Erkrankung der Blutbildung im Knochenmark. Das gehört dann in die Hände eines Facharztes. Jedoch ist ein einzelner leicht erhöhter Wert noch kein Grund zur Panik. Aufhorchen sollte man, wenn die Thrombozyten wiederholt deutlich erhöht sind und auch weitere Risikofaktoren für Thrombosen vorliegen wie Rauchen, wenig Bewegung, bestimmte Medikamente oder stark erhöhte Erythrozytenwerte.

Wenn Thrombozyten zu niedrig sind

Sind zu wenige Blutplättchen unterwegs spricht man von einer sogenannten Thrombozytopenie. Das kann dazu führen, dass Blutungen schwerer zu stoppen sind oder schneller auftreten.

Mögliche Ursachen sind zum Beispiel:
- Erkrankungen des Knochenmarks wie Leukämien oder andere Störungen der Blutbildung
- Schädigungen des Knochenmarks durch bestimmte Medikamente, Strahlentherapie oder Schwermetalle wie Blei
- Vitamin B12- oder Folsäuremangel
- Virusinfektionen
- Dialysebehandlungen und künstliche Herzklappen, bei denen Thrombozyten verstärkt verbraucht oder mechanisch geschädigt werden

Typische Zeichen einer ausgeprägten Thrombozytopenie können vermehrte blaue Flecken, häufiges Nasenbluten, punktförmige Hauteinblutungen oder sehr starke beziehungsweise verlängerte Monatsblutungen sein. Das sind Situationen, die immer ärztlich abgeklärt werden sollten.

Auf einen Blick – Thrombozyten

- Thrombozyten sind kleine, zellkernlose Blutplättchen aus dem Knochenmark die nur wenige Tage leben.
- Sie sind zentral für die Blutstillung und bilden den ersten Pfropf an verletzten Gefäßen.
- Deutlich erhöhte Thrombozytenwerte können unter anderem bei Eisenmangel, Infekten, nach Operationen, in der Schwangerschaft oder bei chronischen Entzündungen auftreten. Stark und dauerhaft erhöhte Werte gehören in fachärztliche Hände.
- Zu niedrige Thrombozytenwerte können die Blutungsneigung erhöhen und kommen unter anderem bei Störungen der Blutbildung, nach Strahlen- und Chemotherapie und/oder bei schweren Virusinfekten vor.
- Der Thrombozytenwert ist ein Hinweis, keine Diagnose. Wichtig ist das Muster im Zusammenhang mit den anderen Blutwerten, deiner Vorgeschichte und deinen Beschwerden.

Parameter	**Referenzbereich** (statistisch)	**Erfahrungsbereich** (Blutgeflüster)
Thrombozyten	150–400 Gpt/l	180–350 Gpt/l

Einheiten: 1000 Zellen/µl Blut, Gpt/l, 10^9/l, 10^3/µl

7) RDW – die bunte Mischung deiner Erythrozyten

Der RDW-Wert ("red cell distribution width") beschreibt, wie stark sich die Größe deiner roten Blutkörperchen untereinander unterscheidet. Man spricht hier auch von der „Erythrozytenverteilungsbreite". Im Gegensatz zum MCV, das die durchschnittliche Größe der Erythrozyten angibt, schaut der RDW auf die Streuung. Sind alle Zellen ungefähr gleich groß, dann ist der RDW eher niedrig. Gibt es viele verschiedene Zellgrößen, dann steigt der RDW an. Er wird heute automatisch von den meisten Laboren mitbestimmt und gehört damit praktisch zum kleinen Blutbild. Du findest ihn daher am selben Ort deines Laborzettels, wo auch Erythrozyten, Hämoglobin, Hämatokrit und die Erythrozytenindizes aufgeführt sind. Meistens ist der RDW als Prozentwert angegeben.

Warum der RDW interessant ist

Ein erhöhter RDW bedeutet, dass viele unterschiedlich große rote Blutkörperchen unterwegs sind. Das sieht man zum Beispiel häufig bei Eisenmangel, Vitamin B12-oder Folsäuremangel sowie in Mischsituationen, wenn ein Mangelzustand gerade behandelt wird und neue gesunde Zellen neben alten veränderten Zellen im Blut auftauchen. Ein erhöhter RDW ist also wie ein Frühwarnzeichen dafür, dass die Erythrozyten „unruhig" werden und sich in ihrer Größe verändern. Für dich ist wichtig zu wissen, dass der RDW kein eigener „Mangelwert" ist, sondern ein zusätzlicher Blick auf das Muster deiner roten Blutkörperchen.

Parameter	**Referenzbereich** (statistisch)	**Erfahrungsbereich** (Blutgeflüster)
RDW	11,5–14,5 %	12,0–13,5 %

Und was ist mit einem niedrigen RDW?

Ein leicht niedriger RDW bedeutet in der Regel nur, dass die roten Blutkörperchen relativ gleich groß sind. Dafür gibt es keine eigene Krankheitsbezeichnung und auch keine typischen Mangelzustände, die gezielt einen „zu niedrigen“ RDW machen.

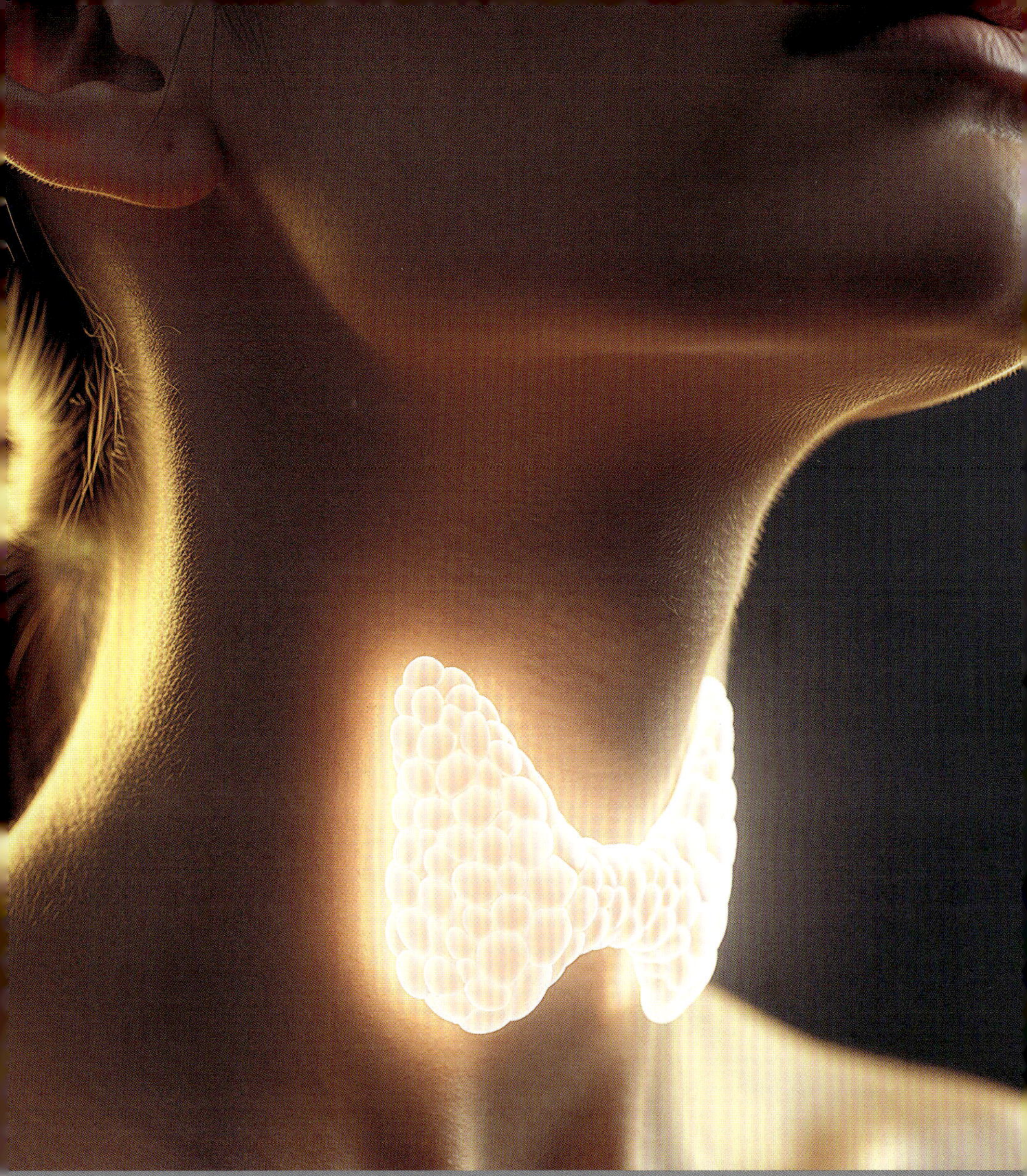

SCHILDDRÜSENWERTE

Einleitung

DIE SCHILDDRÜSE – dein innerer Taktgeber

Deine Schilddrüse ist klein, aber sie hat Macht. Sie sitzt vorne am Hals, unauffällig wie ein Schmetterling und ist der heimliche Chef für deinen gesamten Energiehaushalt. Sie bestimmt wie viel Energie du hast, wie stabil deine Stimmung ist und ob sich dein Körper eher nach „Standby" oder nach „Ich bin energiegeladen" anfühlt. Schilddrüsenhormone sind so etwas wie fein dosierte Energiesignale und sagen deinen Zellen, wie schnell oder langsam bestimmte Prozesse ablaufen sollen. Sie beeinflussen deinen täglichen Grundumsatz, deine Wärmeproduktion, deine Verdauung, deinen Muskelstoffwechsel und sogar, wie gut deine Gehirnleistung ist. Wenn hier etwas aus dem Takt gerät, spürst du das oft an vielen Stellen gleichzeitig und genau das macht die Schilddrüse so spannend, aber auch so missverständlich.

Gesteuert wird sie über einen Regelkreis im Gehirn. Der Hypothalamus und die Hirnanhangsdrüse (Hypophyse) „lesen" mit Hilfe des Hormons TRH gewissermaßen, wie viele Schilddrüsenhormone gerade im Blut unterwegs sind und reagieren direkt darauf. Sind zu wenige da, wird die Schilddrüse über das TSH angeschubst und darf mehr produzieren. Sind zu viele Schilddrüsenhormone unterwegs, wird sie gebremst. Dieses Hin und Her aus Aktivierung und Hemmung sorgt im Idealfall dafür, dass du dich weder wie ein aufgedrehtes Batterie-Häschen noch wie ein Handy im Stromsparmodus fühlst.

Deine Schilddrüse bildet die Schilddrüsenhormone Thyroxin T4 und in kleinerer Menge auch Trijodthyronin T3. Bei T4 handelt es sich eher um die Vorratsform, welche dann in Leber, Muskeln und anderen Geweben in das aktivere T3 umgewandelt wird. Die Wirkung von T3 findet dann an fast allen Zellen deines Körpers statt. Daher ist es nicht verwunderlich, dass du Störungen deiner Schilddrüse meistens an vielen Stellen gleichzeitig spürst.

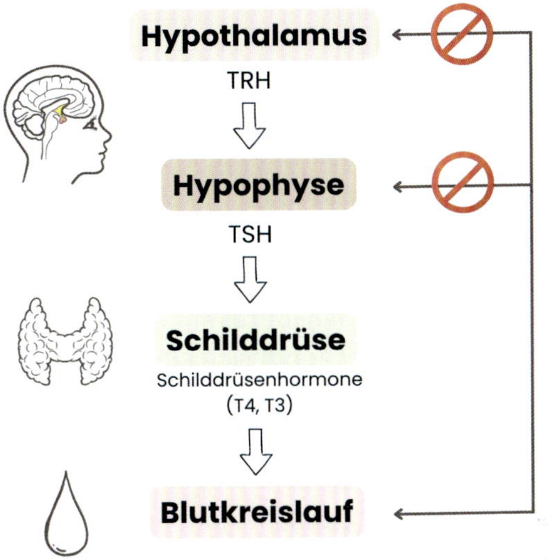

Regelkreis der Schilddrüsenhormone

Hemmung, negative Feedbackschleife

Die drei typischen Stoffwechselzustände der Schilddrüse

Wenn wir über die Schilddrüse sprechen, geht es im Kern immer um drei mögliche Grundzustände. Die Grenzen sind nicht messerscharf und jeder Mensch erlebt sie ein bisschen anders. Trotzdem hilft dir diese Einteilung, damit du ein Gefühl dafür bekommst, welche Richtung deine Symptome andeuten können.

Im optimalen Bereich arbeitet deine Schilddrüse so, dass du gut durch deinen Alltag kommst. Du bist tagsüber wach und belastbar, abends wirst du müde, ohne schon mittags auf dem Zahnfleisch zu kriechen. Dein Gewicht lässt sich mit normalem Essen und normaler Bewegung halbwegs stabil halten. Du frierst nicht dauernd, aber schwitzt auch nicht ohne Anlass. Dein Herzschlag fühlt sich ruhig und verlässlich an und dein Kopf ist klar genug, um alltägliche Dinge zu planen, zu entscheiden und umzusetzen. Dieser Zustand wird in der Medizin auch als „euthyreot“ bezeichnet.

Befindet sich deine Schilddrüse dauerhaft auf Überholspur, spricht man von einer Schilddrüsenüberfunktion (Hyperthyreose). Dein Stoffwechsel ist hier tendenziell zu schnell und viele Betroffene beschreiben ein Symptom-Mix aus innerer Unruhe, schnellem Herzschlag, Gewichtsverlust, Schlafstörungen und Verdauungsbeschwerden. Auch die Psyche kann aus dem Gleichgewicht geraten und von Reizbarkeit bis hin zu Angstgefühlen reichen. Wichtig ist, dass nicht jeder, der nervös ist oder schlecht schläft, gleich eine Schilddrüsenüberfunktion hat. Aber wenn dieses Gesamtbild zu dir passt, lohnt sich ein Blick auf die Blutwerte, die die Leistung deiner Schilddrüse widerspiegeln.

Das Gegenteil einer Schilddrüsenüberfunktion ist die Schilddrüsenunterfunktion (Hypothyreose). Hier läuft vieles eher zu langsam statt zu schnell. Typisch sind stetige Gewichtszunahme, häufiges Frieren, kalte Hände und Füße sowie starke Müdigkeit und Erschöpfung. Dazu kommt oft ein verlangsamter Herzschlag und lähmende Antriebslosigkeit. Die Verdauung neigt eher zu Verstopfung, die Haut kann trockener werden, Haare fallen leichter aus und Nägel werden brüchiger. Manche Menschen beschreiben, dass sich ihr Kopf wie in Watte gepackt anfühlt und sich eine depressive Stimmung einschleicht, ohne klaren äußeren Grund. Auch hier gilt, dass kein einzelnes Symptom eine Unterfunktion der Schilddrüse beweist. Aber wenn du dich in diesem Bild wiederfindest, kann die Schilddrüse ein wichtiger Baustein sein, den es sich genauer anzuschauen lohnt.

Diese drei Stoffwechselzustände der Schilddrüse, die du eben kennengelernt hast, sind bewusst vereinfacht dargestellt. Sie helfen dir, die Richtung zu verstehen, in die dein System vielleicht gerade tendiert. In der Realität arbeitet dein Körper aber nicht mit sauber getrennten Schubladen, sondern mit fließenden Übergängen. Du kannst typische Symptome einer Unterfunktion haben und im Labor trotzdem noch im offiziellen Normbereich liegen. Du kannst auch Mischbilder erleben, zum Beispiel wenn gleichzeitig ein Autoimmunprozess an der Schilddrüse läuft oder andere Systeme wie Nebennieren, Darm, Eisen- und Vitamin-D-Status hineinspielen.

Dieses Buch will dir genau an dieser Stelle helfen, denn es geht nicht darum, dass du dich selbst diagnostizierst, sondern dass du die Sprache deiner Schilddrüsenwerte besser verstehst. Du sollst einordnen können, ob dein Befund zu deinem Körpergefühl passt oder ob es Sinn macht, einen medizinischen Experten dazuzuholen.

Was dich in diesem Kapitel erwartet

Deine Schilddrüse ist kein isoliertes Organ, sondern ein empfindlicher Taktgeber, der im Zusammenspiel mit vielen anderen Systemen entscheidet, wie du dich in deinem Körper fühlst. Daher gehen wir im weiteren Verlauf dieses Kapitels die wichtigsten Schilddrüsenwerte einzeln durch und du lernst, was sie bedeuten, wie sie zueinander in Beziehung stehen und welche typischen Denkrichtungen sich aus zu niedrigen oder zu hohen Werten ergeben. Wir schauen gemeinsam auf offizielle Referenzbereiche und funktionelle Erfahrungsbereiche und übersetzen das Ganze immer wieder in eine verständliche Sprache ohne Kauderwelsch.

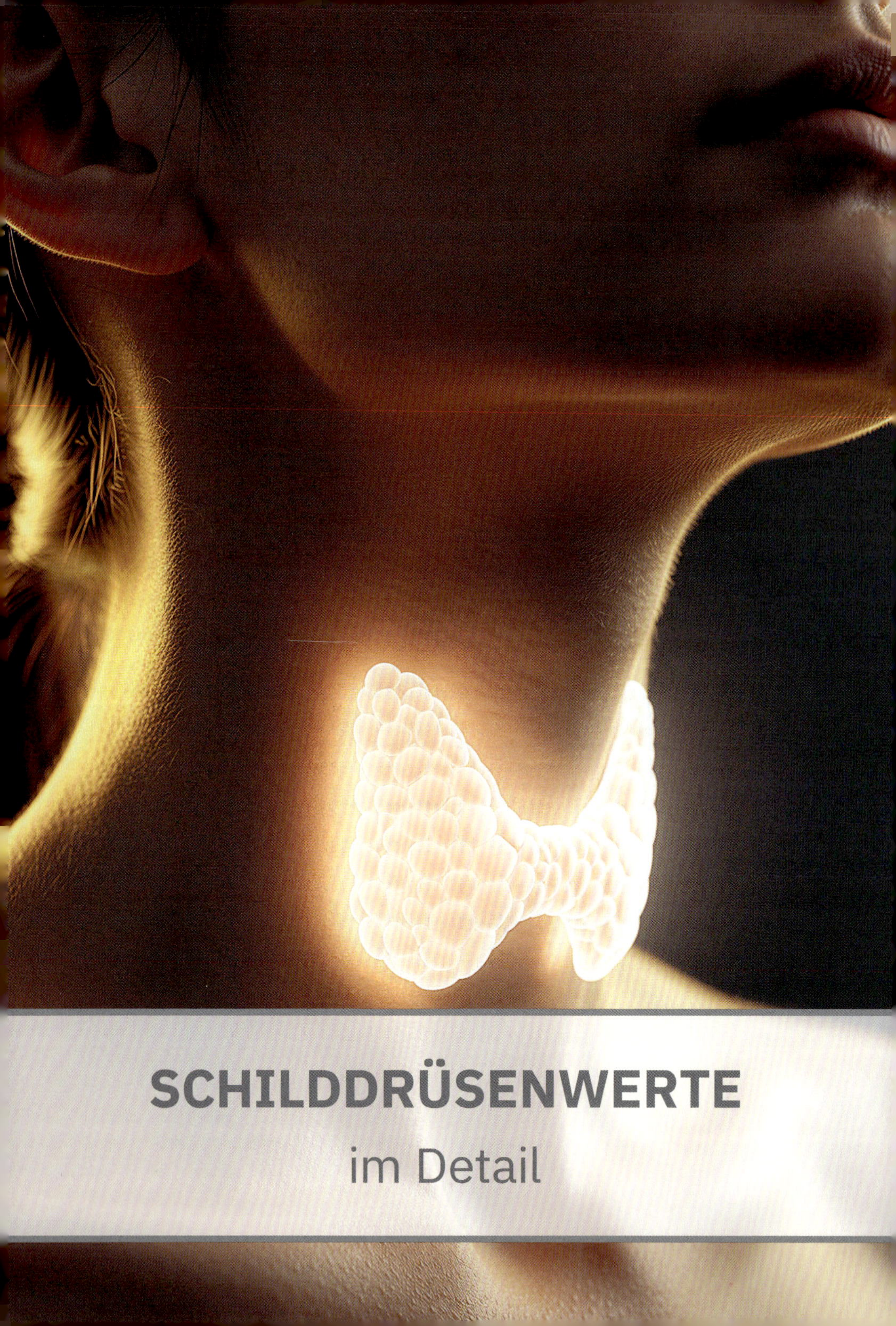

SCHILDDRÜSENWERTE

im Detail

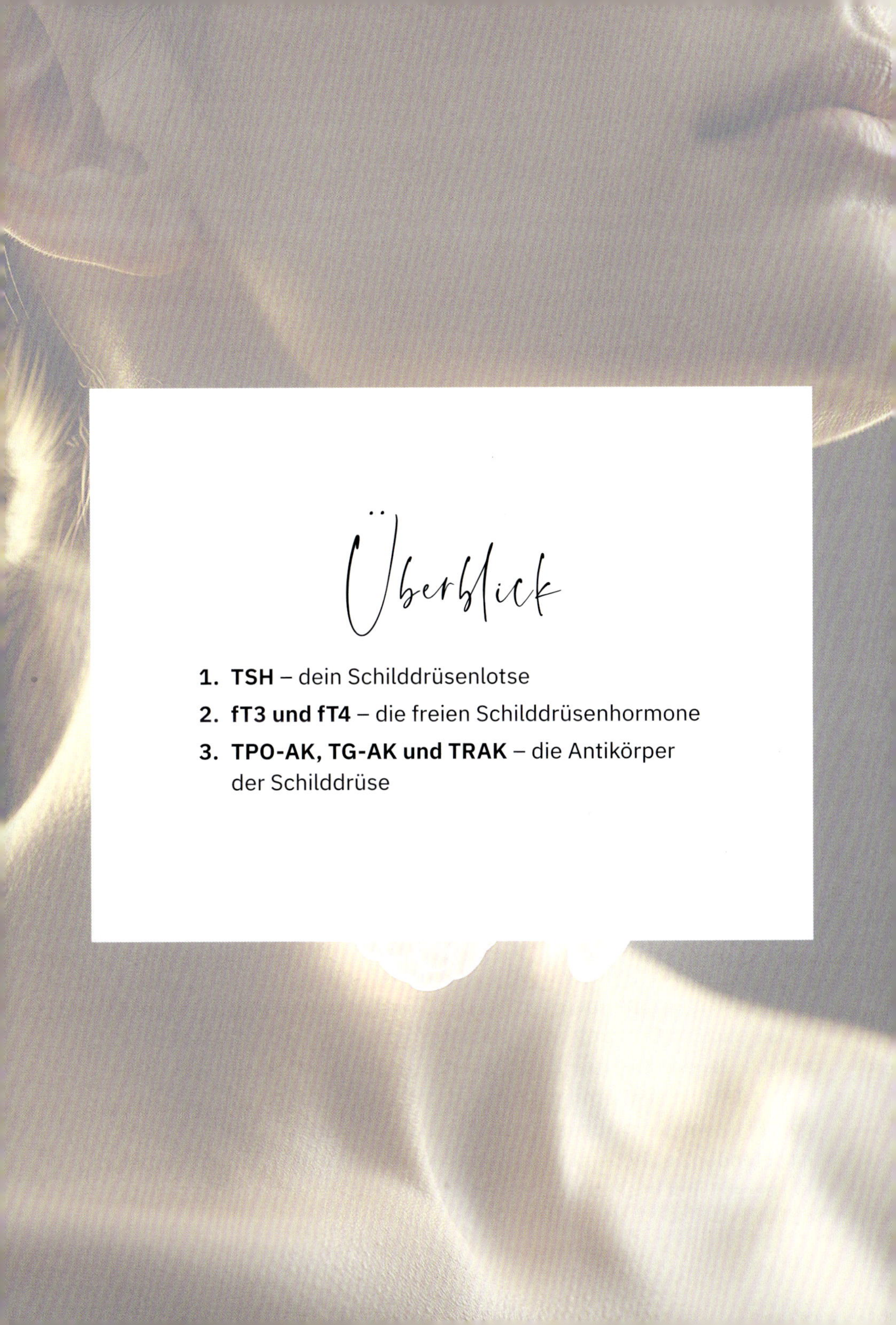

Überblick

1. **TSH** – dein Schilddrüsenlotse
2. **fT3 und fT4** – die freien Schilddrüsenhormone
3. **TPO-AK, TG-AK und TRAK** – die Antikörper der Schilddrüse

1) TSH – dein Schilddrüsenlotse

Der Schilddrüsenwert TSH steht für „Thyreoidea-stimulierendes Hormon" und wird in der Hirnanhangsdrüse (Hypophyse) im Gehirn gebildet. Es ist so etwas wie der Lotse deiner Schilddrüse, denn TSH gibt deiner Schilddrüse das Signal, ob mehr oder weniger Schilddrüsenhormone (T3 und T4) produziert werden sollen. Wenn im Blut zu wenig Schilddrüsenhormone unterwegs sind, steigt der TSH-Spiegel an und spornt die Schilddrüse so an, mehr zu arbeiten. Sind dagegen zu viele Schilddrüsenhormone vorhanden, geht der TSH-Wert nach unten – wie eine innere Bremse. Du kannst dir TSH deshalb als Mischung aus „Peitsche und Bremse" vorstellen oder als Dirigenten, der das Tempo des Orchesters koordiniert, ohne selbst den Ton zu spielen.

Für Neugierige

Vielleicht ist dir schon aufgefallen, dass bei der Schilddrüse ständig ein „Thyreo" in vielen Fachworten auftaucht. Das ist kein Zufall. „Thyreoid" oder „Thyreoidea" kommt aus dem Griechischen und bedeutet so viel wie „Tür" oder „Schild". So hat die Schilddrüse ihren Namen bekommen, weil sie wie ein kleines Schild vor der Luftröhre liegt.

In vielen Praxen ist der TSH-Wert der erste und manchmal auch der einzige Wert, der zur Beurteilung der Schilddrüse abgenommen wird. Das ist bequem, aber auch ein Grund dafür, warum so viele Menschen mit Schilddrüsensymptomen hören: „Der TSH ist normal, also ist die Schilddrüse auch in Ordnung" und das obwohl sich ihr Körper ganz anders anfühlt. Ja, der TSH ist wichtig, aber er erzählt nicht die ganze Wahrheit.

Der TSH ist sehr empfindlich und unterliegt natürlichen Schwankungen. Er ist vor allem abhängig von Alter, Gewicht und Geschlecht. Im Alter ist er tendenziell höher und steigt bei vielen Menschen mit zunehmendem Körpergewicht leicht an, da das Fettgewebe hormonell aktiv ist und über

Botenstoffe den Regelkreis zwischen Gehirn und Schilddrüse beeinflusst. Je mehr Fettmasse wir haben, desto stärker wird der Stoffwechsel von innen angeschoben und das kann sich in höheren TSH-Werten widerspiegeln, ohne dass gleich eine ausgeprägte Unterfunktion vorliegen muss. Umgekehrt kann sich der TSH nach einer deutlichen Gewichtsabnahme auch wieder nach unten bewegen. Auch das Geschlecht spielt eine Rolle, denn Frauen haben im Durchschnitt häufiger Schilddrüsenantikörper und generell eine empfindlichere Achse zwischen Gehirn und Schilddrüse. Vor allem zyklische Hormonschwankungen, Schwangerschaften und die Wirkung von Östrogenen auf das Immunsystem tragen dazu bei, dass der TSH bei Frauen tendenziell etwas anders verteilt ist als bei Männern. Für den Alltag bedeutet das, dass bei der Einordnung deiner Schilddrüsenwerte immer Alter, Gewicht, Geschlecht und individuelle Beschwerden mitbedacht werden sollten.

Des Weiteren unterliegt der TSH-Wert auch zyklischen Schwankungen. Typischerweise ist er am Morgen am höchsten und im Tagesverlauf sinkt er ab. Allein diese tageszeitlichen Schwankungen können etwa 20–30 % ausmachen. Akuter Schlafentzug kann den TSH-Spiegel zusätzlich hochziehen, genauso wie eine starke körperliche oder psychische Belastung. Im Winter liegen TSH-Werte tendenziell etwas höher als im Sommer, weil der Körper mehr Wärme regulieren muss. Auch der weibliche Zyklus lässt den TSH schwanken. All das sind feine Stellschrauben, die dir zeigen, warum es sinnvoll ist, Schilddrüsenwerte möglichst immer unter vergleichbaren Bedingungen abnehmen zu lassen.

Es gibt neben den natürlichen Tag-Nacht-Schwankungen auch Einflüsse, die deinen TSH-Wert in der Messung verfälschen können. Hoch dosiertes Biotin (Vitamin B7), wie es in manchen Haar- und Nagelpräparaten vorkommt, kann den TSH zum Beispiel fälschlich zu niedrig erscheinen lassen. Bestimmte Medikamente, etwa hohe Dosen Acetylsalicylsäure (ASS) oder Heparin zur Blutverdünnung, können den Wert ebenfalls künstlich absenken, genauso auch Glucocorticoide wie Cortison. Eine ausgeprägte Östrogendominanz (zu viele Östrogene im Körper) wirkt eher in die andere Richtung und kann den TSH-Wert nach oben verschieben.

Darum ist es immer sinnvoll, möglichst standardisiert Blut abzunehmen. Das bedeutet im besten Falle nüchtern, morgens und ohne die direkte Einnahme von Schilddrüsenmedikamenten vor der Blutabnahme. Es sei denn, dein Arzt hat bewusst etwas anderes mit dir vereinbart. So schaust du im Verlauf nicht auf Standbilder aus völlig verschiedenen Filmen, sondern auf unterschiedliche Szenen derselben Geschichte.

Gut zu wissen

- Nach einer Dosisänderung von Schilddrüsenmedikamenten dauert es circa 6–8 Wochen bis sich der TSH-Blutwert stabilisiert. Zu frühe Nachkontrollen führen daher oft zu mehr Verwirrung als zu mehr Klarheit.
- Ein normaler TSH kann bei manchen Menschen trotzdem mit typischen Unter-oder Überfunktionssymptomen einhergehen und daher ist der Blick auf die freien Schilddrüsenhormone fT3, fT4 und die Antikörper auch wichtig.
- Andersherum bedeutet ein leicht erhöhter oder erniedrigter TSH nicht automatisch, dass sofort behandelt werden muss, denn Verlauf, Symptome und Begleitwerte sind immer mit entscheidend.

Viele Menschen fühlen sich im Alltag stabiler, wenn der TSH unter 2,0 mIU/l liegt. Bei Kinderwunsch möchte man gerne TSH-Werte im Bereich von ungefähr 0,5–1,5 mIU/l sehen (immer in enger ärztlicher Begleitung). Wenn dein TSH im offiziellen Referenzbereich liegt, heißt das zunächst nur, dass aus Sicht des Labors alles in Ordnung ist und du in die breite statistische Normalverteilung passt. Ob dieser Bereich für dich persönlich optimal ist, entscheidet sich im Zusammenspiel aus deinen Symptomen, weiteren Schilddrüsenwerten und deiner Lebenssituation.

Parameter	Referenzbereich (statistisch)	Erfahrungsbereich (Blutgeflüster)
TSH	0,3–4,2 µIU/ml (stark laborabhängig)	0,5–2,0 µIU/ml 0,5–1,5 µIU/ml (bei Kinderwunsch)

Einheiten: mU/l oder µIU/ml (rechnerisch ist das identisch)

Warum die obere TSH-Grenze so umstritten ist

Vielleicht fragst du dich, warum ich hier mit einem Erfahrungsbereich bis 2,0 µIU/ml arbeite, während auf vielen Laborzetteln noch 4,0 µIU/ml oder sogar 4,5 µIU/ml als obere Grenze steht. Das ist kein Versehen, sondern ein seit Jahren laufender Streit. Vereinfacht gesagt stehen sich zwei Lager gegenüber. Auf der einen Seite Forscherinnen und Forscher, die zeigen konnten, dass in wirklich gesunden Menschen (ohne Schilddrüsenknoten, ohne Antikörper und mit unauffälligem Ultraschall) der TSH-Wert meistens deutlich enger verteilt ist, grob zwischen 0,4 und 2,5 µIU/ml. Oberhalb dieser Spanne steigt in vielen Studien die Wahrscheinlichkeit, dass im Hintergrund doch eine beginnende Unterfunktion oder ein Autoimmunprozess der Schilddrüse steckt. Deshalb fordern einige Expertengruppen, die obere Referenzgrenze zu senken. Die Diskussion um die optimale obere TSH-Grenze läuft also seit Jahren und das nicht nur in Praxen, sondern auch in Fachjournalen. Besonders deutlich hat das eine viel zitierte Arbeit von Wartofsky und Dickey gezeigt. Die beiden Endokrinologen haben streng ausselektierte, wirklich schilddrüsengesunde Menschen untersucht und kommen zu dem Ergebnis, dass bei über 95 % der TSH unter 2,5 liegt. Sie argumentieren deshalb, dass die bisher üblichen oberen Grenzen um 4–5 µIU/ml zu hoch angesetzt sind und plädieren für eine engere Spanne zwischen etwa 0,4 und 2,5 µIU/ml.

Auf der anderen Seite stehen große Fachgesellschaften, die deutlich vorsichtiger sind. Sie argumentieren, dass wenn man die obere Grenze pauschal absenkt, plötzlich Millionen Menschen per Labor „krank" wären. Die Datenlage zu langfristigen Vorteilen einer Therapie bei TSH-Werten zwischen 2,5 und 4,0 µIU/ml ist dünn und gleichzeitig verändern

Alter, Jodversorgung und Begleiterkrankungen die TSH-Verteilung in der Bevölkerung. Darum bleiben viele Leitlinien bislang bei einer breiten Spanne um 4 µIU/ml mit der Empfehlung, nicht nur die Zahl, sondern auch Alter, Antikörper, Ultraschallbefund und Symptome zu berücksichtigen. Viele Labore, gerade die stärker funktionell und modern arbeiten, ziehen in der Praxis aber bereits nach und haben für sich engere Referenzintervalle eingeführt.

Summa summarum arbeite ich in diesem Buch mit einem engeren Erfahrungsbereich von etwa 0,5 bis 2,0 µIU/ml für Erwachsene – immer im Zusammenhang mit fT3, fT4, Antikörpern und deinen individuellen Beschwerden.

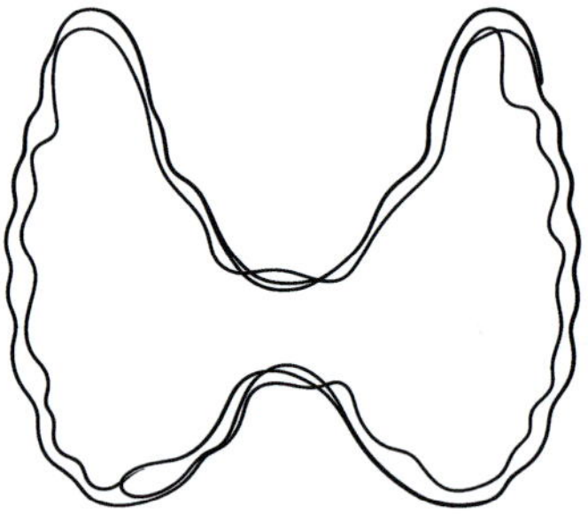

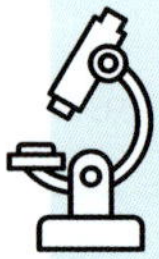

Für Neugierige

Warum dein TSH so individuell ist

- In den letzten Jahren mehren sich Studien, die zeigen, dass der TSH-Wert viel individueller ist, als man lange dachte. Jeder Mensch scheint eine Art persönlichen „Sollwert“ für TSH zu haben, wie einen inneren Setpoint. Dieser ist zum Großteil genetisch geprägt und wird zusätzlich durch Umwelt- und Lebensstilfaktoren beeinflusst. Besonders spannend ist eine große europäische Studie, in der man den genetischen Fingerabdruck des TSH genauer angeschaut hat. Dabei zeigte sich, dass manche Menschen von Natur aus „TSH-hoch“ sind

und andere eher „TSH-niedrig“, ohne dass sie deswegen automatisch krank sind.
- Der TSH ist ein sehr lebendiger Blutwert und schwankt im Tagesverlauf und auch im Jahreslauf. In großen Datensätzen sieht man, dass der TSH-Wert im Winter im Durchschnitt höher liegt als im Sommer.
- Blutabnahmezeiten im späteren Tagesverlauf verschieben den gemessenen TSH eher nach unten und Unterschiede von rund 0,5–1,0 µIU/ml zwischen morgendlicher und nachmittäglicher Messung sind oft keine Seltenheit.

2) fT3 und fT4 – die freien Schilddrüsenhormone

Wenn du dir deinen TSH-Wert als Dirigenten vorstellst, dann sind fT3 und fT4 die Musiker im Orchester, also die Hormone, die tatsächlich im Körper wirken. Eine gesunde Schilddrüse produziert pro Tag circa 90–100 µg T4 und 10–20 µg T3.

fT4 – dein Vorratshormon

T4 ist die Abkürzung für Thyroxin. Die „4“ steht dafür, dass dieses Molekül vier Jodatome trägt. Es wird hauptsächlich in der Schilddrüse gebildet und ist eher die ruhige Form, denn T4 selbst ist biologisch nur schwach aktiv. Der entscheidende Schritt passiert später, wenn aus T4 in Leber, Nieren und Muskeln das aktivere T3 entsteht. „fT4“ auf dem Laborzettel bedeutet „freies T4“. Im Blut ist nämlich der größte Teil der Schilddrüsenhormone an Transporteiweiße gebunden und in dieser Form nicht direkt wirksam. Nur ein kleiner ungebundener Anteil zirkuliert frei und kommt als wirksames Signal an den Zellen an.

Genau dieser freie Anteil wird im Labor als „fT4“ gemessen. Du kannst dir fT4 also als eine Art Vorrat oder Rohstoff vorstellen, aus dem dein Körper bei Bedarf das aktivere T3 herstellt. Wenn fT4 zu niedrig ist, fehlt dieser Rohstoff. Wenn fT4 normal oder hoch ist, du dich aber trotzdem wie auf Sparflammenmodus fühlst, lohnt sich der Blick auf fT3 und dessen Umwandlung.

fT3 – dein Aktivhormon

T3 steht für Trijodthyronin, es hat also drei Jodatome statt vier. Aus dieser kleinen Veränderung ergibt sich ein deutlich aktiveres Hormon, denn T3 bindet stärker an die Rezeptoren in den Zellen und hat damit mehr „Durchschlagskraft“ als T4. Auch hier gilt, dass das fT3 der freie, ungebundene Anteil im Blut ist. Das ist der Teil, der an den Zielzellen wirkt und deinen Stoffwechsel tatsächlich beeinflusst. Ein niedriges fT3 bei gleichzeitig normalem oder nur leicht erniedrigtem fT4 kann ein Hinweis darauf sein, dass die Umwandlung von T4 in T3 nicht optimal läuft. Gründe dafür können zum Beispiel Stress, Entzündungen, bestimmte Erkrankungen, Nährstoffmängel oder sehr strenge Diäten sein.

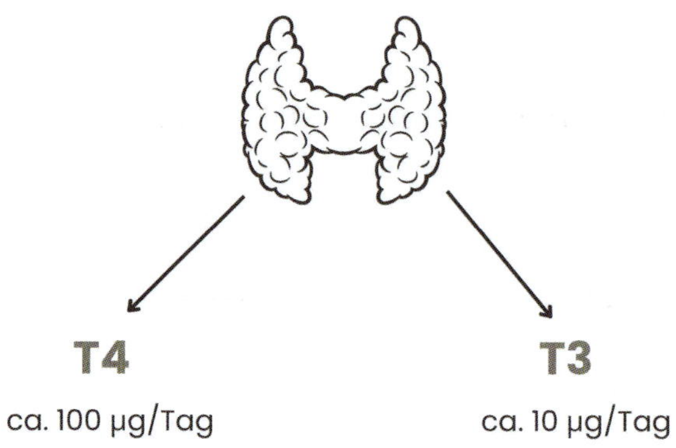

Für Neugierige

rT3 – die „Rückwärtsvariante“ von T3

- Reverse T3 (rT3) ist eine Variante des Schilddrüsenhormons T3, die an ähnliche Andockstellen passt wie das fT3, diese aber nicht richtig „anschaltet“, sondern eher in der Wirkung abbremst.

- Der Körper bildet mehr rT3 in Stress- und Mangelsituationen (z. B. schwere Erkrankungen, Infekte, Crash-Diäten), um den Stoffwechsel vorübergehend herunterzufahren, um so Energie zu sparen.
- Spannend kann der Wert sein, wenn TSH, fT3 und fT4 offiziell „normal" sind, du dich aber trotzdem wie im Dauerenergie-Sparmodus fühlst, denn dann kann ein erhöhtes rT3 ein Puzzleteil im Sinne eines ausgeprägten Stress-oder „Low-T3-Syndroms" sein.
- Für die meisten Menschen reicht es völlig aus, TSH, fT3, fT4 und die Antikörper im Blick zu behalten. rT3 gehört eher in die vertiefende Diagnostik und in ein spezialisiertes Arztgespräch.

Warum wir vor allem die freien Hormone anschauen

Im Blut schwimmt der Großteil von T3 und T4 an Transporteiweiße gebunden herum. In dieser Form sind die Hormone wie reserviert, aber nicht aktiv, denn nur der freie Anteil kann in Zellen hinein gehen und dort wirken. Deshalb wird in der Praxis empfohlen vor allem fT3 und fT4 zu bestimmen, denn sie geben dir und deinem Arzt ein besseres Bild davon, was an aktivem Signal tatsächlich verfügbar ist. Interessant ist dabei nicht nur jeder Wert für sich, sondern auch das Verhältnis der beiden freien Hormone zueinander. Diese sogenannte „fT3/fT4-Ratio" kann ein zusätzlicher Hinweis darauf sein, wie aktiv oder gebremst dein Schilddrüsenstoffwechsel gerade läuft.

Einheiten – warum auf deinem Laborzettel andere Zahlen stehen können

Die freien Schilddrüsenhormone können in verschiedenen Einheiten angegeben werden, zum Beispiel in pg/ml, ng/dl oder pmol/l. Das ist der Grund, warum du in Büchern, im Internet oder in Foren manchmal andere Zahlen findest als auf deinem Befund. Wichtig ist deshalb nicht die nackte Zahl, sondern immer die Kombination aus Wert, Einheit und dem Referenzbereich, den dein Labor dazu angibt. In diesem Buch findest du zu fT3 und fT4 neben dem offiziellen Referenzbereich wie immer zusätzlich einen funktionellen Erfahrungsbereich, der nicht so breit aufgestellt ist. In großen Auswertungen und in der praktischen Arbeit zeigt sich, dass extrem hohe fT4-Werte und sehr niedrige fT3-Werte (selbst noch innerhalb der Norm) häufiger mit Beschwerden oder ungünstigen Krankheitsverläufen verknüpft sein können. Deshalb orientieren wir uns hier an einem etwas „enger gezogenen" Wohlfühlbereich.

Parameter	**Referenzbereich** (statistisch)	**Erfahrungsbereich** (Blutgeflüster)
fT3	2,0–4,2 pg/ml 0,2–0,42 ng/dl 3,1–6,5 pmol/l	3,2–4,2 pg/ml (im oberen Drittel des Referenzbereiches) 4,9–6,5 pmol/l
fT4	0,9–1,7 ng/dl 0,09–0,17 ng/dl 12,0–23,0 pmol/l	1,2–1,6 ng/dl (im oberen Mittelfeld des Referenzbereiches) 16,0–20,5 pmol/l

Einheiten: pg/ml, ng/dl oder pmol/l

Für Neugierige

Die fT3/fT4-Ratio

- Diese Ratio (Verhältnis) zeigt, wie gut dein Körper das inaktive T4 in das aktive T3 umwandeln kann. Die meisten Labore rechnen dieses Verhältnis nicht automatisch aus, du kannst es aber selbst bestimmen, wenn du deinen Befund genauer anschauen möchtest.
- Die Ratio ist kein offizieller Leitlinienwert, aber sie hilft, Stoffwechselsituationen deiner Schilddrüse besser zu verstehen, in denen TSH, fT3 und fT4 auf den ersten Blick gut aussehen, dein Körpergefühl aber nicht dazu passt.

- Die fT3/fT4-Ratio ist also das Verhältnis von freiem T3 (fT3 in pg/ml) zu freiem T4 (fT4 in ng/dl). Du dividierst einfach deinen fT3-Wert durch deinen fT4-Wert. Heraus kommt eine Kennzahl, die dir zeigt, wie viel aktives T3 im Verhältnis zum Vorratshormon T4 im System ist.
- Beispielrechnung: fT3 = 3,4 pg/ml; fT4 = 1,3 ng/dl, daraus folgt: 3,4 ÷ 1,3 = etwa 2,6 – Deine Ratio wäre hier also 2,6.
- Ergebnis: Viele funktionsorientierte Auswertungen sehen Bereiche zwischen 2,2 und 2,9 als unauffällig mit einem optimalen Wohlfühlbereich um 2,4 bis 2,7.
- Was bedeutet eine niedrigere Ratio unter 2,2? Im Verhältnis zum Vorratshormon T4 kommt weniger aktives T3 an und das passt zu einer gebremsten Umwandlung – sogenannter „Low-T3-Modus"
- Was bedeutet eine deutlich höhere Ratio über 2,9? Es wird im Verhältnis zu viel T3 gebildet und das kann bei einer Schilddrüsenüberfunktion, Morbus Basedow (Autoimmunerkrankung der Schilddrüse), metabolischem Syndrom (Stoffwechselentgleisung mit Bluthochdruck und Diabetes), Insulinresistenz oder Fettleber-Konstellationen vorkommen.
- **Wichtig!** Die hier genannten Referenzbereiche für die Ratio gelten nur, wenn du fT3 in pg/ml und fT4 in ng/dl einsetzt

3) Antikörper der Schilddrüse (TPO, TG, TRAK)

Die Schilddrüsenantikörper sind Boten deines Immunsystems. Eigentlich soll das Immunsystem Fremdes erkennen und unschädlich machen, aber bei autoimmunen Schilddrüsenerkrankungen richtet es sich, zumindest phasenweise, gegen das eigene Gewebe. Genau hier kommen die sogenannten TPO- und TRAK-Antikörper ins Spiel. Wenn solche Antikörper im Blut nachweisbar sind, spricht das stark für einen autoimmunen Prozess an der Schilddrüse, am häufigsten für eine Hashimoto-Thyreoiditis oder einen Morbus Basedow. Wichtig ist, dass Antikörper immer nur eine Tendenz anzeigen und keine finale Diagnose darstellen. Sie sagen dir, dass dein Immunsystem sich mit der Schilddrüse beschäftigt und sie verraten dir auch, ob und wie stark deine Schilddrüsenfunktion im Moment gestört ist.

TRAK – Antikörper, die den Gashahn aufdrehen

TRAK steht für TSH-Rezeptor-Antikörper. Sie richten sich gegen die Andockstelle beziehungsweise den Rezeptor an der Schilddrüse, an den normalerweise das Steuerhormon TSH bindet. Im Normalfall dockt TSH an und die Schilddrüse produziert daraufhin mehr Hormone. Vor allem aber bei der Autoimmunerkrankung Morbus Basedow binden TRAK an diesen Rezeptor und imitieren TSH nach und das oft sogar stärker und unkontrollierter als das echte TSH. Die Schilddrüse wird dadurch dauerhaft zu Höchstleistungen angetrieben, was zu einer Schilddrüsenüberfunktion führen kann. Du kannst dir TRAK deshalb wie kleine, fehlgeleitete Schlüssel vorstellen, die den Gashahn deiner Schilddrüse aufdrehen, auch wenn das System eigentlich bremsen möchte. Sie sind relativ spezifisch für die Autoimmunerkrankung Morbus Basedow und werden in der Diagnostik und Verlaufskontrolle dieser Erkrankung gezielt eingesetzt.

TPO-Antikörper – stille Entzünder und langsame Zerstörer

TPO-AK sind die Antikörper gegen das Enzym Thyreoperoxidase (TPO), welches in der Schilddrüse sitzt und zentral an der Bildung der beiden Schilddrüsenhormone beteiligt ist. Ohne die Thyreoperoxidase können Schilddrüsenhormone nicht korrekt hergestellt werden. Wenn dein Immunsystem das Enzym TPO als Feind einstuft und Antikörper dagegen bildet, kann das gleich zwei Folgen haben. Zum einen stört es direkt die Funktion des Enzyms und damit die Hormonproduktion und zum anderen fördert es Entzündungsprozesse im Schilddrüsengewebe, die langfristig Zellen schädigen und zerstören können. TPO-Antikörper sind besonders typisch für die Hashimoto-Thyreoiditis, also eine autoimmune, meist schubweise verlaufende Entzündung der Schilddrüse. Viele Betroffene erleben über Jahre Phasen mit eher normaler oder nur leicht schwankender Funktion, bevor es zu einer echten Unterfunktion kommt. Antikörper können deshalb schon lange positiv sein, während TSH, fT3 und fT4 noch im Normbereich liegen.

Neben den TPO-Antikörpern gibt es noch Thyreoglobulin-Antikörper (TG-AK). Auch sie richten sich gegen Strukturen der Schilddrüse und sind bei vielen Menschen mit Hashimoto positiv. Besonders dann, wenn die TPO-Antikörper überraschend unauffällig sind. Im Alltag werden TPO- und TG-AK häufig zusammen bestimmt, um die Autoimmunneigung besser einschätzen zu können.

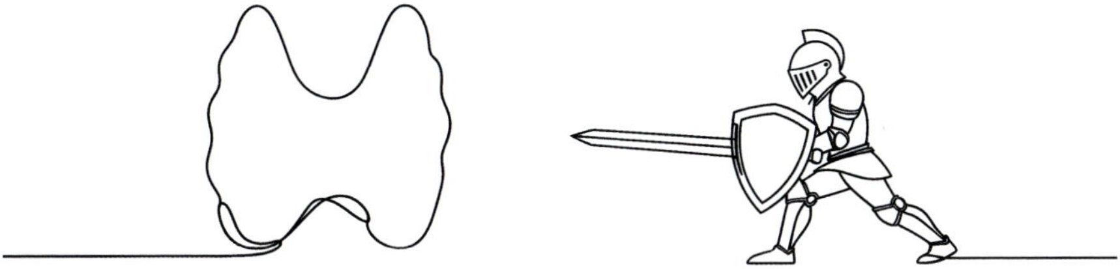

Gut zu wissen

- Antikörper sind eher ein „Ja/Nein"-Signal als ein exakter Schweregradmesser der aktuellen Hormonlage.
- Hohe Titer (= Anzahl der Antikörper) bedeuten nicht automatisch, dass es dir schlechter gehen muss als jemandem mit niedrigeren Titern.
- Es gibt Menschen mit nachweisbaren Antikörpern, normaler Schilddrüsenfunktion und kaum Beschwerden und andere, bei denen schon bei nur leicht erhöhten Antikörpern deutliche Symptome auftreten. Wichtig ist immer das Gesamtbild aus Labor, Ultraschall, Symptomen und Verlauf.
- Je höher die Antikörper sind, desto aktiver ist in der Regel der Autoimmunprozess und desto höher ist langfristig das Risiko, eine Fehlsteuerung zu entwickeln und strukturelle Veränderungen im Ultraschall zu sehen.

- Bei vielen Betroffenen mit hohen Antikörpern finden sich auch vermehrte Zeichen von oxidativem Stress (Zellstress).
- Sehr hohe TPO-Antikörper (zum Beispiel im Bereich von mehreren hundert Einheiten) sind zusammen mit einem typischen Ultraschallbefund und passenden Symptomen ein sehr starkes Indiz für eine Hashimoto-Thyreoiditis.
- Deutlich erhöhte TRAK sind in Verbindung mit einer Überfunktion und typischem Befund praktisch beweisend für einen Morbus Basedow, wobei natürlich die formale Diagnose immer in ärztliche Hände gehört.
- In Schwangerschaft- und Kinderwunsch-Situationen werden TPO- und TRAK-Antikörper besonders ernst genommen, weil sie Einfluss auf die Schilddrüsenfunktion von Mutter und Kind haben können.
- TPO-, TG- und TRAK-Antikörper helfen dir zu verstehen, ob deine Schilddrüse funktionell aus dem Takt ist oder ob zusätzlich ein autoimmuner Prozess im Raum steht. Sie ergänzen TSH, fT3 und fT4 um wichtige Informationen.

Antikörper sind keine fertige Diagnose, aber sie geben eine Richtung vor. Immer zusätzlich wichtig ist Ultraschall, Verlauf, Symptome und die Schilddrüsenwerte TSH, fT3 und fT4, da Antikörper immer nur ein Teil des Puzzles sind.

Typische Antikörper-Konstellationen zur Orientierung

1) TPO deutlich positiv, TG eher unauffällig, TRAK negativ

Diese Konstellation ist sehr typisch für eine Hashimoto-Thyreoditis/autoimmune Schilddrüsenentzündung. Dein Immunsystem arbeitet gegen die Schilddrüse, die Organfunktion kann aber noch normal sein oder sich erst langsam Richtung Unterfunktion verändern.

2) TPO deutlich positiv, TG ebenfalls positiv, TRAK negativ

Ebenfalls Hashimoto-verdächtig, oft mit „kräftigerem“ Autoimmunprozess, denn gleich zwei Antikörpertypen richten sich gegen die Schilddrüse und das erhöht langfristig das Risiko, in eine Unterfunktion zu rutschen.

3) TPO negativ, TG positiv, TRAK negativ

Das kann trotzdem zu einer autoimmunen Schilddrüsenentzündung passen. Es gibt Menschen, bei denen nur TG-Antikörper auffällig sind. Hier helfen Ultraschall der Schilddrüse und Verlauf für die bessere, weitere Einordnung.

4) TRAK deutlich positiv, TPO/TG unauffällig oder nur leicht erhöht

Das klassische Bild für Morbus Basedow – vor allem, wenn TSH unterdrückt ist und fT3 sowie fT4 erhöht sind. Die Schilddrüse wird durch die Antikörper auf Dauer überstimuliert.

5) TRAK deutlich positiv, dazu auch TPO und/oder TG positiv

Mögliche Überlappung mit Morbus Basedow und einer autoimmunen Schilddrüsenentzündung. Solche Verläufe können im Zeitablauf zwischen Über-und Unterfunktion wechseln und gehören engmaschig in endokrinologische Betreuung.

6) Alle Antikörper negativ, aber Unterfunktion der Schilddrüse

Eher Hinweis auf nicht-autoimmune Ursachen oder auf eine „seronegative“ Autoimmunthyreoiditis, bei der (noch) keine Antikörper messbar sind. Auch dann ist der Ultraschall besonders wichtig.

Parameter	Referenzbereich (statistisch)	Erfahrungsbereich (Blutgeflüster)
TPO-AK	<34 IU/ml	<10 IU/ml am besten nicht nachweisbar
TG-AK	<110 IU/ml	negativ (nicht nachweisbar)
TRAK	<9 % <1,5 mIU/l	negativ (nicht nachweisbar)

Einheiten: TPO-AK; TG-AK: U/ml bzw. IU/ml; TRAK: Prozent (%) oder mIU/l bzw. mU/l

Mythos oder Realität?

Mythos: Die Schilddrüse braucht nur Jod und Selen.

Realität: Lange Zeit galt die Meinung, dass jeder der etwas für seine Schilddrüse tun will, vor allem Jod braucht. Inzwischen hat sich auch Selen als zweiter „Star" dazugesellt. Beides stimmt ein Stück weit, denn ohne Jod können keine Schilddrüsenhormone gebaut werden und ohne Selen laufen wichtige Enzyme für Entgiftung und Hormonumwandlung nicht rund. Aber damit ist die Geschichte noch nicht zu Ende.

Die Umwandlung von T4 in T3, die Feineinstellung des TSH und der Schutz des Schilddrüsengewebes vor Entzündung und oxidativem Stress hängen von einem ganzen Netzwerk an Nährstoffen ab. Dazu gehören neben Jod und Selen unter anderem Eisen, Zink, Vitamin A, Vitamin D, Magnesium, bestimmte Aminosäuren und entzündungsmodulierende Fette. Deine Schilddrüse ist kein Ein-Komponenten-System, sondern eher ein sensibles Orchester, das mehrere Instrumente braucht, um im Alltag gut zu spielen.

Für Neugierige

Nährstoffe für eine gesunde Schilddrüse im Detail

1) Jod

Jod ist essentiell für die Bildung der Schilddrüsenhormone, denn ohne Jod kann dein Körper keine ausreichenden Mengen an T4 und T3 herstellen. Gleichzeitig reagieren empfindliche Menschen mit Hashimoto auf zu viel Jod oft gereizt. Deshalb ist hier eine gute Balance wichtig mit einer ausreichenden Versorgung, aber keine hemmungslos hochdosierten Experimente in Eigenregie.

2) Selen

Selen ist Bestandteil der Deiodinasen, das sind Enzyme, die T4 in das aktivere T3 umwandeln. Es spielt eine entscheidene Rolle im Schutz der Schilddrüse vor oxidativem Stress. Bei Selenmangel werden weniger Schilddrüsenhormone gebildet und es können mehr entzündliche Prozesse ablaufen. Gleichzeitig ist die Grenze zur Überdosierung schmal, deshalb ist eine gezielte sowie kontrollierte Zufuhr sinnvoller als eine ziellose Hochdosis-Therapie. Weitere Informationen über Selen findest du im Kapitel der Mineralstoffe.

3) Eisen

Eisen ist an mehreren Stellen des Schilddrüsenstoffwechsels beteiligt und wichtig für die Aktivität der Thyreoperoxidase (TPO). Niedrige Eisenspeicher können dazu beitragen, dass weniger Schilddrüsenhormone produziert und umgewandelt werden. Gerade bei Frauen mit starken Regelblutungen lohnt sich hier ein tieferer Blick in den Eisenhaushalt.

4) Zink

Zink wirkt antientzündlich und ist wichtig für unser Immunsystem und gerade bei autoimmunen Schilddrüsenerkrankungen wie Hashimoto spielt es eine zentrale Rolle. Es unterstützt außerdem die Hormonbildung und Wundheilung. Ein leichter Zinkmangel ist relativ häufig, vor allem bei chronischem Stress sowie hohem Zucker- und Alkoholkonsum. Weitere Informationen über Zink findest du im Kapitel der Mineralstoffe.

5) Vitamin A

Vitamin A wird für die Ausschüttung von TSH aus der Hirnanhangsdrüse benötigt und ist wichtig für Schleimhäute, Immunsystem und Zellreifung. Hinweise auf einen Mangel können trockene Haut, schlechte Dunkelanpassung der Augen bei Nacht und Infektanfälligkeit sein. Gerade bei sehr fettarmer Ernährung oder Problemen mit der Fettverdauung lohnt ein Blick auf die Versorgung.

6) Vitamin D

Vitamin D beeinflusst die Ausschüttung von T4 und moduliert das Immunsystem. Niedrige Vitamin-D-Spiegel sind bei Autoimmunerkrankungen sehr häufig zu finden und können die Entzündungsneigung verstärken. Ein sinnvoll eingestellter Vitamin-D-Spiegel ist deshalb für viele Hashimoto-Patienten ein Baustein im Gesamtpaket, ersetzt aber keine Schilddrüsenmedikation. Weitere Informationen über Vitamin D findest du im Kapitel der Vitamine.

7) Magnesium

Magnesium unterstützt die Ausschüttung der Schilddrüsenhormone und die Umwandlung von T4 in das aktive T3. Es ist an zahllosen enzymatischen Reaktionen beteiligt, unter anderem im Energiestoffwechsel und im Nervensystem. Stress, viel Koffein, bestimmte Medikamente und ein hoher Zuckerkonsum verbrauchen hohe Mengen an Magnesium. Ein Mehrbedarf an Magnesium ist bei unserem heutigen Lebensstil also eher die Regel als die Ausnahme. Weitere Informationen zu Magnesium findest du im Kapitel der Mineralstoffe.

8) Omega-3-Fettsäuren
EPA und DHA sind die wichtigsten Vertreter und wirken antientzündlich. Sie sind bei Autoimmunerkrankungen der Schilddrüse besonders interessant und können dabei helfen, überschießende Entzündungsreaktionen zu dämpfen und die Zellmembranen flexibel zu halten. Eine gute Versorgung entsteht vor allem über fettreichen Seefisch oder hochwertige Omega-3-Präparate.

Auf einen Blick – Schilddrüsenwerte

- TSH ist dein Taktgeber, aber kein Alleinherrscher. Er reagiert träge, schwankt mit Tageszeit, Alter, Gewicht und Geschlecht und erzählt nur zusammen mit fT3 und fT4 die ganze Geschichte.
- fT3 und fT4 sind die eigentlichen Schilddrüsenhormone: fT4 ist der Vorrat und fT3 die aktive Energieform.
- Viele Menschen fühlen sich wohler, wenn fT3 nicht am unteren Rand klebt und fT4 eher im mittleren Bereich des Referenzbereichs liegt.
- Die fT3/fT4-Ratio zeigt dir, wie gut dein Körper T4 in das aktive T3 umwandelt.
- Antikörper der Schilddrüse zeigen, ob dein Immunsystem deine Schilddrüse im Visier hat und können ein Hinweis auf Hashimoto oder Morbus Basedow sein.
- Deine Schilddrüse arbeitet nicht im luftleeren Raum. Jod, Selen, Eisen, Zink, Vitamin A, Vitamin D, Magnesium und Omega-3-Fettsäuren unterstützen Hormonbildung, Umwandlung und Gewebeschutz. Bevor du einzeln hochdosierst, lohnt sich ein gezielter Blick auf Werte, Ernährung und Lebensstil.
- Blutwerte der Schilddrüse sind nur die halbe Wahrheit, denn Ultraschall und eine ausführliche Anamnese gehören für ein vollständiges Bild immer dazu.

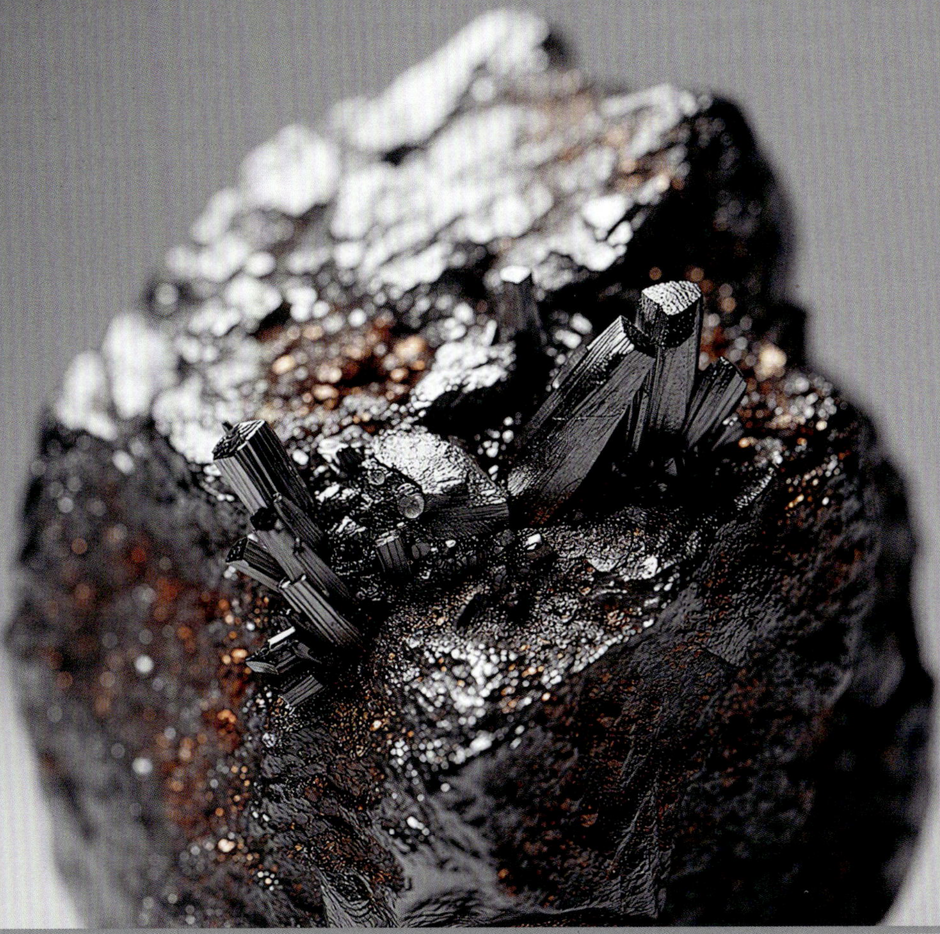

EISENWERTE

Einleitung

DIE EISENWERTE

Eisen ist eines dieser Elemente, das du im Alltag kaum wahrnimmst, bis es fehlt. Seine bekannteste Aufgabe ist der Sauerstofftransport im Blut, denn ohne ausreichend Eisen können deine Organe und Muskeln nicht gut mit Sauerstoff versorgt werden. Gleichzeitig ist Eisen ein wichtiger Mitspieler bei der Bildung von Botenstoffen und Hormonen wie Serotonin, Dopamin, Melatonin und Cortisol. Zudem ist Eisen zentral für die Energieproduktion in deinen Mitochondrien, den „Kraftwerken" deiner Zellen, verantwortlich. Rund zwei Drittel deines gesamten Körpereisens stecken im Hämoglobin, dem roten Blutfarbstoff in deinen roten Blutkörperchen. Der Rest verteilt sich auf das Speichereisen Ferritin, Hämosiderin, Myoglobin in der Muskulatur und verschiedene Enzyme. Deshalb betrifft ein Eisenmangel nicht nur dein Blutbild, sondern deinen gesamten Stoffwechsel.

Die offiziellen Referenzbereiche, vor allem bei Ferritin (Speichereisen), sind aus ganzheitlicher Sicht oft zu großzügig ausgelegt. Viele Menschen laufen daher offiziell „im Normbereich", fühlen sich aber alles andere als stabil. Damit dein Körper seinen Eisenbedarf decken kann, brauchst du täglich eine gewisse Menge über die Ernährung: Männer etwa 10 mg, menstruierende Frauen im Schnitt 15 mg und in Schwangerschaft und Stillzeit oft noch mehr. Durch die Menstruation verliert jede Frau eine bestimmte Blutmenge und damit auch eine beachtliche Menge an Eisen. Wenn dann zu wenig nachkommt, können Eisenreserven langsam, aber stetig leer laufen. Kein dramatischer Absturz, sondern eher ein schleichendes Abrutschen, das über Monate oder Jahre in Müdigkeit, Haarausfall, Infektanfälligkeit oder Antriebslosigkeit münden kann.

Für Neugierige

Eisen in Zahlen

- Im Körper eines Erwachsenen befinden sich im Durchschnitt 50–60 mg Eisen pro Kilogramm Körpergewicht.
- Täglich gehen über Haut, Schweiß, Stuhl und Urin 1–2 mg Eisen verloren.
- Aus einer normalen Mischkost werden im Schnitt nur rund 10–15 % des aufgenommenen Eisens tatsächlich im Darm aufgenommen.
- Weltweit leidet über ein Drittel aller Frauen zwischen 15 und 49 Jahren an einer Blutarmut (Anämie) und in vielen Fällen spielt hier Eisenmangel eine zentrale Rolle.
- Mit jeder Monatsblutung gehen im Schnitt 50–70 ml Blut verloren und damit geschätzt bis zu 25–30 mg Eisen – und das alle 4 Wochen.
- Eisen ist das Zentralatom im Hämoglobin und direkt verantwortlich dafür, dass Sauerstoff überhaupt gebunden und transportiert werden kann.
- In den Mitochondrien ist Eisen an mehreren Schritten der Atmungskette beteiligt und damit unverzichtbar für die Energieproduktion (ATP).

Wie sich ein Eisenmangel bemerkbar machen kann

Ein Eisenmangel kündigt sich selten mit einem einzigen klaren Zeichen an. Viel häufiger ist es eine Kombination aus eher subtilen Symptomen, die sich langsam einschleichen. Typisch sind aber vor allem Müdigkeit, Schwächegefühl, fehlender Antrieb, Konzentrationsstörungen, Stimmungsschwankungen, innere Unruhe und depressive Verstimmungen. Manche Menschen bemerken eine zunehmende Kälteempfindlichkeit, blasse oder trockene Haut, brüchige Nägel, Haarausfall, rissige Mundwinkel oder eine erhöhte Infektanfälligkeit. Das Gemeine dabei ist, dass viele dieser Beschwerden unspezifisch sind und auch andere Ursachen haben können. Das reicht von Stress über Schlafmangel bis hin zu Schilddrüsenproblemen. Genau deshalb ist die Kombination aus Laborwerten und Beschwerden hier ganz besonders wichtig. Auffällige oder grenzwertige Eisenwerte gehören immer in eine gründliche ärztliche Abklärung, statt sie nur mit Nahrungsergänzungsmitteln selbst zu behandeln.

Gut zu wissen

Was deine Eisenaufnahme bremst!

- Getränke wie schwarzer und grüner Tee, Kaffee oder Kakao können die Aufnahme von Eisen aus der Nahrung bremsen, vor allem wenn du sie direkt zu einer eisenreichen Mahlzeit trinkst.
- Ein Mangel an Magensäure kann dazu führen, dass Eisen schlechter gelöst und aufgenommen wird.
- Sehr viele Milchprodukte oder calciumreiche Lebensmittel direkt zusammen mit eisenreichen Mahlzeiten können auch die Eisenaufnahme verringern.
- Bestimmte Inhaltsstoffe aus Getreide und Hülsenfrüchten können Eisen im Darm binden. Traditionelle Zubereitungsarten wie vorheriges Einweichen, Keimen oder Fermentieren machen es bekömmlicher.
- Chronische Entzündungen im Körper, starkes Übergewicht oder Autoimmunerkrankungen, können dazu führen, dass der Körper Eisen eher wegschließt und weniger in den Kreislauf abgibt.

All diese Faktoren erklären, warum manche Menschen trotz scheinbar ausreichender Zufuhr in der Ernährung immer wieder mit ihren Eisenwerten zu kämpfen haben und warum es sich lohnt, nicht nur auf den Laborzettel, sondern auch auf den Speise- und Getränkeplan zu schauen.

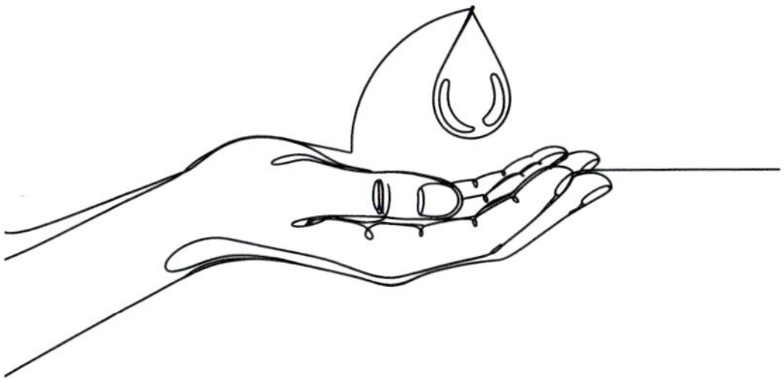

Gut zu wissen

Wie du deine Eisenaufnahme unterstützen kannst!

- Wenn du kannst, genieß deinen Kaffee oder Tee lieber zwischen den Mahlzeiten und nicht direkt zu einem eisenreichen Essen.
- Kombiniere eisenreiche Lebensmittel gern mit frischem Gemüse oder Obst. Eine bunte, abwechslungsreiche Mahlzeit wird in der Regel besser verwertet als ein sehr einseitiger Teller.
- Achte auf deine Magen- und Darmgesundheit, denn ein gut arbeitender Verdauungstrakt ist eine wichtige Voraussetzung dafür, dass dein Körper Eisen überhaupt aufnehmen kann.
- Lass deine Eisenwerte regelmäßig kontrollieren, wenn du zu starken Regelblutungen neigst, bereits einen diagnostizierten Eisenmangel hattest oder dich trotz unauffälliger Blutbefunde immer wieder erschöpft fühlst.

In den folgenden Abschnitten gehen wir nun die wichtigsten Eisenwerte in deinem Blut durch – von Ferritin über Eisen bis hin zum Transferrin und der Transferrinsättigung. So kannst du Schritt für Schritt verstehen, was die einzelnen Eisenwerte für deinen Körper bedeuten und welche Muster sich im Zusammenspiel der Werte ergeben.

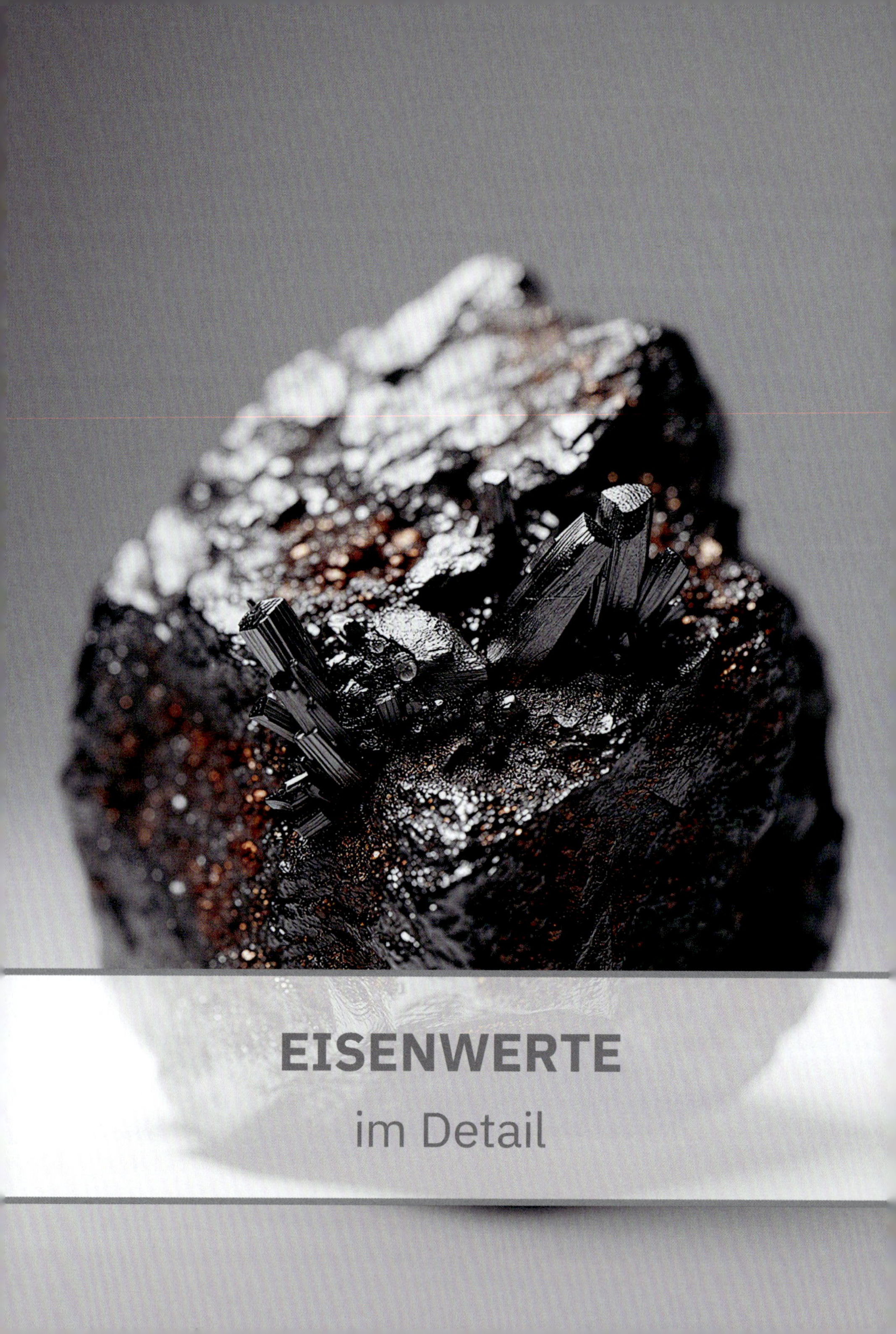

EISENWERTE

im Detail

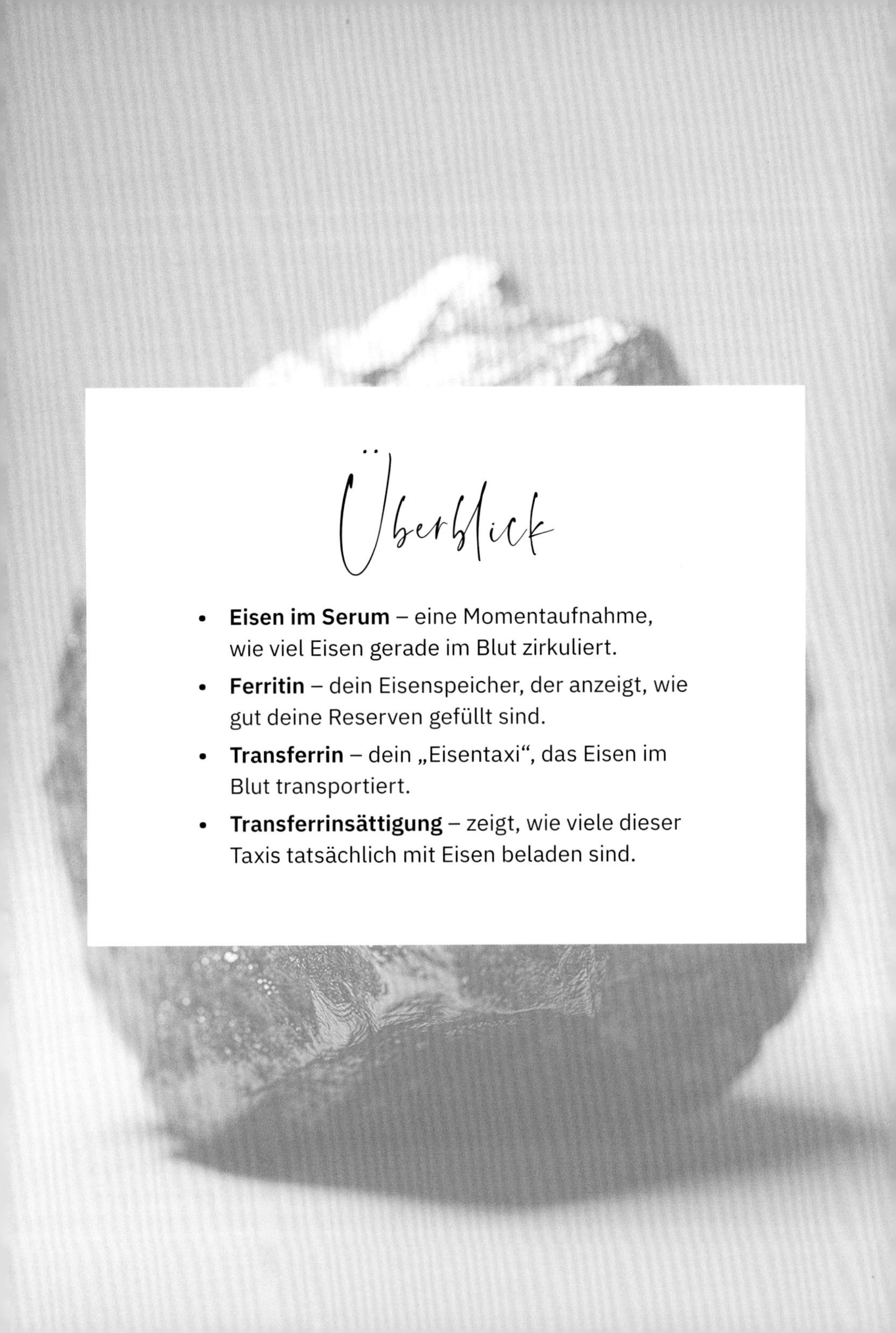

Überblick

- **Eisen im Serum** – eine Momentaufnahme, wie viel Eisen gerade im Blut zirkuliert.
- **Ferritin** – dein Eisenspeicher, der anzeigt, wie gut deine Reserven gefüllt sind.
- **Transferrin** – dein „Eisentaxi“, das Eisen im Blut transportiert.
- **Transferrinsättigung** – zeigt, wie viele dieser Taxis tatsächlich mit Eisen beladen sind.

1) Eisen im Serum – eine Momentaufnahme

Eisen im Serum misst, wie viel Eisen in diesem Augenblick im Blutserum unterwegs ist. Genauer gesagt erfasst es das Eisen, das gerade an das Transportprotein Transferrin gebunden ist, welches Eisen zu den Zellen bringt. Auf dem Laborzettel sieht dieser Wert oft beeindruckend präzise aus und wirkt damit leider viel aussagekräftiger, als er in der Realität ist. Das Problem ist, dass das gemessene Eisen im Serum eine absolute Momentaufnahme ist, die extrem schwanken kann. Der Wert reagiert empfindlich auf das, was du kurz vorher gegessen oder getrunken hast, auf den Zeitpunkt der Blutabnahme und auf deinen allgemeinen Gesundheitszustand. Morgens nüchtern kann das Ergebnis ganz anders aussehen als nach einer eisenreichen Mahlzeit oder bei einem Infekt. Ein einmalig normales Serum-Eisen bedeutet deshalb nicht automatisch, dass deine Eisenspeicher gut gefüllt sind.

In der Praxis wird bei Verdacht auf Eisenmangel trotzdem häufig zuerst das Eisen im Serum bestimmt. Viele Menschen bekommen dann den Satz zu hören, dass ihr Eisenwert vollkommen im Normbereich liegt. Aus funktioneller Sicht ist das leider zu kurz gedacht. Ein normaler Serumwert kann nämlich noch lange mit leeren Ferritin-Speichern zusammenfallen. Umgekehrt kann das Eisen im Serum bei Entzündungen, Infekten oder bestimmten Erkrankungen künstlich niedrig sein, obwohl die Reserven im Hintergrund gar nicht so stark aufgebraucht sind. Genau deshalb ist dieser Wert isoliert betrachtet kaum geeignet, um deinen Eisenstatus zuverlässig einzuschätzen. Für dieses Buch heißt das, dass wir das Eisen im Serum mitnehmen, damit du verstehst, was da gemessen wird und warum es so oft überschätzt wird. Die wirklich spannenden Hinweise auf deinen Eisenhaushalt bekommst du aber nur über Ferritin, Transferrin und Transferrinsättigung.

Warum wird Eisen im Serum trotzdem so oft gemessen?

In vielen Praxen gehört das Eisen im Serum einfach traditionell zum Standardprogramm. Es ist ein relativ günstiger Laborparameter, der von den gesetzlichen Kassen unkompliziert übernommen wird und seit Jahrzehnten auf den gängigen Anforderungsscheinen steht. Außerdem ist er schnell verfügbar und wirkt für Außenstehende leicht zu interpretieren. Diese Kombination aus Gewohnheit, Kosten und scheinbarer Einfachheit trägt dazu bei, dass der Wert nach wie vor häufig gemessen wird, obwohl man heute ganz genau weiß, dass er den Eisenstatus allein nicht sinnvoll abbilden kann.

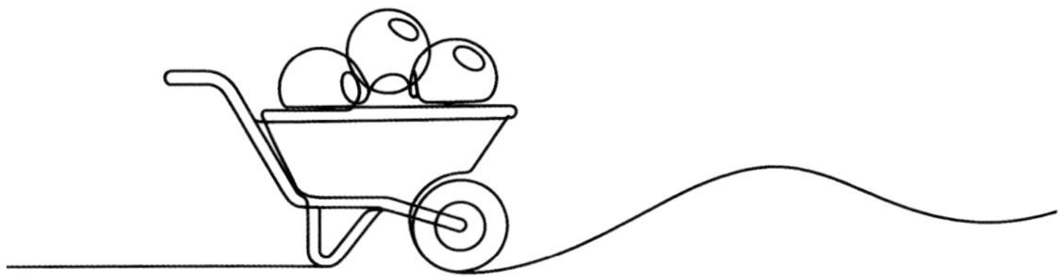

Mythos oder Realität

Mythos: Wenn Eisen im Serum normal ist, kann man keinen Eisenmangel haben.

Realität: Das klingt erst einmal logisch, aber in der Realität funktioniert der Körper komplexer. Dein Organismus versucht sehr lange, das Eisen im Blut stabil zu halten, selbst wenn die Reserven im Hintergrund schon schrumpfen. Das heißt, dass deine Eisenspeicher bereits ziemlich leer sein können, während das Eisen im Serum noch völlig unauffällig aussieht. Erst in späteren Stadien eines Eisenmangels kippt auch dieser Wert. Umgekehrt kann das Serum-Eisen bei Entzündungen oder Infekten absinken, obwohl deine Speicher gar nicht geleert sind. Entscheidend ist immer das Zusammenspiel aus deinen Eisenwerten und deinen Beschwerden und nicht ein isolierter Laborwert.

2) Ferritin – das Speichereisen

Ferritin ist einer der wichtigsten Laborwerte, wenn es um deinen Eisenstatus geht. Vereinfacht gesagt zeigt er, wie gut deine Eisenspeicher gefüllt sind. Während das Eisen im Serum nur die aktuelle Momentaufnahme abbildet, verrät dir Ferritin, ob dein Körper im Hintergrund noch Reserven hat oder schon auf dem Trockenen sitzt. Wichtig ist dabei ein Punkt, der in der Praxis oft übersehen wird: Ferritin ist ein Akut-Phase-Protein. Das bedeutet, dass es bei Entzündungen im Körper ansteigt und das unabhängig davon, wie voll deine Eisenspeicher wirklich sind. Deshalb sollte Ferritin immer zusammen mit dem Entzündungsmarker CRP beurteilt werden. Ist das CRP erhöht, kann Ferritin künstlich nach oben gezogen werden und wirkt dann irreführend normal, obwohl die Speicher in Wahrheit gar nicht so voll sind. Daher gehört bei meiner Arbeit als ganzheitliche Ärztin eine zusätzliche CRP-Messung im Blut zu jeder Eisendiagnostik dazu.

Der offizielle untere Referenzbereich für Ferritin liegt bei Frauen oft bei 15–20 ng/ml. Dieser Wert ist in Fachkreisen seit Jahren umstritten, weil viele Menschen in diesem Bereich längst ausgeprägte Symptome eines Eisenmangels entwickeln. In manchen Leitlinien wird ein Grenzwert von 30 ng/ml genannt, aus funktioneller Sicht ist aber auch dieser häufig zu niedrig gesetzt. Beobachtungen aus Studien und aus der Praxis zeigen, dass bei Ferritinwerten unter 50 ng/ml bereits typische Eisenmangelsymptome auftreten können wie beispielsweise Antriebslosigkeit, depressive Verstimmungen, Kopfschmerzen oder Haarausfall. Viele Betroffene berichten, dass es ihnen erst bei Ferritinwerten deutlich über 70 ng/ml besser geht. Deswegen fordern einige Experten, den unteren Grenzwert für Ferritin höher anzusetzen. Besonders spannend ist der Blick auf Haarausfall und Schilddrüse, denn bei Ferritinkonzentrationen unter 70 ng/ml wird bei Frauen deutlich häufiger über vermehrten Haarverlust berichtet. Sehr niedrige Ferritinwerte unter 15 ng/ml werden zudem oft bei Menschen mit erhöhtem TSH (Hinweisrichtung Schilddrüsenunterfunktion) und Autoimmunerkrankungen der Schilddrüse gefunden. Es geht hier wie immer nicht um Schwarz-Weiß-Diagnosen, sondern um Muster, die du kennen solltest.

Parameter	**Referenzbereich** (statistisch)	**Erfahrungsbereich** (Blutgeflüster)
Ferritin (bei CRP <0,5 mg/l)	Männer: 30–400 ng/ml Frauen: 15–200 ng/ml	Männer: 100–250 ng/ml Frauen: 80–150 ng/ml

Einheiten: ng/ml, µg/l

Wichtig ist, dass du die Zahlen im Referenz- und Erfahrungsbereich nicht als starre Gesetzestafeln verstehst, sondern als Orientierung. Die offiziellen unteren Grenzwerte stammen aus einer Zeit, in der vor allem schwere Blutarmut im Vordergrund stand. Heute weiß man, dass viele Menschen mit Ferritinwerten zwischen 15 und 30 ng/ml zwar noch kein klassisches Bild einer Anämie zeigen, aber trotzdem typische Eisenmangelsymptome entwickeln können.

In neueren Arbeiten werden daher häufig höhere Schwellen vorgeschlagen. Einige Fachgruppen sehen Ferritin dauerhaft unter 30 ng/ml als klaren Hinweis auf leere Speicher, andere rücken den Bereich unter 50 ng/ml insbesondere bei Frauen mit Beschwerden in den Fokus. Studien mit nicht-anämischen, menstruierenden Frauen zeigen, dass sich Fatigue (chronische Müdigkeit) meist bei denen bessert, deren Ferritin bei 50 ng/ml oder höher lag und die dann gezielt Eisen bekommen haben. Auf der anderen Seite ist es auch wichtig zu wissen, dass ein besonders hohes Ferritin nicht automatisch besser ist. Da Ferritin auch ein Entzündungsmarker ist, sehen wir höhere Werte häufiger bei Übergewicht, Fettleber, chronischen Entzündungen oder Stoffwechselproblemen. Ab Bereichen deutlich über 150 ng/ml bei Frauen und über 200 ng/ml bei Männern sollte man immer genauer hinschauen, ob dahinter nicht eine chronische Entzündung oder eine tatsächliche Eisenüberladung steckt, statt sich über volle Eisenspeicher zu freuen.

Für Neugierige

Eisenmangel, Stimmung und Stoffwechsel

- Je ausgeprägter ein Eisenmangel ist, desto häufiger zeigen sich auch psychische Symptome wie depressive Verstimmungen, Antriebslosigkeit und Angstzustände. Das ist kein „eingebildetes Problem", sondern hängt damit zusammen, dass Eisen an der Bildung wichtiger Botenstoffe im Gehirn beteiligt ist (z. B. Serotonin und Dopamin).
- In Studien konnte gezeigt werden, dass eine gezielte Eisengabe bei Menschen mit niedrigen Ferritinwerten zu einer Verbesserung der geistigen Leistungsfähigkeit, Konzentration und Aufmerksamkeit führen kann.
- Bei Menschen mit Übergewicht bessern sich Ferritin und Eisenstatus häufig, wenn das Gewicht langsam und dauerhaft reduziert wird, denn viel Körperfett fördert Entzündungsprozesse, die die Eisenaufnahme und Eisenverteilung stören können.

3) Transferrin und Transferrinsättigung – dein Taxidienst

Stell dir deinen Eisenstoffwechsel wie ein kleines Taxiunternehmen vor. Das Eisen ist der Fahrgast, der von A nach B muss und Transferrin ist das Taxi, das ihn durch deinen Blutkreislauf fährt. Ohne diese Taxis käme das Eisen gar nicht erst dort an, wo es gebraucht wird – vor allem an Orten wie Knochenmark, Muskeln, Gehirn und Schilddrüse.

Transferrin ist ein Transporteiweiß, das in der Leber gebildet wird. Es zirkuliert im Blut und kann Eisen an sich binden. Der Transferrinwert im Labor zeigt vereinfacht, wie viele Eisentaxis gerade zur Verfügung stehen. Wenn deine Eisenspeicher leerer werden, versucht dein Körper gegenzusteuern, indem er mehr Transferrin herstellt. Es werden also mehr Taxis auf die Straße geschickt, damit sie das wenige Eisen, was noch da ist, möglichst effizient einsammeln können. Ein erhöhtes Transferrin kann deshalb ein Hinweis darauf sein, dass dein Körper vermehrt nach Eisen sucht. Bei Entzündungen oder schweren Erkrankungen kann es genau umgekehrt sein, denn dann fährt dein Körper die Transferrin-Produktion herunter. Somit sind weniger Taxis unterwegs, obwohl Eisen im Blut da ist und wartet. Darum ist Transferrin keiner dieser Werte, den man komplett isoliert anschauen sollte. Sinnvoll wird er erst, wenn du parallel auf Ferritin, Transferrinsättigung und auf den Entzündungswert CRP schaust.

Die Transferrinsättigung beantwortet die nächste logische Frage: Wie viele dieser Taxis fahren tatsächlich mit dem Fahrgast Eisen? Dieser Wert gibt also an, wie viel Prozent des Transferrins wirklich mit Eisen beladen sind. Eine niedrige Transferrinsättigung bedeutet, das zwar Taxis unterwegs sind, aber davon viele leer durch die Gegend fahren. Gerade in Kombination mit einem niedrigen Ferritin passt das gut zu einem klassischen Eisenmangel mit zu wenig Vorrat im Speicher und gleichzeitig zu wenig Eisen in den Taxis. Spannend wird es, wenn die Transferrinsättigung niedrig ist, Ferritin aber normal oder sogar erhöht ist. Dann liegt der Verdacht eher darauf, dass Eisen im Körper festgehalten wird, zum Beispiel bei Entzündungen oder chronischen Erkrankungen. Das Eisen ist dann zwar irgendwo im System, kommt aber nicht dort an, wo es gebraucht wird. Ist die Transferrinsättigung sehr hoch, sind also fast alle Taxis randvoll beladen, kann das umgekehrt ein Hinweis darauf sein, dass zu viel Eisen im Umlauf ist. Das ist seltener, sollte aber stets ärztlich abgeklärt werden.

Für deinen Alltag musst du dir keine komplizierten Formeln merken, denn viel wichtiger ist das Zusammenspiel der Eisenwerte untereinander. Wenn dein Transferrin eher hoch ist, Ferritin niedrig und die Transferrinsättigung ebenfalls niedrig, dann schickt dein Körper viele Taxis los, aber es ist kaum Eisen da, das sie transportieren können. Dieses Muster passt gut zu einem echten Eisenmangel. Ist dein Transferrin dagegen eher niedrig oder im Normalbereich, Ferritin normal oder sogar erhöht und die Transferrinsättigung dennoch niedrig, fahren viele Taxis eher leer umher und gleichzeitig wirkt der Eisenspeicher voll. Das sehen wir häufiger bei Entzündungen oder chronischen Erkrankungen, bei denen das Eisen im Körper festhängt und nicht richtig genutzt wird. Ist die Transferrinsättigung dagegen sehr hoch, sind viele Taxis auffällig voll beladen. Dann sollte immer geprüft werden, ob zu viel Eisen im Körper ist oder eine andere Ursache dahintersteckt.

Transferrin und Transferrinsättigung sind also keine Solo-Stars, sondern Teamspieler. Sie erzählen dir, wie der Eisenverkehr auf deinen Blutstraßen gerade organisiert ist. Die eigentliche Geschichte ergibt sich aber erst, wenn du sie zusammen mit den anderen Eisenblutwerten und deinen Beschwerden anschaust, denn dann wird aus Zahlen langsam ein verständliches Gesamtbild.

Parameter	**Referenzbereich** (statistisch)	**Erfahrungsbereich** (Blutgeflüster)
Transferrin	220–380 mg/dl 2,2–3,8 g/l	entspricht dem Referenzbereich (nur aussagekräftig in Zusammenschau mit allen anderen Eisenparametern)
Transferrinsättigung	16–45 %	25–40 % >45 %: Hinweisrichtung für mögliche Eisenüberladung

Einheiten: Transferrin in mg/dl oder g/l; Transferrinsättigung in Prozent (%)

Für Neugierige

Bonus-Eisenblutwert: Löslicher Transferrinrezeptor (sTfR)

- Der lösliche Transferrinrezeptor ist die „Bedarfsanzeige“ deiner Zellen für Eisen: Je mehr Eisen sie brauchen, desto mehr Rezeptoren werden gebildet und desto höher steigt meist der sTfR.
- Normalerweise sitzen Transferrinrezeptoren auf der Zelloberfläche und helfen dabei, Eisen aus den Transferrin-Taxis aufzunehmen. Ein kleiner Teil wird aber abgeschnitten und

gelangt gelöst ins Blut und das ist dann genau der sTfR, den man im Labor messen kann.

- Bei echtem Eisenmangel ist der sTfR häufig erhöht, denn die Zellen rufen lauter nach Eisen, obwohl Ferritin im Blut vielleicht nur leicht erniedrigt oder wegen Entzündung sogar normal wirkt.
- Bei Entzündungen ohne klassischen Eisenmangel kann Ferritin erhöht sein, der sTfR bleibt aber oft im Normbereich. So hilft er dabei, Eisenmangel von reinen Entzündungsreaktionen besser zu unterscheiden.
- Der sTfR ist vor allem dann spannend, wenn Ferritin, Transferrinsättigung und CRP kein klares Bild ergeben oder eine Blutarmut ohne klare Ursache vorliegt.
- Die exakten Referenzwerte unterscheiden sich von Labor zu Labor und liegen meist in einem relativ engen Bereich. Wichtiger als die konkrete Zahl ist, ob der Wert in deinem Befund erhöht oder auffällig markiert ist und wie er zusammen mit den anderen Eisenwerten und CRP erscheint.

Was hohe und niedrige Eisenwerte bedeuten können

Damit du die einzelnen Eisenwerte nicht nur als Zahlenkolonnen siehst, findest du hier eine kurze Übersicht, was erhöhte und zu niedrige Eisenwerte in der Tendenz bedeuten können. Diese Tabelle ersetzt keine ärztliche Diagnose, hilft dir aber dabei, typische Denkrichtungen besser zu verstehen. Am wichtigsten bleibt immer das Muster: Wie verhalten sich Eisen, Ferritin, Transferrin und Transferrinsättigung im Zusammenspiel und passen diese Befunde zu deinen Beschwerden?

Parameter	erhöhte Werte	zu niedrige Werte
Eisen (Im Serum)	Das kann nach einer eisenreichen Mahlzeit oder Einnahme von Eisenpräparaten auftreten und ist allein wenig aussagekräftig.	Meist eine Momentaufnahme bei Entzündungen oder Infekten und sollte stets zusammen mit Ferritin, Transferrin, Transferrinsättigung und CRP ansehen werden.
Ferritin	Ein hohes Ferritin kann auf Entzündungen, Lebererkrankungen, Übergewicht. Fettleber oder selten auch auf Eisenüberladung hinweisen und sollte bei sehr hohen Werten >250 µg/l bei Frauen und >350 µg/l bei Männern ärztlich abgeklärt werden.	Das spricht für leere oder deutlich reduzierte Eisenspeicher und ist in Kombination mit typischen Symptomen sehr verdächtig auf Eisenmangel.
Transferrin	Der Körper stellt mehr „Eisentaxis" zur Verfügung und das ist oft ein Hinweis auf Eisenmangel, vor allem wenn auch Ferritin und Transferrinsättigung niedrig sind.	Das kann vor allem bei chronischen Entzündungen, Lebererkrankungen oder Mangelernährung auftreten. In diesem Kontext wird Eisen oft schlechter transportiert, obwohl es meist im Körper vorhanden ist.
Transferrinsättigung	Sie zeigt, dass viele Transporter voll mit Eisen beladen sind. Das kann einen Hinweisrichtung auf Eisenüberladung sein und sollte ärztlich weiter abgeklärt werden.	Es steht weniger Eisen zum Transport zur Verfügung. Das passt oft gemeinsam mit einem niedrigen Ferritinspiegel zu einem Eisenmangel.

Auf einen Blick – Eisenwerte

- Eisen im Serum ist nur eine Momentaufnahme und stark von Tageszeit und Ernährung abhängig. Allein sagt dieser Wert fast nichts über deinen realen Eisenstatus aus.
- Ferritin ist einer der wichtigsten Eisenwerte, weil er zeigt, wie gut deine Speicher mit Eisen gefüllt sind. Er sollte immer zusammen mit dem Entzündungswert CRP beurteilt werden, sonst kann ein „schönes" Ferritin täuschen.
- Transferrine sind deine Eisentaxis und die Transferrinsättigung zeigt, wie viele dieser Taxis wirklich mit Eisen besetzt sind. Erst ihr Zusammenspiel mit Ferritin macht sichtbar, ob Eisen fehlt oder eher durch Entzündungsprozesse festgehalten wird.

- Untere Laborgrenzen für den Blutwert „Ferritin“ sind oft zu niedrig angesetzt. Viele Menschen haben schon bei offiziell „normalen“ Werten typische Eisenmangelsymptome und fühlen sich erst wohler, wenn Ferritin im funktionellen Erfahrungsbereich liegt.
- Wenn das Gesamtbild weiterhin unklar bleibt, können Spezialwerte wie der lösliche Transferrinrezeptor zusätzliche Klarheit schaffen.

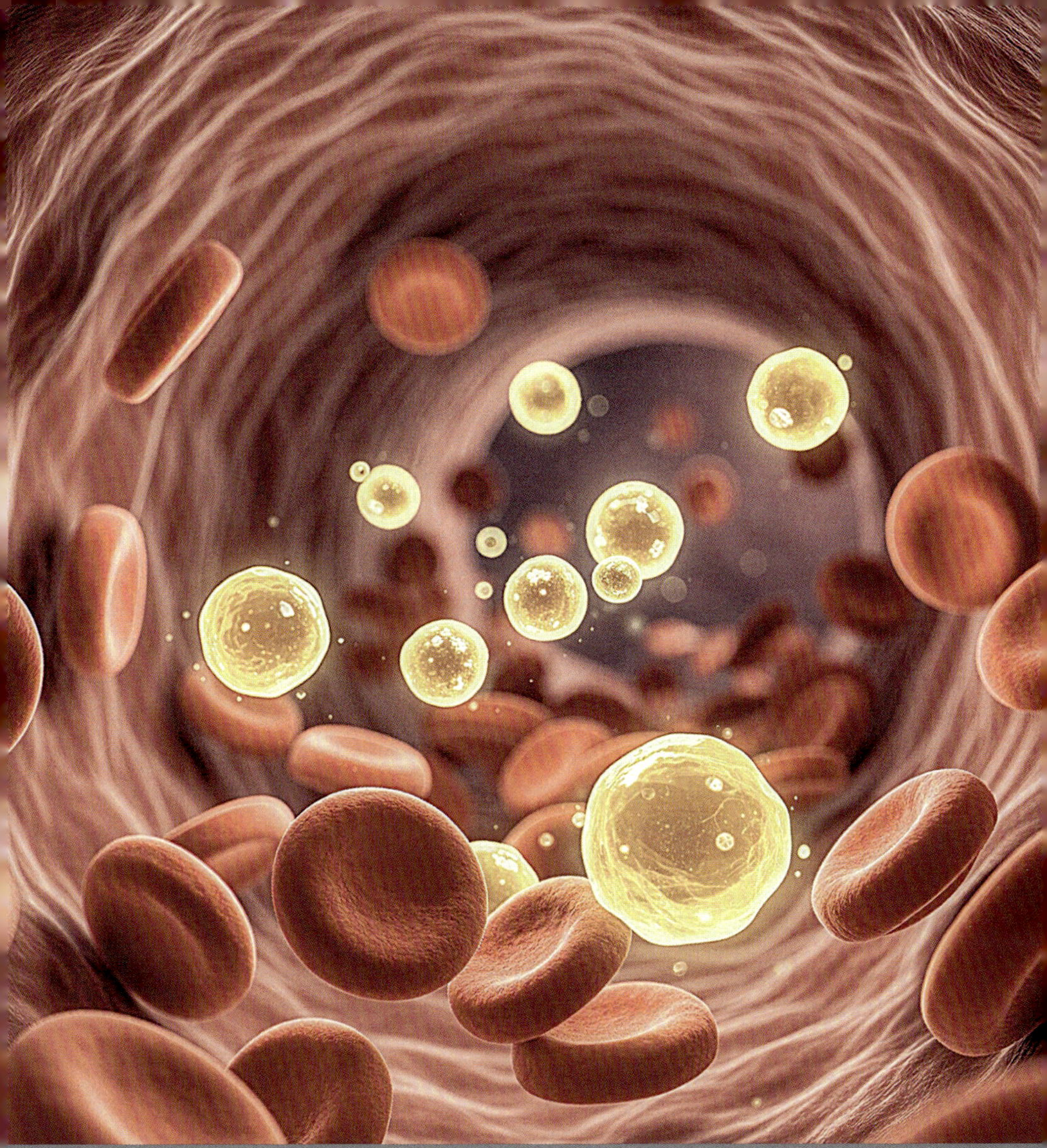

BLUTFETTWERTE

Einleitung

DEINE BLUTFETTWERTE

Hohes Cholesterin ist schlecht und macht krank!?

Diesen Satz hast du wahrscheinlich schon unzählige Male gehört. Er stammt aus einer Zeit, in der man glaubte, dass vor allem Butter, Eier und andere cholesterinreiche Lebensmittel das Herz direkt in Gefahr bringen. In den 70er und 80er Jahren wurde diese Botschaft in vielen Ländern fast gebetsmühlenartig wiederholt. Auch in Deutschland empfahlen Behörden und Fachgesellschaften eine fettarme und cholesterinarme Kost, Eier nur in Maßen und möglichst wenig Butter. Gleichzeitig liefen Werbespots, in denen Margarine als gesund und cholesterinbewusst angepriesen wurde. Wenn du damit aufgewachsen bist, ist es kein Wunder, dass bei dem Wort Cholesterin dein innerliches Warnsignal angeht. Viele Menschen tragen bis heute den Glaubenssatz in sich, dass Fett auf dem Teller automatisch etwas Bedrohliches ist. Plötzlich wirkt jedes Frühstücksei verdächtig, der Butterklecks auf dem Brot fühlt sich an wie eine kleine Sünde und irgendwo im Hinterkopf sitzt der Gedanke, dass sich all das vielleicht direkt in den Herzkranzgefäßen ablagert. Dabei lohnt es sich, einen Schritt zurückzutreten, denn Fett ist kein Feind, den es pauschal zu bekämpfen gilt.

Bevor wir über Zahlen und Grenzwerte sprechen, schauen wir uns an, was deine Blutfette im Körper überhaupt tun und warum sie viel mehr sind als ein Risikofaktor. Du wirst sehen, dass Fett und Cholesterin nicht einfach in Schubladen passen, sondern dass es auf die Menge, Qualität und den Kontext ankommt.

Die größte Erkenntnis zuerst: Der Cholesteringehalt deiner Ernährung beeinflusst deinen Cholesterinspiegel im Blut nur begrenzt und bei vielen Menschen liegt dieser Anteil nur bei 5 bis 10 %. Den allergrößten Teil stellt dein Körper nämlich überraschenderweise selbst her, weil er sich darauf nicht verlassen möchte, dass du jeden Tag genug über die Nahrung zuführst. Die Natur ist an dieser Stelle nicht leichtsinnig, sondern ziemlich konsequent, denn wenn unser Körper so viel Mühe in die Produktion eines Stoffes steckt, gibt er dafür immer gute Gründe.

Fette sind einer unserer wichtigsten Energielieferanten und gleichzeitig Baustoffe für Zellmembranen, Hormone und das Nervensystem. Ohne bestimmte Fettsäuren könnten wir nicht überleben und Cholesterin ist ein zentraler Baustein für unsere Zellwände, unsere Sexualhormone und Vitamin D. Cholesterin ist DER Grundbaustein und aus ihm entstehen unter anderem die Sexualhormone Testosteron, Progesteron und Estradiol sowie das Stresshormon Cortisol. Deine Zellmembranen brauchen Cholesterin, damit sie stabil und gleichzeitig flexibel bleiben. Besonders spannend ist der Blick ins Gehirn, denn ein bedeutender Teil der Trockensubstanz besteht dort aus Cholesterin. Es ist also eher ein Schutzfaktor für die Funktion deines Nervensystems als ein Feind, den du um jeden Preis loswerden musst.

Wenn im Labor von Blutfetten die Rede ist, geht es vor allem um die Cholesterinwerte und die Triglyceride – deine Speicherfette im Blut. Das Gesamtcholesterin beschreibt die vollständige Menge an Cholesterinmolekülen im Blut. Damit Cholesterin transportiert werden kann, wird es an bestimmte Transportmoleküle gebunden, die sogenannten Lipoproteine. Die bekanntesten sind hier HDL und LDL. Du kannst sie dir wie kleine Transportfahrzeuge vorstellen, die Cholesterin zu verschiedenen Orten im Körper bringen oder wieder abholen. Für eine sinnvolle Auswertung deines Fettstoffwechsels reicht das Gesamtcholesterin allein nicht aus. Viel wichtiger ist, wie sich die einzelnen Transportproteine zueinander verhalten, also wie hoch das LDL im Verhältnis zum HDL ist und wie das zu deinem Lebensstil und möglichen Vorerkrankungen passt. Erst aus diesem Zusammenspiel entsteht ein vollständiges Bild, mit dem du wirklich etwas anfangen kannst.

Ein weiterer wichtiger Wert im Fettstoffwechsel sind die Triglyceride. Das sind Fettmoleküle, die vor allem der Energiespeicherung dienen. Dein Körper kann sie in Fettzellen einlagern und bei Bedarf wieder freisetzen, zum Beispiel zwischen den Mahlzeiten oder in längeren Stressphasen. Wenn die Triglyceride dauerhaft deutlich erhöht sind, kann das ein Hinweis darauf sein, dass dein Stoffwechsel aus dem Gleichgewicht geraten ist, etwa durch zu viel Zucker, Alkohol oder eine stark industriell verarbeitete Ernährung. Um die Triglyceride auf deinem Laborzettel realistisch auswerten zu können, musst du bei der Blutabnahme zwingend nüchtern sein, sonst ist dieser Wert nicht aussagekräftig. Das gilt übrigens auch für das Gesamtcholesterin und die Cholesterintransporter HDL und LDL. Sonst spiegelt der Laborzettel eher deine letzte Mahlzeit als deinen tatsächlichen Fettstoffwechsel wider.

Ein ausbalancierter Fettstoffwechsel ist ein wichtiger Baustein für deine Gesundheit. Die Blutfette spielen eine zentrale Rolle, wenn es um das Risiko für Herz-Kreislauf-Erkrankungen geht, also zum Beispiel Herzinfarkt, koronare Herzkrankheit (KHK) oder Bluthochdruck. Deine Blutfettwerte sind dabei kein Urteil, sondern ein Frühwarnsystem, denn sie zeigen dir, in welche Richtung sich das innere Gleichgewicht bewegt und an welchen Stellschrauben du gemeinsam mit deinem Arzt oder Ärztin drehen kannst.

Gut zu wissen

- Für die Messung der Blutfettwerte (Cholesterin, HDL, LDL und Triglyceride) ist eine nüchterne Blutabnahme besonders wichtig.
- Das Gesamtcholesterin allein sagt sehr wenig aus, aussagekräftig wird es erst im Zusammenhang mit HDL, LDL und den Triglyceriden (Cholesterin-Transporter und Blutfette).
- Leicht erhöhte Werte der Blutfette sind kein finales Urteil, sondern eine Einladung genauer hinzuschauen und Muster zu verstehen.

Auf einen Blick – Blutfettwerte

- Cholesterin ist ein sinnvoller und lebenswichtiger Baustoff mit vielen essentiellen Aufgaben für deine körperliche und geistige Gesundheit.
- Der größte Teil deines Cholesterins entsteht im Körper selbst und das hat seine Gründe, denn die Natur macht keine Fehler!
- Für die Auswertung deiner Blutfette zählen Muster und Verhältnisse mehr als isolierte Blutwerte.
- Eine nüchterne Blutabnahme ist die Grundlage für eine verlässliche Messung deiner Blutfettwerte und daher zwingend erforderlich!

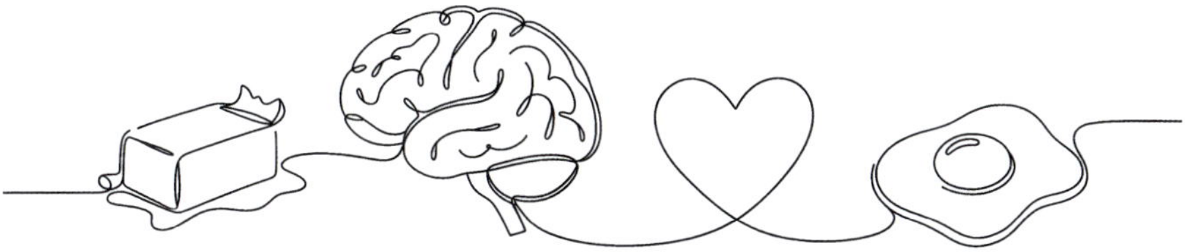

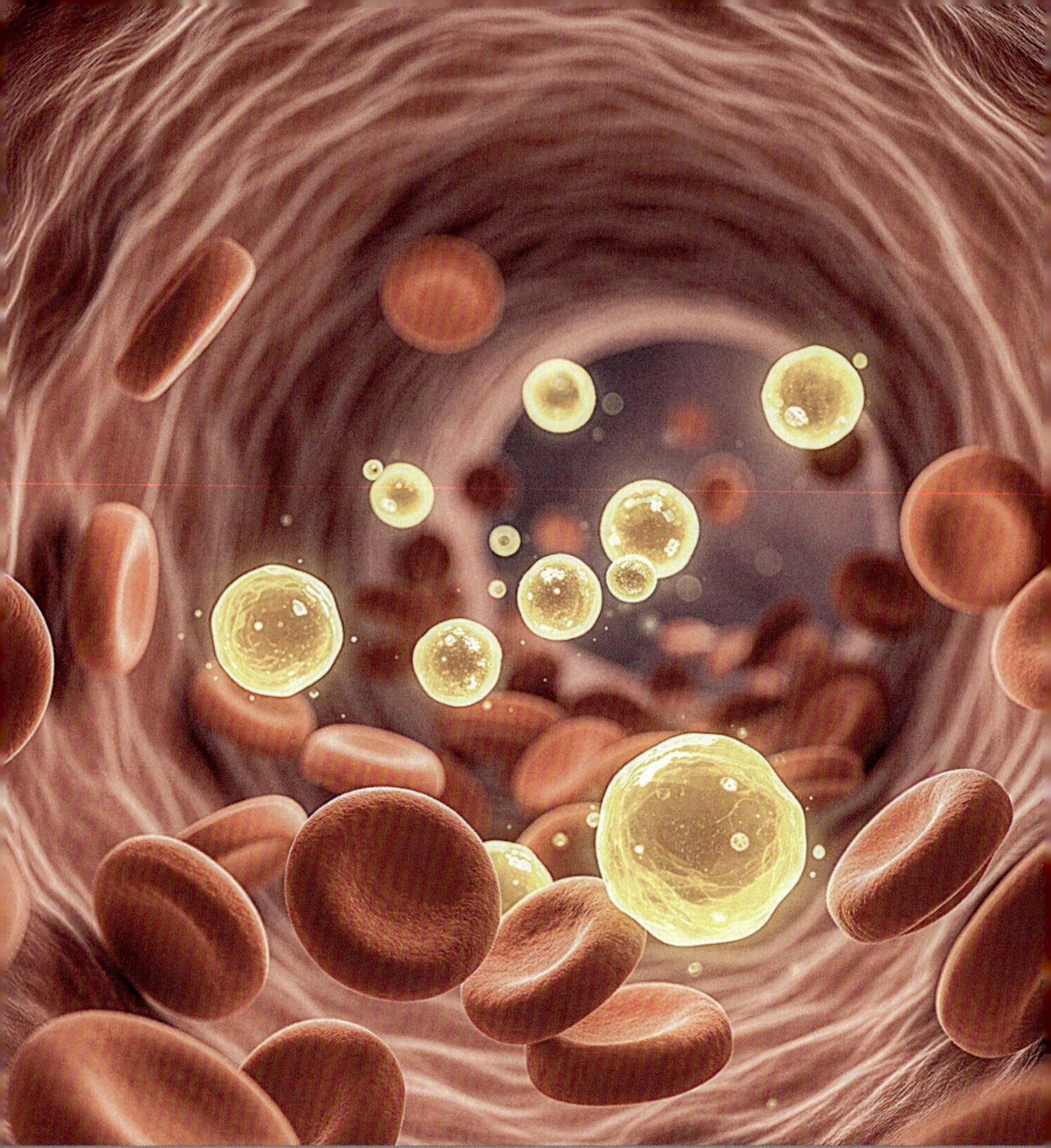

BLUTFETTWERTE

im Detail

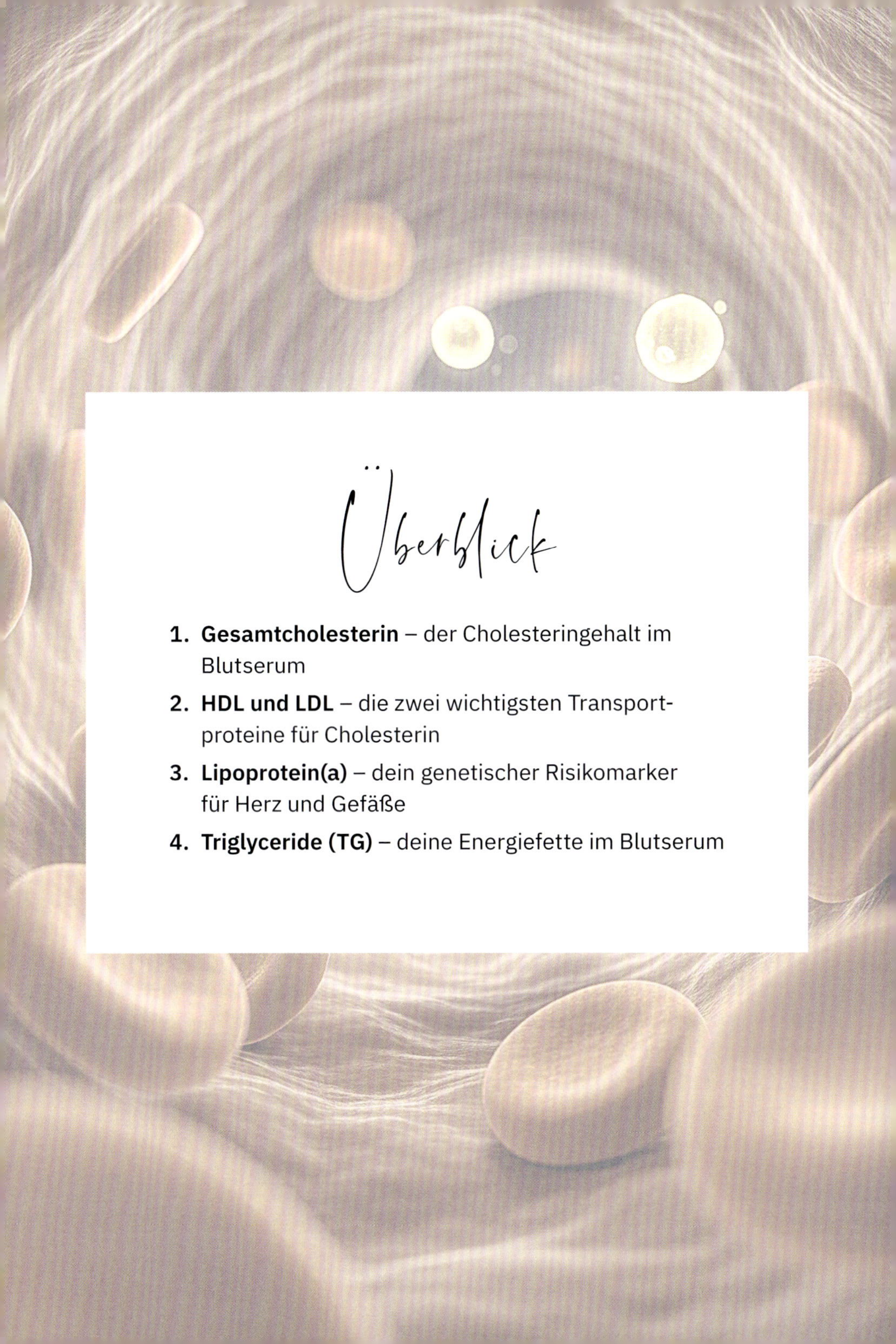

Überblick

1. **Gesamtcholesterin** – der Cholesteringehalt im Blutserum
2. **HDL und LDL** – die zwei wichtigsten Transportproteine für Cholesterin
3. **Lipoprotein(a)** – dein genetischer Risikomarker für Herz und Gefäße
4. **Triglyceride (TG)** – deine Energiefette im Blutserum

1) Der Cholesterin-Mythos – der Blick hinter die Kulissen

Cholesterin ist ein fettähnlicher Baustoff deiner Zellmembranen und Ausgangssubstanz für viele wichtige Stoffe im Körper. Aus Cholesterin entstehen Steroid-und Sexualhormone wie Testosteron, Progesteron und Estradiol, aber auch das Stresshormon Cortisol sowie Gallensäuren und Vitamin D. Ohne genügend Cholesterin kann dein Hormonsystem, deine Zellmembranen, deine Verdauung und dein Nervensystem nicht stabil funktionieren. Der größte Teil deines Cholesterins liegt nicht auf deinem Teller, sondern entsteht im Körper selbst. Er entscheidet selbst sehr aktiv mit, wie viel Cholesterin er braucht und produziert. Wenn ein Organismus so viel Energie investiert, um einen Stoff herzustellen, dann hat das einen Grund. Vor allem in Phasen voll von Stress, Entzündung oder Reparaturprozessen braucht der Körper mehr Baumaterial. Ein erhöhtes Cholesterin ist deshalb oft ein Zeichen dafür, dass etwas im Hintergrund nicht optimal funktioniert, als ein Beweis dafür, dass du zu viele Fette isst.

Das gemessene Gesamtcholesterin im Labor beschreibt die absolute Menge an Cholesterin, die gerade im Blut unterwegs ist. Cholesterin ist wasserunlöslich und wird deshalb an Transportteilchen gebunden, sogenannte Lipoproteine – die bekanntesten sind hier HDL und LDL. Das Gesamtcholesterin im Blut setzt sich vor allem aus LDL-Cholesterin, HDL-Cholesterin und einem kleinen Anteil der Triglyceride (Speicherfette im Blut) zusammen. Es ist damit eher ein Überblickswert und eine Art Summe. Spannend wird es erst, wenn du das Muster dahinter anschaust, also wie sich LDL, HDL und die Triglyceride zueinander verhalten und wie das zu deinem übrigen Risikoprofil passt. Alleinstehend ist das Gesamtcholesterin nur sehr begrenzt aussagekräftig und gewinnt erst an Bedeutung, wenn du es zusammen mit weiteren Werten betrachtest, allen voran dem Langzeitblutzucker HbA1c, Entzündungswerten und deinem Blutdruck.

Dein Cholesterinwert ist kein fester Charakterzug, sondern ein dynamischer Parameter. Er verändert sich mit dem Alter, reagiert auf den Tagesverlauf und reagiert empfindlich auf mentale und körperliche Belastungen. So kann er nach intensiver körperlicher Anstrengung kurzfristig deutlich höher liegen. Aber auch Infekte, ungewohnter Stress, Schilddrüsenprobleme, Schlafmangel, bestimmte Medikamente und die Ernährung der letzten Tage hinterlassen Spuren in deinem Cholesterin-Labor.

Für Neugierige

Das Gesamtbild: Schilddrüse, Stress und Leber

Früher galt das Gesamtcholesterin zeitweise als „Schilddrüsenwert“ für Menschen, die keinen finanziellen Zugang zu Hormontests hatten. Man wusste aus der Praxis, dass eine Schilddrüsenunterfunktion häufig mit höheren Cholesterinwerten einhergeht. Der Grund dafür ist, dass Schilddrüsenhormone den Grundumsatz und den Fettstoffwechsel steuern.

Sie beeinflussen dadurch vor allem, wie viele Andockstellen für LDL an der Leber gebildet werden und wie schnell Cholesterin in Gallensäuren umgebaut wird. Wenn Schilddrüsenhormone fehlen, wird so weniger LDL aus dem Blut gefischt. Die Cholesterinpartikel kreisen dann länger im Blut und das LDL-Cholesterin und damit auch das Gesamtcholesterin steigt an. Bei einer Schilddrüsenüberfunktion sieht man übrigens oft das Gegenteil mit einem niedrigen Gesamtcholesterin. Auch Dauerstress hat Einfluss auf den Cholesterinspiegel, denn in Stressphasen produziert dein Körper mehr Cortisol. Dieses Hormon gehört zur Familie der Steroidhormone und braucht Cholesterin als Ausgangsbaustein. Gleichzeitig laufen in stressigen Zeiten mehr Reparatur und Anpassungsprozesse im Körper, bei denen Zellmembranen und Gewebe öfter erneuert werden müssen. Es ist daher nicht selten der Fall, dass Menschen mit chronischem Stress ein höheres Gesamtcholesterin haben. Dabei spielt die Leber eine Schlüsselrolle, denn sie stellt einen großen Teil des Cholesterins her. Zudem verpackt sie es in Transportteilchen und baut es wieder ab, indem sie Cholesterin in Gallensäuren umwandelt und über die Galle ausscheidet. Gerät die Leber hier aus dem Takt, zum Beispiel bei einer Fettleber oder chronischen Entzündung, kann sich das direkt in den Cholesterinwerten widerspiegeln. Ein unerwartet hoher oder sehr niedriger Gesamtcholesterinwert ist deshalb immer auch ein Hinweis, das Gesamtbild Schilddrüse, Stresssystem und Leber genauer unter die Lupe zu nehmen.

Mythos oder Realität

Mythos: Hohes Cholesterin im Blut ist der größte Risikofaktor für einen Herzinfarkt und muss so schnell wie möglich gesenkt werden.

Realität: Cholesterin ist ein lebenswichtiger Baustoff und nur ein Baustein von vielen im Risikoprofil. Das Risiko für Herz-Kreislauf-Erkrankungen entsteht vor allem aus dem Zusammenspiel mehrerer Faktoren und dazu gehören neben den Blutfetten auch Blutdruck, Blutzucker, Entzündungsaktivität, Rauchen, genetische Vorbelastung und das Alter. Medizinische Leitlinien orientieren sich heute stärker an LDL, am Gesamtrisiko und an bestimmten Risikostufen und nicht nur an einem starren Gesamtcholesterinwert.

Wenn man ältere Normwerte mit den heutigen vergleichst, fällt auf, dass die Grenze für das Gesamtcholesterin im Lauf der Jahre immer weiter nach unten korrigiert wurde. Früher galten höhere Werte noch als unauffällig. Diese Grenzwerte entstehen, wie du bereits weißt, aus großen statistischen Auswertungen und zeigen, ab wann in einer Bevölkerung Probleme gehäuft auftreten. Sie sagen aber nichts darüber aus, wie sich ein einzelner Mensch mit einem bestimmten Wert fühlt oder welche anderen Schutzfaktoren er mitbringt. Neuere Auswertungen deuten außerdem darauf hin, dass sehr niedrige Gesamtcholesterinwerte nicht automatisch ein Zeichen für gute Gesundheit sind, sondern je nach Situation auch mit anderen Risiken verknüpft sein können. Die Fixierung auf einen einzigen

Zielwert, der für alle greift, ist deshalb zu kurz gedacht. Sinnvoll ist eine Kombination aus Statistik, individuellem Risikoprofil und einem ehrlichen Blick auf deinen Lebensstil.

Ab einem gewissen Alter nehmen sehr viele Menschen Cholesterinsenker, vor allem sogenannte Statine. Fast wirkt es so, als gehöre es im Medikamentenplan zum „guten Ton“. Der Fokus liegt dabei in vielen Gesprächen sehr stark auf der Zahl des Gesamtcholesterins. In der Studienlage haben Statine einen festen Platz und bei Menschen mit bereits bekannten Herz-Kreislauf-Erkrankungen oder sehr hohem Risiko, können sie das Risiko für Herzinfarkt und Schlaganfall nachweislich senken. Problematisch wird es dort, wo ein moderat erhöhtes Gesamtcholesterin fast automatisch zu einer Dauermedikation führt, ohne dass das Gesamtbild gründlich besprochen wird, denn Statine sind wirksame Medikamente und keine harmlosen Nahrungsergänzungsmittel. Häufig berichten Menschen unter der Medikation über Muskelbeschwerden, Schwäche, Krämpfe, Müdigkeit oder ein verändertes Wohlbefinden. Außerdem greifen Statine in den Stoffwechselweg ein, über den der Körper Coenzym Q10 bildet, einen essentiellen Baustein für die Energieproduktion in deinen Mitochondrien. Es gibt Hinweise darauf, dass die Spiegel von Coenzym Q10 unter Statinen absinken und das könnte erklären, warum manche Menschen sich unter dieser Therapie erschöpft und weniger belastbar fühlen. Dazu kommt, dass der Nährstoffhaushalt insgesamt bei einer Dauermedikation im Blick behalten werden sollte, denn ein Medikament, das dauerhaft in den Fettstoffwechsel eingreift, beeinflusst oft mehr als nur eine Laborzeile.

Es gibt bekannte kritische Stimmen, welche die Cholesterin-Grenzwerte und unzähligen Statinverordnungen hinterfragen. Einzelne Aussagen darin gehen allerdings sehr weit und werden von Fachgesellschaften kritisiert, weil sie den Zusammenhang zwischen bestimmten Fettwerten und Gefäßerkrankungen komplett absprechen. Aus meiner Sicht liegt die Wahrheit, wie so oft, irgendwo dazwischen. Statine sind weder Teufelszeug noch Pflichtprogramm und für bestimmte Gruppen können sie lebenswichtig sein. Gleichzeitig sollten sie nie die einzige Antwort auf einen auffälligen

Wert sein. Bevor du nur die Zahl senkst, lohnt sich daher die Frage nach dem Warum. Warum erhöht dein Körper das Cholesterin und welche Stellschrauben kannst du sonst noch drehen? Es macht immer Sinn nach der Ursache zu suchen, statt einfach nur die Symptome zu deckeln, denn ein erhöhtes Gesamtcholesterin ist ein Hilfeschrei deines Körpers, der nicht allein mit Tabletten übergangen werden sollte. Die Entscheidung für oder gegen ein Statin ist deshalb immer eine persönliche Abwägung.

In der öffentlichen Diskussion geht es fast nur um zu hohe Cholesterinwerte. Sehr niedrige Werte werden oft als „gut“ abgehakt. In der Praxis sehe ich allerdings immer wieder Menschen mit Werten deutlich unter 150 mg/dl, die von Konzentrationsproblemen, innerer Unruhe, Antriebslosigkeit oder Stimmungsschwankungen berichten, vor allem wenn die Senkung medikamentös erreicht wurde. Das ist kein Beweis für einen direkten Zusammenhang, aber es passt dazu, dass Cholesterin ein wichtiger Bestandteil von Nervenzellen und Hirnstrukturen ist. Der Körper braucht eine bestimmte Menge, um stabil zu arbeiten. Sehr niedrige Werte sind deshalb nicht automatisch ein Gesundheitsbonus, sondern können auf ganz andere Baustellen hinweisen wie Unterernährung, Aufnahmestörungen im Darm, chronische Erkrankungen oder eine starke medikamentöse Senkung.

Parameter	**Referenzbereich** (statistisch)	**Erfahrungsbereich** (Blutgeflüster)
Gesamt-cholesterin	<200 mg/dl <5,2 mmol/	190–260 mg/dl 4,9–6,7 mmol/l

Einheiten: mg/dl; mmol/l

Offiziell gelten Gesamtcholesterinwerte unter 200 mg/dl als wünschenswert. In der Praxis zeigt sich jedoch, dass sich viele Menschen mit Werten im Bereich von 190 bis 260 mg/dl agiler fühlen, wenn auch die anderen Faktoren wie HDL, LDL, Triglyceride, Blutdruck und Entzündungswerte im Rahmen sind.

Für Neugierige

Eine der spannendsten Arbeiten zum Thema Gesamtcholesterin stammt aus Korea. In dieser Studie wurden über 12,8 Millionen Erwachsene im Alter von 18 bis 99 Jahren im Schnitt 10 Jahre lang beobachtet. Es wurde geschaut, wie ihr Gesamtcholesterin zu Beginn der Studie war und wie sich das auf die Sterblichkeit im Verlauf auswirkte. Das Ergebnis war keine Gerade, sondern eine klare U-Kurve. Die niedrigste Sterblichkeit fand sich bei Gesamtcholesterinwerten zwischen 210 und 249 mg/dl. Sowohl deutlich niedrigere als auch deutlich höhere Werte waren mit einem erhöhten Sterberisiko verbunden. Besonders auffällig war der Anstieg des Risikos bei sehr niedrigen Gesamtcholesterinwerten unter 200 mg/dl, vor allem im Bereich unter 160 mg/dl und noch stärker unter 140 mg/dl. Ganz oben am anderen Ende der Kurve zeigte sich das gleiche Bild. Ab ungefähr 280 bis 300 mg/dl stieg das Sterberisiko wieder spürbar an. Die Autoren betonen ausdrücklich, dass Gesamtcholesterinwerte unter 200 mg/dl nicht automatisch ein Zeichen für gute Gesundheit sind und dass man bei sehr niedrigen Werten genauer hinschauen sollte, ob zum Beispiel schwere Grunderkrankungen, Mangelernährung oder andere Belastungen dahinterstecken.

Wichtig ist, dass es sich um eine Beobachtungsstudie und keine Therapieempfehlung handelt. Diese Studie beweist nicht, dass hohe Werte gesund machen oder dass man Cholesterin gar nicht senken sollte. Sie zeigt aber eindrucksvoll, dass der Körper offenbar einen gewissen Spielraum an Cholesterin braucht und dass Extremwerte in beide Richtungen problematisch sein können. Für deine Einordnung im Alltag heißt das, dass ein moderates bis leicht erhöhtes Gesamtcholesterin nicht automatisch dramatisch ist sowie sehr niedrige Werte nicht automatisch ein Gesundheitsbonus darstellt.

Gut zu wissen

Sehr hohes und sehr niedriges Gesamtcholesterin unter der Lupe

1) Wenn dein Gesamtcholesterin dauerhaft über 280 mg/dl liegt, lohnt sich eine gründliche Ursachenfahndung. Häufige Mitspieler in der Praxis sind zum Beispiel:

- anhaltender chronischer Stress
- eine Schilddrüsenunterfunktion, da Schilddrüsenhormone den Leber- und Fettstoffwechsel mitsteuern
- Lebererkrankungen, da die Leber eine zentrale Rolle beim Abbau von Cholesterin spielt
- ausgeprägter Östrogenmangel
- sehr kohlenhydratreiche Ernährung mit vielen schnellen Zuckern, die Gefäße reizt und Reparaturprozesse notwendig macht
- chronische Entzündungen und Autoimmunerkrankungen
- deutliches Übergewicht und Bewegungsmangel
- Insulinresistenz oder Diabetes mit dauerhaft erhöhten Insulinspiegeln
- ketogene oder sehr strenge Low-Carb-Ernährung, die bei manchen Menschen das LDL anhebt (auch wenn HDL steigt und Triglyceride oft sinken)
- bestimmte Medikamente – beispielsweise hormonelle Verhütungsmittel, Betablocker (Herzmedikament) oder einige Antidepressiva
- ausgeprägter Mangel an Vitamin C und anderen antioxidativen Nährstoffen

2) Deutlich zu niedrige Werte unter 130–150 mg/dl sollten ebenfalls aufhorchen lassen, besonders wenn sie neu aufgetreten oder sich unter einer medikamentösen Therapie entwickelt haben. Häufige Ursachen aus der Praxis sind hier zum Beispiel:

- intensive medikamentöse Cholesterinsenkung, vor allem mit Statinen
- eine ausgeprägte Schilddrüsenüberfunktion
- chronische Blutarmut (Anämie)
- chronische Virusinfektionen
- Unterernährung oder ausgeprägte Essstörungen
- Störungen der Fettaufnahme im Darm, zum Beispiel bei Zöliakie (absolute Glutenunverträglichkeit)

Auf einen Blick – Cholesterin

- Cholesterin ist ein unverzichtbarer und universeller Baustoff für Zellen, Hormone, Gallensäuren und dein Nervensystem.
- Das Gesamtcholesterin ist ein Überblickswert, der aber ohne die Messung von HDL, LDL und den Triglyceriden nur eine begrenzte Aussagekraft hat.
- Die Grenzwerte für Cholesterin wurden im Laufe der letzten Jahre mehrfach nach unten korrigiert. Heute schaut man jedoch größtenteils auf den Grenzwert des LDL-Cholesterins.
- Sehr niedrige Cholesterinwerte können mit Leistungsabfall, kognitiven Beschwerden (z.B. Gedächtnisstörungen) und anderen Herausforderungen einhergehen und stets ernst genommen werden.
- Ein erhöhtes Cholesterin ist oft ein Hinweis auf Dauerstress, hormonelles Ungleichgewicht (v.a. Schildddrüsenprobleme) oder chronische Entzündung und stets ein Anlass, nach den Ursachen zu suchen.
- Statine sind Medikamente zur Cholesterinsenkung und können in bestimmten Fällen sinnvoll sein, sind aber kein Ersatz für Ursachenfahndung und Lebensstiländerungen. Zudem können Statine sehr starke Nebenwirkungen haben, über die die Patienten aufgeklärt werden müssen!

Für Neugierige

Arteriosklerose unter der Lupe

Wenn über Cholesterin gesprochen wird, fällt fast immer das Wort „Arteriosklerose“. Die klassische Vorstellung besagt, dass sich zu viel Fett in den Gefäßwänden im Blut ablagert und so die Blutgefäße verengt. So ganz falsch ist das nicht, aber auch nicht die ganze Wahrheit. Heute wird Arteriosklerose eher als eine chronische Entzündung der Gefäßwand verstanden. Bluthochdruck, hoher Blutzucker, Nikotin, Umweltschadstoffe und dauerhaft erhöhte Stresshormone können die zarte Innenwand der Gefäße reizen. Dort, wo die Innenhaut verletzt oder durchlässig wird, können sich Cholesterinpartikel leichter einlagern. Das Immunsystem reagiert darauf mit einer Art Wundheilungsprogramm. Es schickt Abwehrzellen in die Gefäßwand, Botenstoffe werden freigesetzt und es entsteht eine chronische Entzündung. Mit dieser Mischung aus Fett, Entzündungszellen und Narbengewebe wächst dann nach und nach ein sogenannter Plaque.

Hohe LDL- und Gesamtcholesterinwerte erhöhen somit die Last an Partikeln, die sich überhaupt erst einlagern können. Deswegen sehen wir in großen Studien, dass stark erhöhte Werte das Risiko für Herzinfarkt und Schlaganfall steigern und dass bei Hochrisikopatienten eine deutliche Senkung dieser Ereignisse im Herz-Kreislauf-System verringern können. Gleichzeitig zeigt eine andere groß angelegte Studie, dass auch sehr niedrige Gesamtcholesterinwerte nicht automatisch ein Gewinn sind, sondern mit einer erhöhten Sterblichkeit verbunden sein können. Spannend ist, dass man Arteriosklerose auch beeinflussen kann, ohne zusätzlich das Cholesterin zu senken. In der CANTOS-Studie wurde ein entzündungshemmender Antikörper gegen den Botenstoff IL-1β eingesetzt. Alle Teilnehmer hatten bereits einen Herzinfarkt hinter sich und erhöhte Entzündungswerte. Obwohl sich die Blutfette durch das Medikament kaum veränderten, gingen Herzinfarkte und Schlaganfälle zurück. Das unterstreicht, wie wichtig auch die Entzündungskomponente bei Arteriosklerose ist.

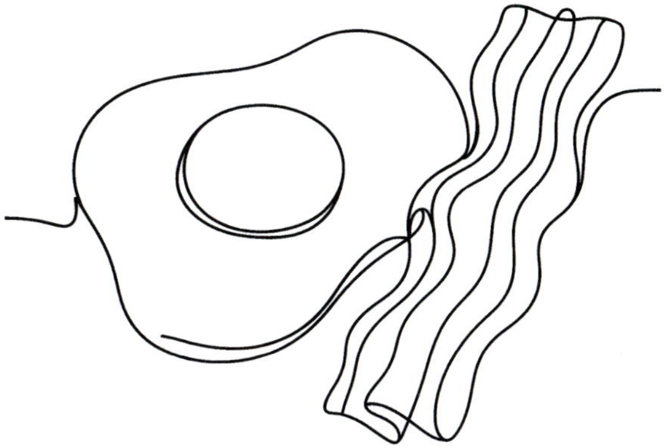

2) HDL und LDL – deine Cholesterin-Transporter

Cholesterin gehört chemisch zu den Fetten und ist daher wasserunlöslich. Damit es im Blut überhaupt unterwegs sein kann, braucht es Transporter. Diese Transporter heißen Lipoproteine und bestehen aus einer Eiweiß- und Fetthülle und transportieren in ihrem Inneren Cholesterin, Triglyceride und andere Fettbausteine durch unseren Körper. Zu den wichtigsten Lipoproteinen gehören HDL, LDL und Lipoprotein(a). Sie unterscheiden sich in Größe, Dichte und Aufgabe. HDL bedeutet "High Density Lipoprotein", also Lipoprotein mit hoher Dichte und LDL bedeutet "Low Density Lipoprotein", somit ein Lipoprotein mit niedriger Dichte. Vereinfacht kannst du dir das wie folgt vorstellen. HDL nimmt überschüssiges Cholesterin aus Gewebe und der Gefäßwand auf und bringt es zurück zur Leber. Es übernimmt also die Rückholarbeit. LDL hingegen geht in die andere Richtung. Es bringt Cholesterin aus der Leber in den Blutkreislauf und weiter zu den Zellen, die es als Baustoff brauchen, zum Beispiel für Zellmembranen und Hormone. Beide Richtungen sind wichtig, denn deine Zellen brauchen Nachschub sowie eine Möglichkeit Reste wieder loszuwerden. Ohne diese Transportwege könnte Cholesterin seine Aufgaben im Körper nicht erfüllen.

Mythos oder Realität

Mythos: HDL ist das gute Cholesterin und LDL das böse Cholesterin.

Realität: Weder HDL noch LDL sind Cholesterine selbst, sondern Transportteilchen, die Cholesterin durch den Körper bringen. Beide sind sinnvoll und gleichermaßen wichtig. HDL bringt überschüssiges Cholesterin zurück zur Leber und LDL liefert Cholesterin zu den Zellen. Problematisch wird es, wenn zu viele LDL-Teilchen zu lange im Blut unterwegs sind und gleichzeitig Gefäßwände gereizt oder entzündet sind. Auch sehr hohe HDL-Werte sind nicht automatisch besser. Studien zeigen, dass extrem hohe HDL-Spiegel bei bestimmten Menschen ebenfalls mit einem erhöhten Risiko für Herz-Kreislauf-Erkrankungen verbunden sein können. Entscheidend ist das Muster, also wie HDL, LDL, Triglyceride, Entzündung, Blutdruck und Lebensstil zusammenpassen und nicht ein einzelner Wert.

Die Referenztabelle soll dir dabei helfen, deine Werte einzuordnen. Der Erfahrungsbereich orientiert sich daran, welche Spannbreite ich in der Praxis bei Menschen erlebe, die sich im Alltag gut belastbar fühlen, vorausgesetzt der Rest des Stoffwechsels spielt mit. Wichtig ist zudem, dass du HDL und LDL nie isoliert betrachtest. Ein eher niedriges HDL passt oft zu einem Stoffwechsel, der sich mit Fetten schwer tut und der von mehr Bewegung, echter Nahrung und weniger Zucker profitieren würde. Ein höheres HDL sehe ich häufig bei Menschen, die sich regelmäßig bewegen und deren Triglyceride niedriger sind. Ein erhöhtes LDL wiederum erzählt nicht automatisch die Geschichte von verstopften Gefäßen. Es kann zu dir passen, wenn deine Schilddrüse träge ist, wenn du sehr fettreich isst, wenn eine Fettleber oder eine Insulinresistenz im Hintergrund mitlaufen oder wenn bestimmte Medikamente im Spiel sind. Spannend wird es immer dann, wenn du das Muster dahinter verstehst. Ein ähnlicher LDL-Wert kann bei einem ansonsten gesunden, bewegten Menschen etwas völlig anderes bedeuten als bei jemandem mit Bluthochdruck, Übergewicht, Entzündungszeichen und Zigaretten-Vorliebe. Die Erfahrungswerte sind deshalb kein gesprochenes Urteil, sondern ein Kompass. Wenn dein HDL eher im Keller ist oder dein LDL sehr deutlich nach oben ausschlägt, ist das ein Signal, genauer hinzuschauen und gemeinsam mit deinem Arzt oder Ärztin nach Ursachen zu suchen.

Parameter	**Referenzbereich** (statistisch)	**Erfahrungsbereich** (Blutgeflüster)
HDL	>40 mg/dl >1,0 mmol/l	>60 mg/dl >1,55 mmol/l
LDL	<130 mg/dl <3,4 mmol/l Offizielle LDL-Risikostufen <100 mg/dl = optimal 100–129 mg/dl = noch günstig 130–159 mg/dl = grenzwertig hoch 160–189 mg/dl = hoch >190 mg/dl = sehr hoch	<180 mg/dl <4,7 mmol/l/ Dieser Bereich bezieht sich auf Menschen ohne bekannte Herz-Kreislauf-Erkrankungen, Diabetes oder ausgeprägte weitere Risikofaktoren.

Einheiten: mg/dl; mmol/l

Für Neugierige

Bonus-Blutwerte: ApoA und ApoB

Wenn du noch tiefer in die Welt der Blutfette eintauchen möchtest, lohnt sich ein Blick auf die Eiweißbausteine an der Oberfläche der Lipoproteine. Diese Bausteine heißen Apolipoproteine und bestimmen, wo die Transportteilchen im Körper andockt. Es gibt hier „A" und „B". ApoA sitzt vor allem auf HDL und steht damit eher für den Rücktransport. ApoB sitzt auf LDL, VLDL sowie auf dem Lipoprotein(a) und hat so einiges mit den Teilchen gemeinsam, die sich in der Gefäßwand ablagern können. Manche Labore bieten die Bestimmung von ApoA und ApoB zusätzlich zu HDL und LDL an. Damit lässt sich das Risiko noch etwas feiner einschätzen, weil ApoB im Grunde zählt, wie viele potenziell problematische Teilchen unterwegs sind. Es spielt dabei nicht nur eine Rolle, wie viel LDL insgesamt unterwegs ist, sondern auch, wie diese Teilchen gebaut sind, denn kleinere und dichtere LDL-Partikel werden eher mit Gefäßproblemen in Verbindung gebracht. Einige Speziallabore können diese LDL-Untergruppen inzwischen auch messen, zum Beispiel als "small dense LDL" (sdLDL). Im normalen Hausarztalltag gehört das aber nicht zur Routine und ist auch nicht für jeden notwendig. Wenn du jedoch zu den Menschen gehörst, bei denen die klassischen Werte kein klares Bild ergeben oder bei denen das Herz-Kreislauf-Risiko schwer einzuschätzen ist, kann ein Blick hinter die Kulissen eine sinnvolle Ergänzung sein.

Auf einen Blick – HDL und LDL

- Das LDL liefert Cholesterin als Baustoff zu den Zellen und HDL bringt überschüssiges Cholesterin dann wieder zurück zur Leber.
- Für HDL ist ein stabiler Bereich über 60 mg/dl oft günstig, für LDL ein Bereich, der zum individuellen Risikoprofil passt.
- Sehr niedrige HDL-Werte und sehr hohe LDL-Werte sind wichtige Signale, dass genauer hingeschaut werden sollte. Auffällige Werte sind so eine Einladung deines Körpers zur weiteren Ursachenfahndung.
- Die Einordnung deiner HDL- und LDL-Werte macht erst im Zusammenspiel mit Triglyceriden, Blutzucker, Blutdruck, Entzündungsneigung, Gewicht und Alltag wirklich Sinn.

3) Lipoprotein a – der Vetter des LDL

Lipoprotein(a) – kurz Lp(a) – ist so etwas wie der Vetter des LDL, denn er sieht dem LDL sehr ähnlich, trägt aber zusätzlich ein angehängtes Eiweiß, das Apolipoprotein(a). Die Konzentration von Lp(a) im Blut wird fast vollständig durch deine Gene bestimmt. Sie ist von Geburt an eher hoch oder eher niedrig und verändert sich im Laufe des Lebens nur wenig. Etwa 20 % der Bevölkerung trägt einen deutlich erhöhten Lp(a) Wert in sich und somit ein erhöhtes angeborenes Risiko für Herz-Kreislauf-Erkrankungen und für Verkalkungen der Herzklappen.

Weil Lp(a) so stark genetisch geprägt ist, reicht es in der Regel, ihn einmal im Erwachsenenalter bestimmen zu lassen, vor allem dann, wenn in deiner Familie frühe Herzinfarkte, Schlaganfälle oder plötzliche Todesfälle vorgekommen sind. Ein auffällig hoher Lp(a) Wert ist kein Grund zur Panik, aber ein deutliches Zeichen, dass du auf die zusätzlichen klassischen Risikofaktoren besonders gut achten solltest. Lebensstil, Ernährung und Bewegung senken Lp(a) selbst nur begrenzt, entscheiden aber sehr stark darüber, ob dein genetisches Risiko im Alltag überhaupt zum Tragen kommt. Wenn dein Lp(a) hoch ist, lohnt es sich umso mehr, nicht zu rauchen, den Blutdruck stabil zu halten, auf ein niedriges LDL zu achten, Entzündungen zu reduzieren und deinen Blutzucker im Rahmen zu halten.

Für stark erhöhte Lp(a) Werte gibt es in besonderen Fällen die Möglichkeit einer Lipoproteinapherese, bei der dein Blut über ein Filtersystem geleitet und ein Teil der „Fett-Partikel" vorübergehend entfernt wird. Das ist eine sehr spezielle Therapie, die nur für ausgewählte Menschen mit massivem Risiko infrage kommt. Parallel dazu werden derzeit neue Medikamente entwickelt, die gezielt an der Bildung von Lp(a) ansetzen und den Wert in Studien deutlich senken konnten. Sie sind aber noch nicht Teil des normalen Praxisalltags. Für die meisten Menschen bleibt Lp(a) somit ein Marker für genetische Verwundbarkeit, der dir zeigt, wie wichtig es ist, die Stellschrauben zu drehen, die du wirklich beeinflussen kannst.

Für Neugierige

Rund um Lp(a) wird immer wieder nach natürlichen Möglichkeiten gefragt, den Wert zu senken und einige Nährstoffe wurden tatsächlich dahingehend untersucht. Zum einen kann hochdosiertes Niacin, also eine spezielle Form von Vitamin B3, Lp(a) in Studien messbar reduzieren und zum anderen zeigen auch L-Carnitin, Coenzym Q10 und bestimmte Curcuminpräparate in Auswertungen eine moderate Senkungsmöglichkeit.

Das klingt im ersten Moment verlockend, hat aber zwei Haken. Zum einen sind die Effekte meist nur begrenzt und zum anderen konnten große Studien mit Niacin trotz Lp(a)-Senkung keinen klaren Zusatznutzen bei Herzinfarkten oder Schlaganfällen zeigen. Wenn dein Lp(a) deutlich erhöht ist, können solche Ansätze im Rahmen einer ärztlichen Betreuung ein Baustein sein, sie ersetzen aber nicht den konsequenten Umgang mit den klassischen Risikofaktoren. Entscheidend ist am Ende weniger, ob du Lp(a) um ein paar Prozent drückst, sondern ob dein Gesamtbild mit Blutdruck, LDL, Blutzucker, Entzündung, Gewicht und Alltag so stabil wird, dass dein genetisches Paket möglichst wenig Schaden anrichten kann.

Parameter	**Referenzbereich** (statistisch)	**Erfahrungsbereich** (Blutgeflüster)
Lipoprotein(a)	<75 nmol/ <30 mg/dl	<38 nmol/ <15 mg/dl

Einheiten: mg/dl; nmol/l

4) Triglyceride – deine Energiefette im Blut

Triglyceride sind die Speicherform deiner Nahrungsfette und bestehen im Detail aus einem Glycerinmolekül mit drei Fettsäuren. Sie dienen deinem Körper als Energiereserve und als Brennstoff. Immer wenn mehr Energie ankommt als dein Körper gerade verbraucht, packt er sie in kleine Fettpäckchen und lagert sie als Triglyceride in Fettzellen ein. Ein Teil davon schwimmt als freie Blutfette im Blut, vor allem nach dem Essen. Deshalb ist es bei Triglyceriden besonders wichtig, dass die Blutabnahme nüchtern erfolgt. Also mindestens 12 Stunden ohne Mahlzeit, denn nur dann zeigt der gemessene Wert, wie dein Stoffwechsel im Ruhezustand mit Fetten und Kohlenhydraten zurechtkommt.

Erhöhte Triglyceride sind oft ein sehr ehrlicher Spiegel deines Alltags. Sie klettern nach oben, wenn viele schnelle Kohlenhydrate aus Zucker und Fructose auf dem Teller landen, wenn Alkohol ein treuer Begleiter ist und wenn sich nach und nach mehr Bauchumfang, hoher Blutdruck oder ein unruhiger Blutzucker einschleichen. Häufig gehen hohe Triglyceride Hand in Hand mit Insulinresistenz, Typ 2 Diabetes, Übergewicht und wenig Bewegung. Auch bestimmte Medikamente wie Cortison, die Hormonpille, Entwässerungstabletten oder Betablocker können den Wert nach oben treiben. Und dann gibt es noch genetische Fettstoffwechselstörungen, bei denen die Triglyceride schon früh und ohne erkennbaren Auslöser deutlich erhöht sind.

Besonders klar wird das Muster, wenn ein hoher Triglyceridspiegel mit einem niedrigen HDL zusammentrifft. Dann erzählt dir dein Laborzettel ziemlich deutlich, dass dein Stoffwechsel mit Zucker, Fetten und Alltagspäckchen gerade mehr zu tun hat, als ihm guttut.

Das spricht dann meist dafür, dass dein Körper mit einer hohen Kohlenhydratlast und einer eher ungünstigen Fettauswahl zu kämpfen hat. Nur mild erhöhte Triglyceride machen sich im Alltag oft gar nicht bemerkbar, sie laufen still mit und können zusammen mit anderen Faktoren das Herz-Kreislauf-Risiko erhöhen. Sehr hohe Werte ab 500 mg/dl können aber die Bauchspeicheldrüse belasten und das Risiko für eine Pankreatitis (Bauchspeicheldrüsenentzündung) steigern.

Auf der anderen Seite sehe ich auch immer wieder sehr niedrige Triglyceridwerte im Labor. Grundsätzlich ist ein niedriger Triglyceridspiegel ein gutes Zeichen dafür, dass dein Körper mit Fetten und Kohlenhydraten gut zurechtkommt. Einen klar definierten unteren Grenzwert gibt es nicht. Viele Quellen werden aber aufmerksam, wenn die Triglyceride dauerhaft deutlich unter 50 mg/dl liegen. So ein Wert kann zu dir passen, wenn du sehr wenig Kalorien zu dir nimmst, sehr fettarm isst oder wenn eine Fettaufnahmestörung im Darm vorliegt, zum Beispiel durch chronische Darmerkrankungen. Auch ausgeprägte Mangelernährung, längere Fastenphasen, eine Schilddrüsenüberfunktion oder andere chronische Erkrankungen können mit sehr niedrigen Triglyceriden einhergehen. In solchen Situationen berichten viele Menschen unabhängig vom Laborwert über Erschöpfung, Gewichtsverlust, innere Unruhe oder Müdigkeit. Der niedrige Triglyceridwert ist dann nicht die Ursache, sondern eher ein weiterer Hinweis darauf, dass dem Körper dauerhaft Energie oder Nährstoffe fehlen oder dass der Stoffwechsel viel zu schnell läuft.

Du darfst für dich nun verinnerlichen, dass Triglyceride viel darüber erzählen, wie dein Körper mit der Kombination aus Zucker, Fett, Alkohol und Stress zurecht kommt. Ein einzelner Ausrutscher nach einem Feiertagsessen ist weniger spannend als ein dauerhaft erhöhter Wert im nüchternen Zustand. Und ein auffällig niedriger Wert ist eine Einladung, genauer hinzuschauen, ob du wirklich gut versorgt bist und ob dein Darm, deine Schilddrüse und dein Energiehaushalt stabil arbeiten.

Parameter	**Referenzbereich** (statistisch)	**Erfahrungsbereich** (Blutgeflüster)
Triglyceride	<150 mg/dl <1,7 mmol/l Werte über 200 mg/dl zeigen, dass der Stoffwechsel stark mit Zucker und Fetten zu tun hat. Ab 500 mg/dl steigt das Risiko für eine akute Bauchspeicheldrüsenentzündung.	60–100 mg/dl 0,7–1,1 mmol/l

Einheiten: mg/dl; mmol/l

Gut zu wissen

Der Triglycerid-HDL-Quotient

Der Quotient aus Triglyceriden und HDL ist ein kleiner Zusatzblick auf deinen Stoffwechsel. Dafür dividierst du deinen Triglyceridwert durch deinen HDL-Wert. Wichtig ist, dass beide Werte in der gleichen Einheit vorliegen.

Ein hoher Triglyceridwert und ein niedriges HDL passen oft zu Insulinresistenz, beginnendem Typ-2-Diabetes und einem erhöhten Risiko für Herz-Kreislauf-Erkrankungen. Der Quotient fasst dieses Muster in einer Zahl zusammen. Je niedriger er ist, desto entspannter ist dein Stoffwechsel. Viele ganzheitliche Mediziner wie ich sehen einen Wert unter 1 als ideal und Werte ab 2 als Hinweis, genauer hinzuschauen, vor allem in Richtung Insulinsensitivität, Bauchumfang und Lebergesundheit.

Daher setze ich den Erfahrungsbereich hier bewusst enger als viele offizielle Stellen. In Studien zeigt sich, dass ein TG/HDL-Quotient über 2 häufiger mit Insulinresistenz, Fettleber und einem höheren Herz-Kreislauf-Risiko einhergeht. Den Bereich unter 1 erlebe ich in der Praxis meist als sehr ruhigen Stoffwechselbereich, vor allem wenn gleichzeitig Bauchumfang, Blutzucker und Blutdruck gut im Rahmen sind. Das ist kein harter Grenzwert und keine Diagnose, sondern eine Orientierungshilfe. Der Quotient soll dir helfen zu erkennen, in welche Richtung dein Stoffwechsel gerade tendiert. Besonders spannend ist dieser Quotient auch als mögliche Warnlampe für die Leber. Ein ungünstiger Quotient passt häufig zu einer nicht-alkoholischen Fettleber, lange bevor klassische Leberwerte deutlich aus dem Rahmen fallen. Aber auch dieser Quotient ersetzt nie den Blick aufs Ganze, sondern ist eine Ergänzung zu deinen sonstigen Blutparametern und den Symptomen, die dein Körper dir aufzeigt.

Parameter	**Referenzbereich** (statistisch)	**Erfahrungsbereich** (Blutgeflüster)
TG/HDL Quotient	<2 (ideal) <4–6 (optimal) >6 (ungünstig)	<1 (ideal)

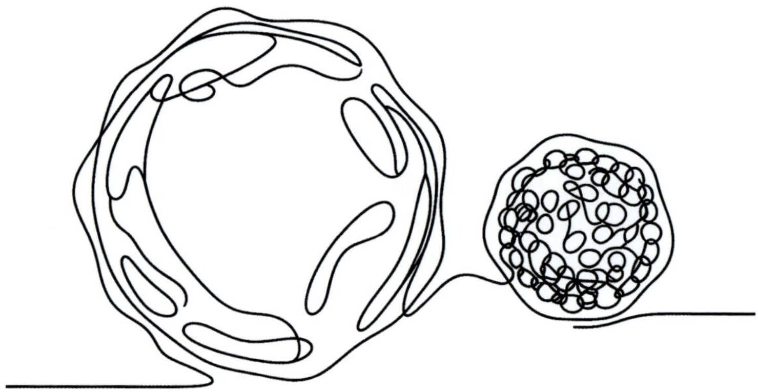

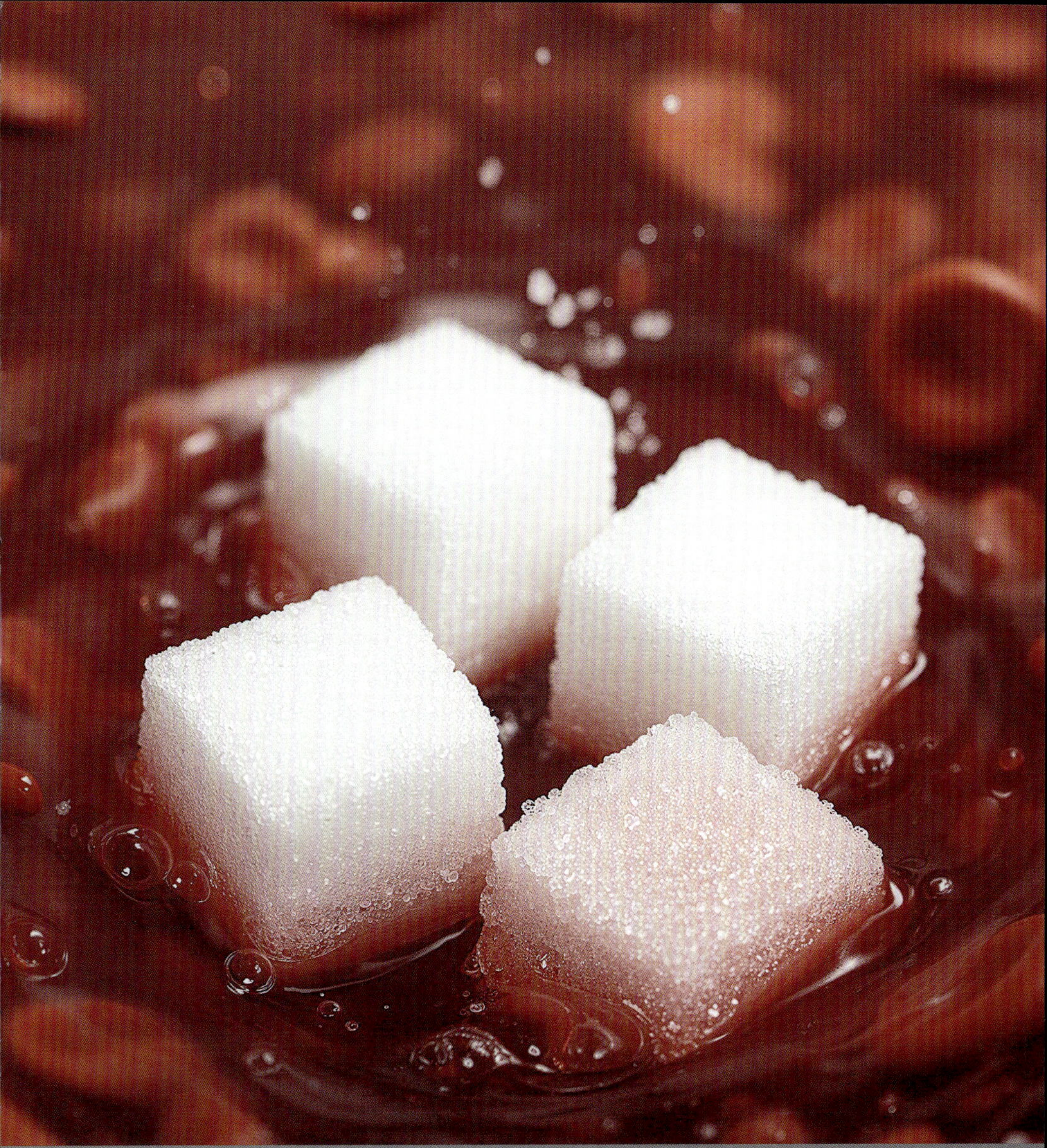

BLUTZUCKERWERTE

Einleitung

DIE BLUTZUCKERWERTE

Kennst du diese Tage, an denen du gefühlt im Halbstundentakt an Essen denkst? Erst das schnelle Frühstück, dann der Griff zur Schublade im Büro, ein Keks hier, ein Riegel da. Nach dem Mittagessen kommt das berühmte Tief. Du bist gereizt, wenn nichts Süßes im Haus ist und abends sitzt du auf der Couch mit Snack Nummer drei, obwohl du eigentlich satt sein müsstest.

Viele beschreiben es als ständiges Hüngerchen, als inneren Druck, etwas essen zu müssen. Dazu kommen Stimmungsschwankungen, schlechte Laune aus dem Nichts und Nervosität, wenn du länger nichts gegessen hast. Die wenigsten bringen das spontan mit ihrem Blutzucker in Verbindung. Es wirkt eher wie „ich habe halt keine Disziplin" oder „ich bin einfach eine kleine Naschkatze". Dabei steckt dahinter oft eine Blutzuckerachterbahn. Nach jeder kohlenhydratreichen Mahlzeit schießt der Blutzucker nach oben, Insulin klettert hinterher und kurz darauf fällt beides wieder ab. Dein Körper reagiert darauf mit Heißhunger, Unruhe und dieser inneren Dringlichkeit, schnell etwas essen zu müssen. Das Spannende ist, sobald Menschen einmal eine konsequentere fett- und eiweißreiche Ernährung ausprobieren und ihre Kohlenhydrate bewusster reduzieren, merken sie oft zum ersten Mal, wie sich ein ruhigerer Blutzucker anfühlt. Plötzlich halten sie mehrere Stunden ohne Snacks durch, der Heißhunger wird leiser und das Denken klarer.

Dein Zuckerstoffwechsel ist einer der zentralen Energieprozesse deines Körpers. Es macht übrigens biochemisch keinen großen Unterschied, ob du ein Stück Vollkornbrot, ein fermentiertes Sauerteigbrot, eine Portion Pasta oder eine Kugel Eis isst. Am Ende zerlegt dein Verdauungssystem diese Kohlenhydrate in kleinere Zuckerbausteine, vor allem in Glukose. Der wichtigste Unterschied liegt in der Geschwindigkeit der Zuckerfreisetzung. Vollkorn, Ballaststoffe und Fett bremsen den Anstieg, Süßigkeiten und stark verarbeitete Produkte lassen den Blutzucker deutlich schneller nach oben schießen. Für deinen Körper bleibt der Kern aber trotzdem gleich: Am Ende ist es Zucker.

Der ganze Zucker gelangt dann über den Darm ins Blut und dein Blutzucker steigt an. Dieses Signal ruft Insulin auf den Plan und die Bauchspeicheldrüse schüttet es ins Blut aus. Insulin wirkt wie ein Türöffner an den Zellen, denn es hilft der Glukose dabei, aus dem Blut in die Zellen hineinzukommen. Die Zellen brauchen den Zucker für die Bildung von ATP (Adenosintriphosphat), die eigentliche Energiewährung deines Körpers. Ein großer Teil dieser Energie geht in dein Gehirn, denn das verbraucht etwa 20 % deiner gesamten Tagesenergie. Denken, Planen, Fühlen und Erinnern kostet eben permanent Kraft. Gleichzeitig ist dein Stoffwechsel aber sehr flexibel. Wenn du zum Beispiel kohlenhydratarm oder ketogen isst, kann dein Körper vermehrt Ketonkörper bilden und diese dienen deinen Zellen als stabile alternative Energiequelle.

Eine wichtige Rolle im Zuckerstoffwechsel spielt auch deine Leber, denn sie speichert Glukose in Form von Glykogen als Vorrat für schlechte Zeiten. In Leber und Muskulatur zusammen liegen ungefähr ein bis zwei Tagesrationen an schnell verfügbarer Zuckerenergie bereit. Wenn du also eine anstrengende Sporteinheit machst, lange nichts isst, nachts schläfst oder in einer Stressphase funktionierst, ohne regelmäßig zu essen, greift dein Körper auf diesen Zuckerspeicher zurück. Hormone wie Glukagon, Adrenalin und Cortisol sorgen dann dafür, dass aus dem Glykogen wieder freie Glukose wird, die ins Blut abgegeben werden kann. Genau hier kommt auch das Thema Stress ins Spiel, denn unter Stress steigt der Cortisolspiegel, die Leber gibt vermehrt Glukose ins Blut ab und dein Blutzucker steigt. Wenn dieser Zustand zum Dauermodus wird, kann das deinen Blutzucker langfristig oben halten und deinen Stoffwechsel negativ beeinflussen, selbst wenn deine Ernährung auf dem Papier recht gesund aussieht.

Typisch für eine Blutzuckerachterbahn sind Schwankungen, die du im Alltag deutlich spürst. Längerfristig und dauerhaft erhöhte Werte machen sich allerdings eher leiser bemerkbar. Du fühlst dich erschöpft, schläfst schlecht, hast mehr Durst, musst häufiger zur Toilette oder nimmst eher Gewicht am Bauch zu. Entscheidend ist deshalb nicht nur der eine Laborwert, der noch im Referenzbereich liegt, sondern deine

Blutzuckerstabilität über den Tag. Eine ausgeprägte Blutzuckerachterbahn kostet dich unterm Strich unnötig viel Energie, Nerven und oft auch Lebensqualität.

In diesem Kapitel schauen wir uns an, was hinter dieser Achterbahn steckt und wie du sie in deinen Blutwerten wiederfindest. Wir gehen gemeinsam die zentralen Laborwerte durch, die dir helfen, deinen Blutzucker-Stoffwechsel besser zu verstehen. Zuerst die Nüchternglukose als ersten Orientierungswert und dann das Nüchterninsulin und den daraus berechneten HOMA Index als Blick auf deine Insulinempfindlichkeit. Und zum Schluss den HbA1c-Wert, der wie ein Langzeitprotokoll deiner Blutzuckersituation funktioniert. Du wirst sehen, warum ein einzelner noch normaler Wert keine wirkliche Entwarnung ist und wie die einzelnen Parameter zusammen ein Bild ergeben. Zudem wirst du lernen, an welcher Stelle funktionelle Erfahrungsbereiche dir helfen können, früher gegenzusteuern.

Ziel dieses Kapitels ist nicht, dir Angst vor Zucker zu machen. Es geht darum, dass du deinen Stoffwechsel besser verstehst, deine eigenen Muster erkennst und klarer einschätzen kannst, welche Rolle dein Blutzucker bei Müdigkeit, Stimmung, Gewicht und Heißhunger spielt. So kannst du mit deinem Arzt oder deiner Ärztin anders ins Gespräch gehen und bewusster entscheiden, welche nächsten Schritte für dich wirklich Sinn ergeben.

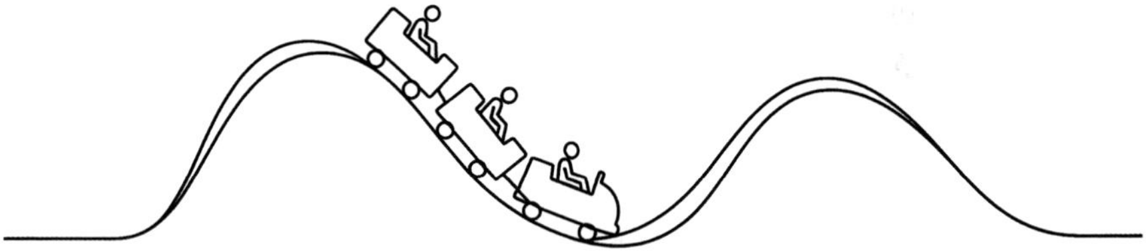

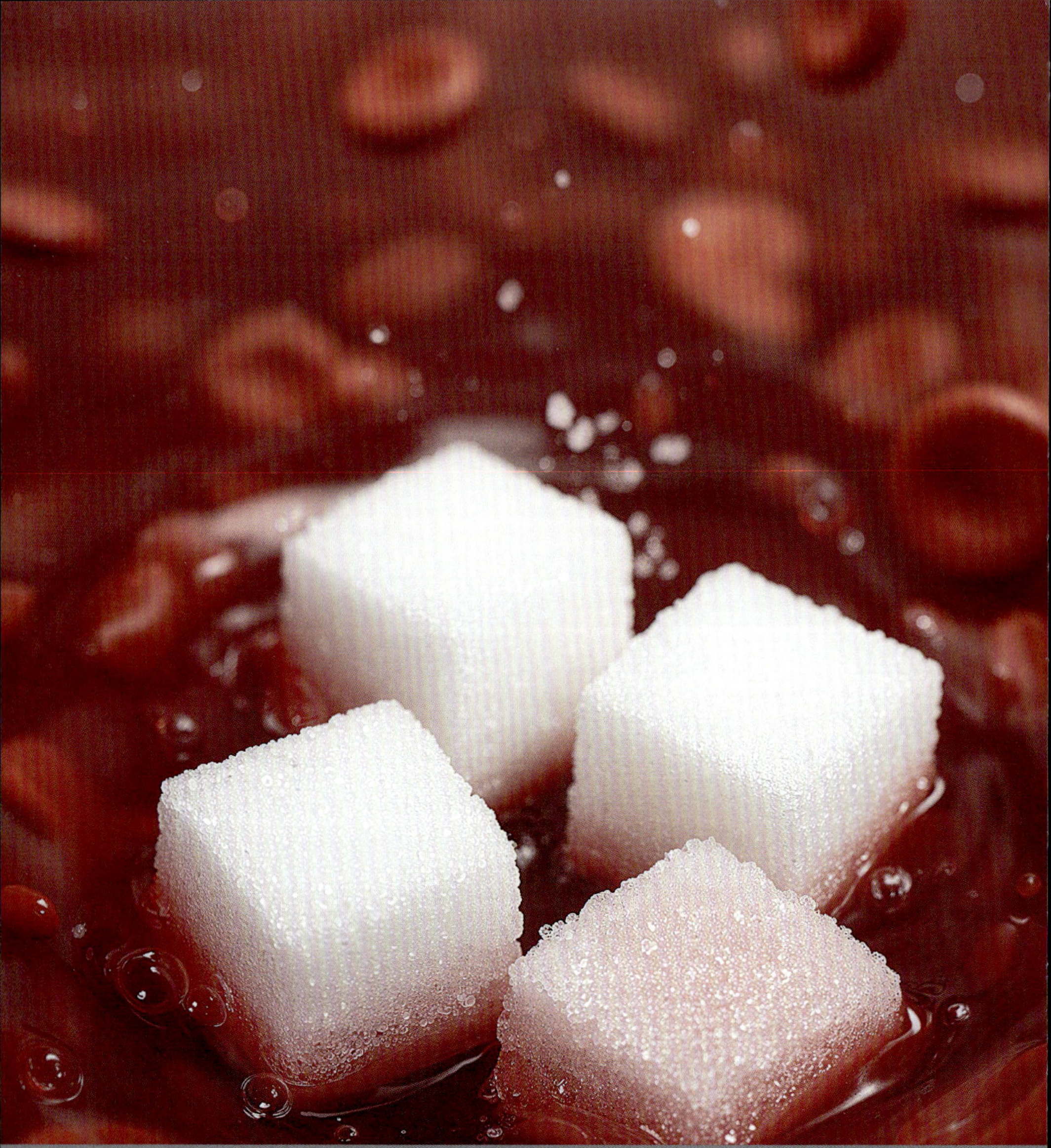

BLUTZUCKERWERTE

im Detail

Überblick

1. **Glukose** – dein Alltagskraftstoff
2. **Insulin** – dein Stoffwechselregisseur
3. **HbA1c** – dein Zucker-Langzeitgedächtnis

1) Glukose – dein Alltagskraftstoff

Wenn wir von Zucker sprechen, haben wir viele verschiedene Bilder im Kopf. Das Vollkornbrot vom Bäcker, das „gesunde“ Müsli, die Schokolade am Abend, der Orangensaft am Morgen oder die Kugel Eis im Sommer.

Der Laborwert „Glukose“ zeigt dir in einer Momentaufnahme, wie hoch dein Blutzucker zum Messzeitpunkt ist. Gemeint ist hier die Nüchternglukose, also der Wert, der morgens oder tagsüber nach einer längeren Essenspause bestimmt wird. Nur dann lässt sich halbwegs beurteilen, wo dein Körper seinen Grundpegel gesetzt hat, ohne dass dein Frühstück das Ergebnis durcheinanderbringt. Die Nüchternglukose kann im Labor aus der Vene gemessen werden oder zu Hause mit einem einfachen Blutzuckermessgerät über einen kleinen Picks in die Fingerkuppe. Beide Methoden erfassen dasselbe Prinzip. Ein einzelner Ausreißer ist dabei weniger spannend als das dauerhafte Muster. Wenn der Wert immer wieder eher hoch liegt, kann das ein Hinweis darauf sein, dass dein Körper schon länger viel regulieren muss. Liegt er sehr tief und du fühlst dich dabei wackelig, hungrig oder „leer im Kopf“, ist das für deinen Körper ebenfalls Stress.

Wichtig ist auch hier der Kontext. Unter einer eher klassischen Mischkost schaue ich bei der Nüchternglukose anders hin als bei einer streng kohlenhydratarmen oder ketogenen Ernährung. Wer länger ketogen isst, hat oft einen sehr stabilen Blutzucker über den Tag und kann trotzdem einen Nüchternwert haben, der auf dem Laborzettel nicht perfekt ins Schema passt. Entscheidend ist in diesem Zuge, wie du dich fühlst, wie deine übrigen Werte aussehen und ob dein Körper insgesamt ruhig wirkt. Wenn die Glukose nicht gut reguliert ist, zeigt sich das im Alltag oft früher als im Labor. Manche merken es daran, dass sie ohne Frühstück nicht in Gang kommen, andere daran, dass sie vormittags oder am späten Nachmittag regelmäßig abstürzen, nervös werden, nach Süßem suchen oder gereizt reagieren. Der Glukosewert ist an dieser Stelle kein Urteil, sondern ein Startsignal. Er hilft dir und deinem Arzt zu entscheiden, ob es sinnvoll ist, zusätzlich Insulin und den HbA1c-Wert im Blut zu messen, um dann ein stimmiges Gesamtbild zu erhalten.

Parameter	Referenzbereich (statistisch)	Erfahrungsbereich (Blutgeflüster)
Glukose (nüchtern)	70–99 mg/dl 3,9–5,6 mmol/l	65–90 mg/dl 3,6–5,0 mmol/l

Einheiten: mg/dl; mmol/l

Wenn deine Nüchternglukose immer wieder in einem Bereich liegt, den die medizinischen Leitlinien als Vorstufe von Diabetes einordnen, also zwischen 100 und 125 mg/dl, ist das ein deutliches Warnsignal. Das heißt nicht, dass du automatisch einen Diabetes bekommst, aber es zeigt, dass dein Zuckerstoffwechsel sich schwer tut. Spätestens dann lohnt sich ein ärztlicher Blick auf das Gesamtbild deines Stoffwechsels. Dazu gehören zum Beispiel die Messung der Blutparameter HbA1c, Insulin und Blutfette sowie die Einordnung deines Blutdrucks und deines Bauchumfangs.

Aus funktioneller Sicht schaue ich als ganzheitlich arbeitende Ärztin schon genauer hin, wenn Nüchternwerte dauerhaft über 90 mg/dl liegen. Vor allem wenn zusätzlich Symptome wie Heißhunger, Müdigkeit, Konzentrationsprobleme, Gewichtszunahme am Bauch oder das Gefühl, nie richtig satt zu werden dazukommen. Das ist für mich stets ein Zeichen, früh gegenzusteuern. Dauerhaft nüchterne Zuckerwerte im Prädiabetes-Bereich ab 100 mg/dl oder sogar im Diabetesbereich über 126 mg/dl (bei wiederholter Messung) sollten immer ärztlich abgeklärt werden. Nicht, um dir Angst zu machen, sondern um dir die Chance zu geben, rechtzeitig etwas zu verändern. Je früher du verstehst, was dein Stoffwechsel braucht, desto besser kannst du mit Ernährung, Bewegung, Stressregulation und medizinischer Unterstützung Einfluss nehmen.

Für Neugierige

Zuckertest in der Schwangerschaft

Jede schwangere Frau bekommt in Deutschland den „Zuckertest“ (OGTT) angeboten. Da trinkt man dann eine sehr süße Lösung und es wird geschaut, wie der schwangere Körper damit zurecht kommt. Die Idee dahinter ist erstmal sinnvoll. Man möchte Schwangere erkennen, bei denen der Blutzucker so stark ansteigt, dass es für Mutter und Kind auf Dauer ein Risiko darstellt. Was dabei oft untergeht ist, dass in der Schwangerschaft der Körper ganz bewusst insulinresistenter wird. Das ist kein Fehler der Natur, sondern ein Anpassungsprogramm, damit das heranwachsene Baby genug Glukose als Baustoff und Energiequelle bekommt. Ein bestimmtes Maß an „Schwerfälligkeit" beim Insulin ist also physiologisch gewollt. Der OGTT testet diese Situation mit einer extremen Zuckermenge, die so im Alltag kaum vorkommt. Leicht erhöhte Werte können dann schnell so aussehen, als ob etwas „nicht stimmt", obwohl der Körper einfach nur im Schwangerschaftsmodus läuft. Kritisch wird es, wenn aus einem leicht grenzwertigen Ergebnis sofort ein großes Drama gemacht wird. Viele Frauen fühlen sich nach dem Test verunsichert, stigmatisiert und rennen von Termin zu Termin, obwohl sie nur minimal über einer festgelegten Grenze liegen. Hier lohnt es sich, nachzufragen. Wie hoch waren die Werte wirklich? Wie sehen Nüchternzucker, HbA1c und der Alltag aus? Gibt es weitere Risikofaktoren für einen gestörten Zuckerstoffwechsel? Ein ganz klar auffälliger Schwangerschaftsdiabetes gehört ernst genommen und gut begleitet, keine Frage. Gleichzeitig ist der „Zuckertest" ein Werkzeug und keine absolute Wahrheit. Du darfst ablehnen, nach Alternativen fragen und dir erklären lassen, was das Ergebnis in deinem konkreten Fall bedeutet. Wichtig ist, dass du nicht aus Angst handelst, sondern informiert bist.

2) Insulin – dein Stoffwechselregisseur

Insulin ist der Regisseur deines Zuckerstoffwechsels und wird in der Bauchspeicheldrüse gebildet. Steigt dein Blutzucker nach einer Mahlzeit an, steigt auch dein Insulin und wenn der Blutzucker wieder abfällt, geht auch das Insulin mit zurück. Im Idealfall läuft diese Kurve eher ruhig und vorhersehbar. Gemessen wird als Blutwert das Nüchterninsulin, also der Insulinwert nach einer längeren Essenspause als Basiswert. Nur dann sieht man, wie viel Insulin dein Körper braucht, um deinen Blutzucker im Ruhezustand im Griff zu halten. Ein nüchterner Insulinwert, der dauerhaft hoch ist, obwohl dein Blutzucker noch „schön" aussieht, ist oft das erste Zeichen, dass dein Körper im Hintergrund bereits schwer arbeitet. Er schleust dann mehr Insulin in den Kreislauf, damit der Zuckerspiegel im Normalbereich bleibt. Nach außen wirkt alles noch unscheinbar, doch dein Stoffwechsel funkt im Hintergrund schon heimlich ein SOS.

Insulin hat im Körper mehrere Rollen gleichzeitig. Zum einen hilft es der Glukose dabei, aus dem Blut in die Zellen zu kommen, damit dort Energie produziert werden kann. Und zum anderen bremst es den Fettabbau und fördert die Einlagerung von Energie in Form von Körperfett. Hohe Insulinspiegel über den Tag machen es deshalb vielen Menschen schwer, Gewicht zu verlieren, selbst wenn sie gar nicht so viel essen. Wenn dein Körper weniger empfindlich auf Insulin reagiert, spricht man von Insulinresistenz. Deine Zellen tun sich dann schwerer damit, das Signal „Insulin klopft an, mach bitte auf" umzusetzen. Die Bauchspeicheldrüse versucht verzweifelt zu kompensieren und produziert noch mehr Insulin. Im Labor sieht das manchmal so aus, dass Glukose und HbA1c noch unauffällig sind, während das nüchterne Insulin aber schon deutlich nach oben schießt. Genau deshalb lohnt es sich, Insulin im Blut mit zu bestimmen, statt nur auf den Blutzucker zu schauen. Typische Alltagszeichen, die zu einem hohen Insulinspiegel passen können, sind Müdigkeit und das berühmte „Fresskoma" nach kohlenhydratreichen Mahlzeiten sowie Heißhunger, erschwerte Gewichtsabnahme, Konzentrationsstörungen und Kopfschmerzen. Es muss nicht immer alles zusammen auftreten, aber wenn du dich in mehreren Punkten wiederfindest und das nüchterne Insulin oben liegt, lohnt sich ein detaillierter Blick.

Sehr niedrige Insulinwerte im Nüchternzustand sieht man wesentlich seltener. Sie können bei stoffwechselgesunden, gut trainierten oder ketogen lebenden Menschen vorkommen, vor allem wenn der Blutzucker dabei stabil bleibt und du dich wohlfühlst. Kritischer wird es, wenn das Insulin ungewöhnlich niedrig ist und der Blutzucker gleichzeitig hoch liegt. Dann denkt man eher an eine gestörte Insulinproduktion, zum Beispiel im Rahmen eines Typ-1-Diabetes oder einer Erkrankung der Bauchspeicheldrüse und das gehört immer in ärztliche Hände.

Um das Zusammenspiel aus Glukose und Insulin greifbarer zu machen, gibt es den sogenannten **„HOMA-Index“**. Er wird aus deinem nüchternen Blutzucker und deinem nüchternen Insulin berechnet und gibt dir einen Eindruck davon, wie empfindlich dein Körper noch auf Insulin reagiert oder wie stark er schon in Richtung Insulinresistenz rutscht.

Der „HOMA-Index“ ersetzt aber keine Diagnose, ist jedoch ein hilfreiches Werkzeug, um Zwischenzustände früh zu erkennen und das oft lange bevor der Blutzucker offiziell aus dem Rahmen fällt. Wenn dein Nüchterninsulin im Erfahrungsbereich der Tabelle liegt, spricht vieles dafür, dass sich dein Stoffwechsel ohne großen Kraftaufwand selbst gut regulieren kann. Große Langzeitstudien zeigen, dass Menschen mit Insulinwerten im oberen Normbereich auf Dauer häufiger Bluthochdruck und Herz-Kreislauf-Erkrankungen entwickeln, auch wenn der Blutzucker noch in Ordnung ist. Deshalb orientiere ich mich mit dem Erfahrungsbereich eher am unteren bis mittleren Abschnitt der offiziellen Referenzspanne. So bleibst du mit deinem Insulinspiegel weit weg von Bereichen, in denen der Körper ständig gegensteuern muss und hast gleichzeitig genug Spielraum für normale Alltagsschwankungen. Der Bereich von etwa 3 bis 5 µU/ml ist daher für viele Menschen eine Zone, in der sich Blutzucker, Energie und Hungergefühl am ausgeglichensten verhalten, ohne dass du dafür eine strenge Diät einhalten musst.

Parameter	**Referenzbereich** (statistisch)	**Erfahrungsbereich** (Blutgeflüster)
Insulin (nüchtern)	5,0–25 µU/ml	3,0–5,0 µU/ml Werte über 10 µU/ml sind kritisch zu werten!

Einheiten: µU/ml; mIU/l

3) HbA1c – dein Zucker-Langzeitgedächtnis

Dein HbA1c-Wert zeigt dir, wie viel Zucker sich im Laufe der Zeit an deinen roten Blutfarbstoff angeheftet hat. In deinen roten Blutkörperchen sitzt, wie du bereits gelernt hast, das Hämoglobin, welches Sauerstoff transportiert. Wenn im Blut viel Glukose unterwegs ist, bleibt davon ein Teil wie ein feiner Zuckerfilm an diesem Hämoglobin kleben. Das passiert nicht von heute auf morgen, sondern nach und nach in den Wochen, in denen die roten Blutkörperchen im Blutkreislauf zirkulieren. Weil ein rotes Blutkörperchen nur ungefähr 120 Tage lebt, spiegelt der HbA1c grob deinen durchschnittlichen Blutzucker der letzten drei Monate wider. Deshalb spricht man auch vom Langzeitblutzucker. Er zeigt dir nicht jede einzelne wilde Blutzuckerachterbahn nach einem Stück Kuchen, aber er verrät dir, ob dein Zuckerstoffwechsel eher ruhig läuft oder ob dein Körper über längere Zeit mit höheren Werten kämpfen musste.

Dennoch ist der HbA1c kein unfehlbarer Wahrheitswert, denn er hängt nicht nur von der Höhe des Blutzuckers ab, sondern auch davon, wie lange deine roten Blutkörperchen leben. Wenn sie deutlich länger im Blut bleiben, zum Beispiel bei manchen Formen von Blutarmut aufgrund von Eisenmangel oder Vitamin B12 Mangel, haben Erythrozyten mehr Zeit, Zucker anzusammeln und der HbA1c kann höher wirken. Hier sind oft mehr „ältere" rote Blutkörperchen unterwegs, die schon länger in diesem Zuckermilieu schwimmen.

Wenn sie schneller abgebaut werden, zum Beispiel nach starkem Blutverlust, in der Schwangerschaft oder bei bestimmten Leber- und

Nierenerkrankungen, kann der HbA1c künstlich niedriger erscheinen. In solchen Situationen sind viele „junge“ Blutkörperchen im Umlauf, die noch nicht so lange Zeit hatten, Zucker anzulagern. Deshalb lohnt es sich immer, diesen Wert zusammen mit den anderen Blutwerten und deinem allgemeinen Befinden zu betrachten, statt ihn allein über deine Gesundheit entscheiden zu lassen.

Parameter	**Referenzbereich** (statistisch)	**Erfahrungsbereich** (Blutgeflüster)
HbA1c	<5,7 % <39 mmol/mol Hb 5,7–6,4 % 39–46 mmol/mol Hb (Bereich mit erhöhtem Risiko für Prädiabetes) >6,5 % >48 mmol/mol Hb Diagnose Diabetes mellitus (bei wiederholter Messung)	5,1–5,3 % 32–34 mmol/mol Hb Dieser Bereich zeigt die Zone, in der die meisten Menschen erfahrungsgemäß am stabilsten im Zuckerstoffwechsel unterwegs sind.

Einheiten: mmol/mol; %

Der Erfahrungsbereich von Blutgeflüster liegt bewusst enger als der breite offizielle Normbereich. Große Bevölkerungsstudien zeigen, dass das Risiko für Prädiabetes, Diabetes und Herz-Kreislauf-Erkrankungen schon im oberen „noch normalen“ HbA1c-Bereich ansteigt, lange bevor irgendeine Diagnose gestellt wird. Gleichzeitig fallen extrem niedrige HbA1c-Werte eher bei Menschen auf, die andere Probleme haben, zum Beispiel eine deutlich verkürzte Lebensdauer der roten Blutkörperchen. Deshalb orientiere ich mich mit dem funktionellen Bereich an einer Zone, in der das Risiko für spätere Stoffwechselerkrankungen gering ist, ohne in Bereiche zu rutschen, in denen der HbA1c aus anderen Gründen auffällig niedrig sein kann.

Auf einen Blick – Blutzuckerwerte

- Deinen Zuckerstoffwechsel kannst du gut an drei Blutwerten ablesen. Die Nüchternglukose zeigt, wo dein Blutzucker im Moment steht. Das nüchterne Insulin und der „HOMA-Index“ zeigen, wie viel dein Körper im Hintergrund ausgleichen muss. Der HbA1c gibt dir einen Eindruck, wie sich dein Blutzucker über die letzten drei Monate insgesamt verhalten hat.
- Eine Insulinresistenz beginnt oft leise. Glukose und HbA1c können noch unauffällig sein, während das Nüchtern-Insulin schon deutlich erhöht ist.
- Der HbA1c ist ein hilfreicher Langzeitwert, aber kein unfehlbarer Richter. Blutarmut, Mangelzustände, Alter, Schwangerschaft, Blutverlust oder chronische Erkrankungen können ihn verfälschen.
- Stress, Schlafmangel und große Mahlzeiten können deinen Nüchternzucker erhöhen, auch wenn deine Ernährung auf dem Teller ganz pasabel aussieht.
- Dauerhaft erhöhte Nüchternglukose, deutlich erhöhtes nüchternes Insulin oder ein auffälliger HbA1c sollten stets ärztlich abgeklärt werden.

BLUTGEFLÜSTER

Bonusmaterial

Zu diesem Buch gibt es kostenfreies Zusatzmaterial zum Download. Diese Bonus-Inhalte unterstützen dich dabei, die Informationen aus dem Buch im Alltag anzuwenden und besser einzuordnen – übersichtlich und praxisnah.

Scanne hierfür einfach den QR-Code oder nutze die URL: https://drmariafolk.de/blutgefluesterbonus

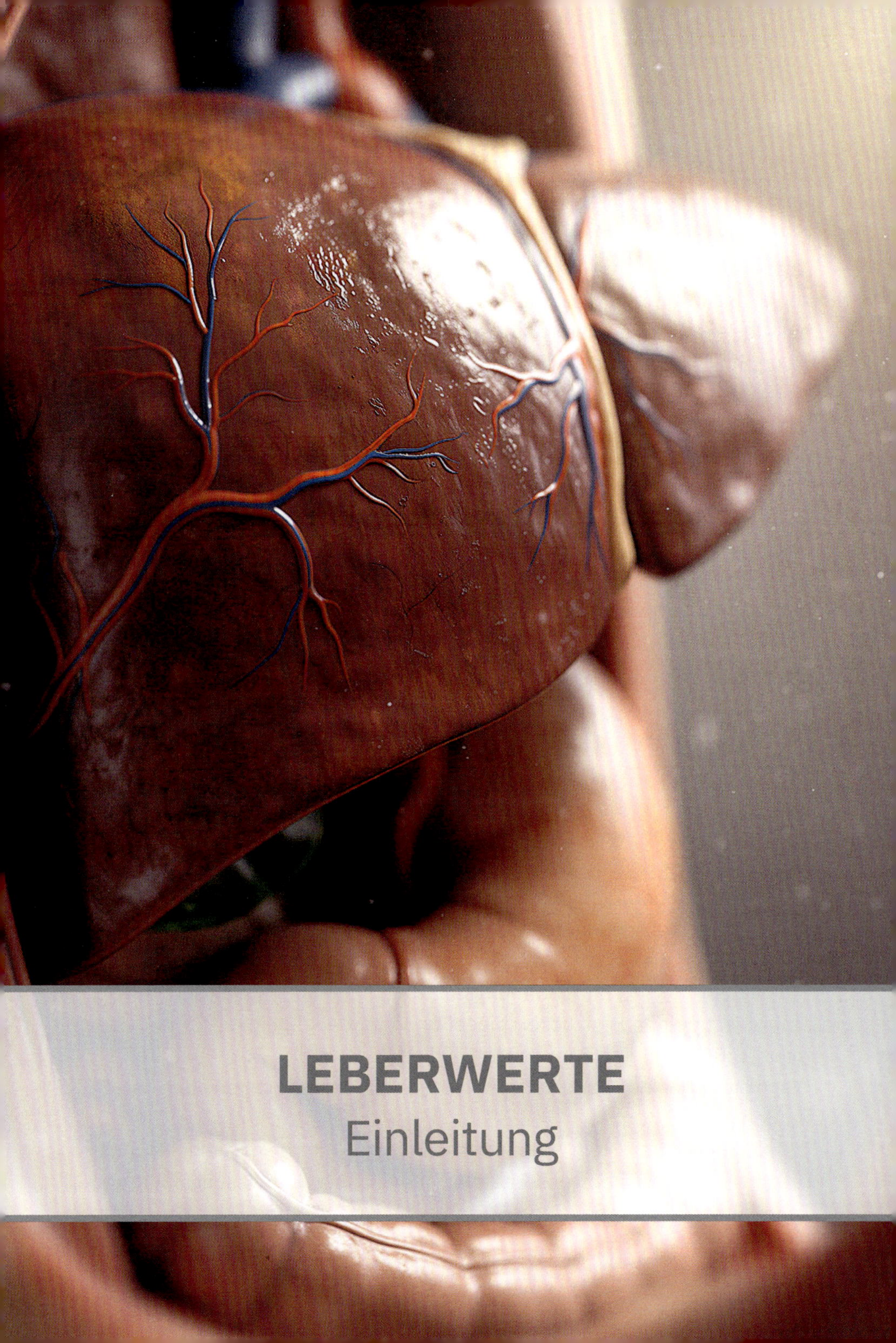

LEBERWERTE

Einleitung

DIE LEBERWERTE

Deine Leber arbeitet leise im Hintergrund und ist doch eines der zentralen Organe deines Stoffwechsels. Sie beschwert sich wenig und rückt deshalb selten in den Mittelpunkt. Stell sie dir als eine gut geschützte, warme Werkhalle direkt unter deinem rechten Rippenbogen vor. Sie liegt unter dem Zwerchfell, schmiegt sich ein Stück weit bis zur Körpermitte vor und ist bei einem erwachsenen Menschen ungefähr so groß wie eine Honigmelone. Mit rund 1,5 kg ist sie kein zartes Organ, sondern ein kräftiger Brocken, durch den pro Minute große Mengen an Blut fließen.

Ohne unsere Leber könnten wir nicht leben, denn fast alles, was wir essen, trinken oder an Medikamenten zu uns nehmen, macht hier einmal „Stopp". Das Tückische dabei ist, dass sich die Leber lange Zeit kaum meldet, da sie im Inneren kaum Schmerzrezeptoren hat. Erst wenn ihre äußere Kapsel gedehnt wird oder andere Strukturen mitbetroffen sind, kann es zu Druck- oder Spannungsgefühlen im rechten Oberbauch kommen. Viele Veränderungen an der Leber laufen deshalb jahrelang stumm, während du vielleicht nur müde bist, dich aufgeschwemmt fühlst oder mit deiner Verdauung kämpfst.

Gleichzeitig ist die Leber ein wahres Multitalent. Sie produziert Gallenflüssigkeit, damit du Fette aus der Nahrung gut verdauen kannst. Sie baut aus Aminosäuren wichtige Eiweiße, speichert Kohlenhydrate als Energiereserve und ist deine größte Entgiftungszentrale. Alkohol, Medikamente, Umweltgifte, aber auch ganz normale Stoffwechselprodukte wie Ammoniak werden hier so umgebaut, dass dein Körper sie gut ausscheiden kann. Außerdem ist die Leber an der Herstellung von Cholesterin und Vitamin D beteiligt, produziert Blutgerinnungsfaktoren, baut alte Blutkörperchen ab, stabilisiert deinen Blutzuckerspiegel und dient als Speicher für die Vitamine A, B12 und Folsäure sowie für die Mineralstoffe Eisen und Kupfer. Wenn die Leber ins Straucheln gerät, bleibt das deshalb selten ohne Folgen für den ganzen Körper.

Trotzdem ist sie kein empfindliches Organ, das beim kleinsten Ausrutscher rebelliert, denn unsere Leber ist unglaublich anpassungsfähig und kann lange Zeit kompensieren. Genau das ist Fluch und Segen zugleich.

Sie hält lange durch, auch wenn sie immer wieder mit Alkohol, Schmerzmitteln, viel Zucker, wenig Bewegung, Übergewicht und einer nährstoffarmen Ernährung klarkommen muss. Auf Dauer kippt dadurch das Gleichgewicht und es kommt zu Veränderungen im Lebergewebe, die sich dann in bestimmten Blutparametern zeigen können, lange bevor du offensichtlich etwas merkst.

Die Leberwerte auf deinem Laborzettel sind kleine Statusberichte deiner inneren Schaltzentrale. Klassischerweise gehören dazu die Transaminasen (GOT und GPT, oft auch ASAT und ALAT genannt), die Gamma-Glutamyltransferase (Gamma-GT) und das Bilirubin. Je nach Fragestellung können weitere Werte hinzukommen. Zusammen können sie Hinweise darauf geben, ob bereits Leberzellen gereizt oder geschädigt sind, ob der Galleabfluss gestört ist oder ob dein Körper beim Abbau bestimmter Stoffe ins Stolpern gerät. Die Auswertung dieser Leberwerte ist allerdings selten schwarz-weiß, denn der Leberstoffwechsel wird von vielen Faktoren beeinflusst.

Ein einzelner Ausreißer nach oben ist deshalb nicht automatisch ein Grund zur Panik, sondern erst einmal ein Signal, genauer hinzuschauen und den Verlauf zu beobachten. Umgekehrt können Leberwerte auch lange im Rahmen bleiben, obwohl im Hintergrund schon eine Fettleber entsteht oder andere Prozesse laufen. Wichtig ist wie immer das Muster und die Fragen dahinter: Wie verhalten sich die einzelnen Leberwerte zueinander? Wie sehen die anderen Blutwerte im Stoffwechsel aus? Wie fühlst du dich im Alltag?

In diesem Kapitel schauen wir uns die wichtigsten Leberblutwerte einzeln an. Du erfährst, was genau sie messen und welche typischen Denkrichtungen sich bei erhöhten oder zu niedrigen Werten ergeben. Ziel ist nicht, dass du dir selbst eine Leberdiagnose stellst, sondern dass du verstehst, was dein Blut dir hier erzählt.

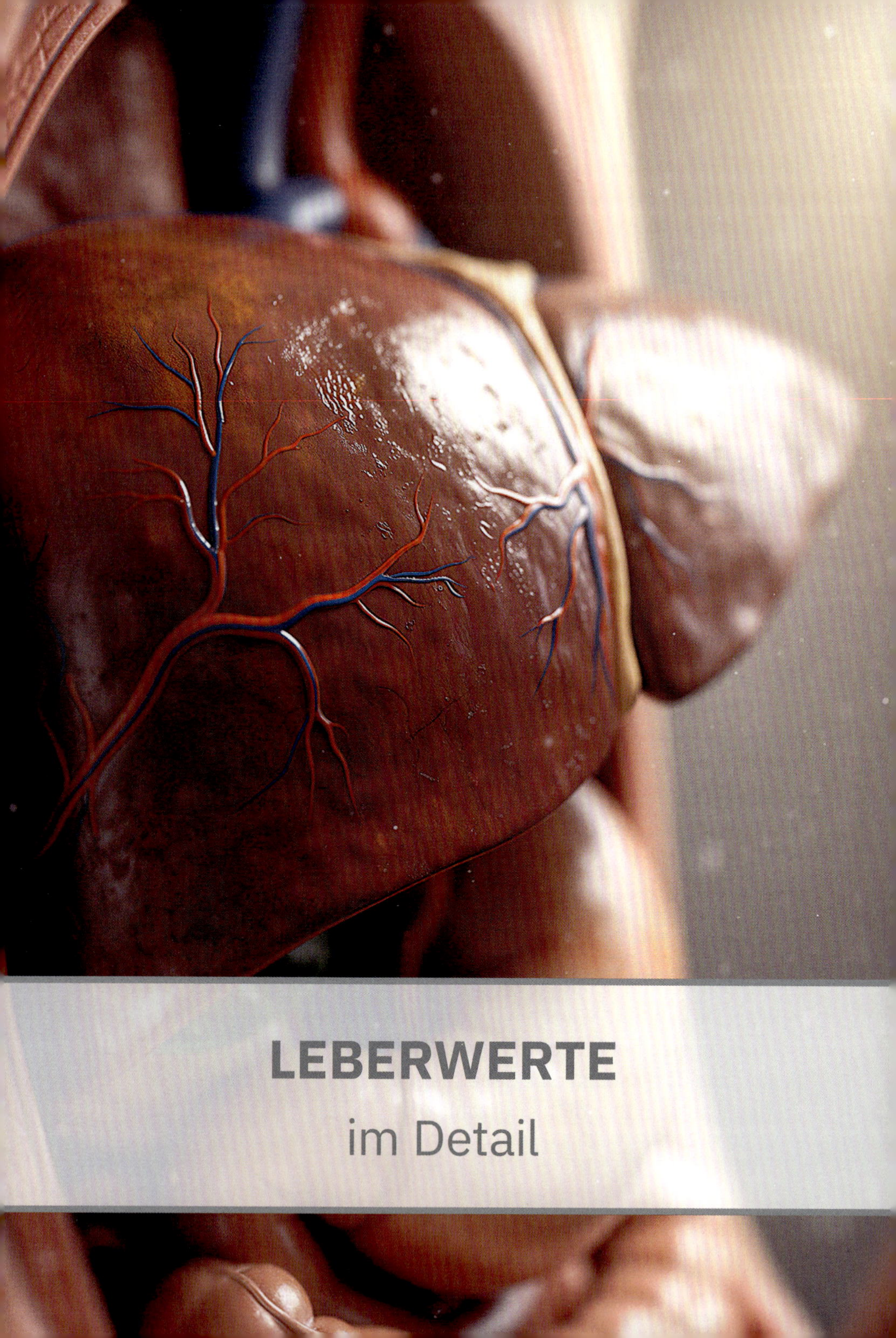

LEBERWERTE

im Detail

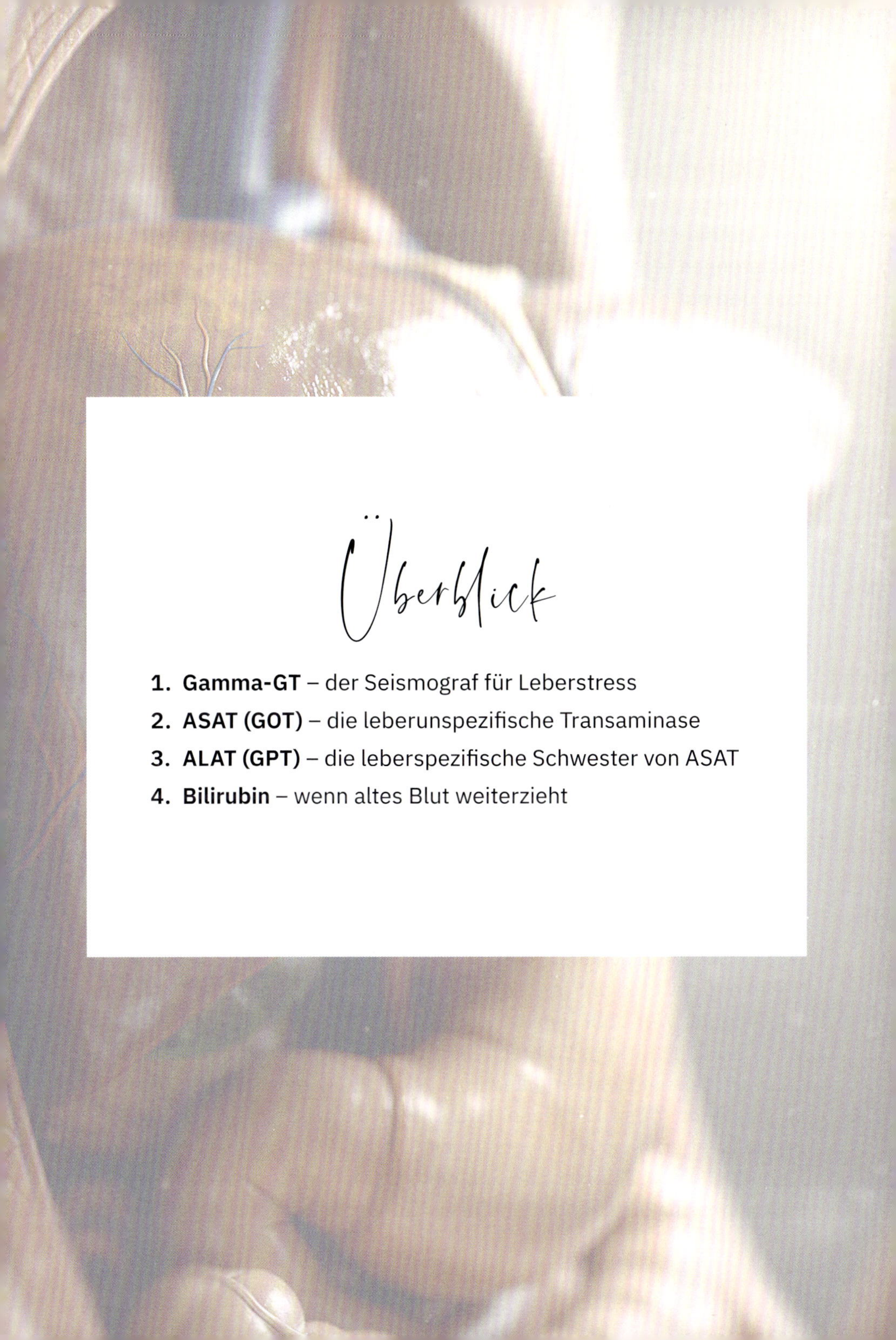

Überblick

1. **Gamma-GT** – der Seismograf für Leberstress
2. **ASAT (GOT)** – die leberunspezifische Transaminase
3. **ALAT (GPT)** – die leberspezifische Schwester von ASAT
4. **Bilirubin** – wenn altes Blut weiterzieht

1) Gamma-GT – der Seismograf für Leberstress

Die Gamma-GT gehört zu den Leberenzymen, die sehr empfindlich auf Belastungen reagieren. Der volle Name lautet Gamma-Glutamyltransferase und auf deinem Laborbefund kann dieser Wert ganz unterschiedliche Namen tragen. Du findest ihn zum Beispiel als Gamma-GT, als GGT oder mit dem kleinen griechischen Buchstaben γ davor. Gemeint ist immer derselbe Blutwert, auch wenn die Schreibweise von Labor zu Labor variiert. Dieses Enzym sitzt vor allem in den Zellen der Leber und der Gallenwege. Kleinere Mengen gibt es auch in anderen Organen wie der Bauchspeicheldrüse oder den Nieren. Im Blut ist normalerweise nur wenig Gamma-GT zu finden. Steigt daher der Wert im Blut an, ist das ein Hinweis darauf, dass die Leberzellen gereizt sind, der Galleabfluss gestört ist oder dass die Leber mit bestimmten Stoffen stärker zu kämpfen hat.

In der ärztlichen Praxis ist Gamma-GT einer der klassischen Werte, die aufhorchen lassen, wenn die Frage im Raum steht, ob die Leber unter Stress steht. Oft verändert er sich früher und deutlicher als andere Leberparameter und wirkt damit wie ein sensibler Seismograf für Belastungen. Zu diesen Belastungen gehören zum Beispiel regelmäßiger Alkoholkonsum, bestimmte Medikamente und Umweltgifte, aber auch eine stille Fettleber, ein unausgeglichener Stoffwechsel, Störungen im Galleabfluss oder eine gereizte Bauchspeicheldrüse. Allein genommen ist ein erhöhter Gamma-GT Wert trotzdem unspezifisch, denn er sagt zunächst nur, dass im System Leber und Galle aus dem Gleichgewicht geraten sind und genauer angeschaut werden sollten.

Besonders bekannt ist Gamma-GT als Marker im Zusammenhang mit Alkohol. Wer über längere Zeit größere Mengen Alkohol trinkt, hat eine deutlich stärkere Wahrscheinlichkeit für einen erhöhten Gamma-GT Wert. Deshalb wird er manchmal genutzt, um eine Alkoholabstinenz zu begleiten oder Rückfälle besser einschätzen zu können. Wichtig bleibt aber, dass Alkohol nicht die einzige Erklärung ist, denn auch Medikamente wie bestimmte Schmerzmittel, Cholesterinsenker, einige Psychopharmaka oder hormonelle Verhütungsmittel können Gamma-GT ansteigen lassen. Dazu kommen auch Faktoren wie eine sehr zucker- und fruktosereiche Ernährung, Übergewicht, Bewegungsmangel und eine insgesamt nährstoffarme Kost. Niedrige Gamma-GT Werte spielen im normalen Praxisalltag kaum eine Rolle und gelten in der Regel als unauffällig. Abklärungsbedürftig sind vor allem Werte, die über den offiziellen Referenzbereich hinausgehen oder sich im Verlauf deutlich verändern. Spannend wird Gamma-GT auch immer dann, wenn es zusammen mit anderen Leberwerten betrachtet wird.

Am hilfreichsten ist es, wenn du Gamma-GT nicht als isolierte Zahl betrachtest, sondern als Teil deiner Geschichte und diese regelmäßig hinterfragst. Wie haben sich die Leberwerte im Verlauf entwickelt? Welche Medikamente nimmst du regelmäßig? Welche Rolle spielen Alkohol und dein Körpergewicht im Alltag?

Auf einen Blick – Gamma-GT

- Gamma-GT, GGT und γ-GT bezeichnen denselben Laborwert. Unterschiedliche Schreibweisen bedeuten nicht, dass unterschiedliche Dinge gemessen werden.
- Auf vielen Laborzetteln wird die Einheit U/l verwendet, andere Labore nutzen µmol pro Sekunde und Liter. In den Tabellen in diesem Buch findest du beide Varianten.
- Erhöhte Gamma-GT Werte können zu Alkohol, Medikamenten, Fettleber, metabolischem Syndrom (Kombination aus Bauchfett, Bluthochdruck und gestörtem Zuckerstoffwechsel), Gallenwegserkrankungen oder Bauchspeicheldrüsenproblemen passen. Die genaue Einordnung gehört aber immer in ärztliche Hände.
- Niedrige Gamma-GT Werte sind in den allermeisten Fällen unauffällig und haben keine eigene klinische Bedeutung.
- Wirklich aussagekräftig wird Gamma-GT erst im Zusammenspiel mit anderen Leberwerten, deinen Beschwerden und deiner persönlichen Lebenssituation.

Parameter	**Referenzbereich** (statistisch)	**Erfahrungsbereich** (Blutgeflüster)
Gamma-GT GGT, Gamma-Glutamyl-transferase	Männer: 10,0–66 U/l 0,17–1,1 µmol/s·l Frauen: 5,0–39 U/l 0,08–0,65 µmol/s·l	Männer und Frauen: <30 U/l <0,5 µmol/s·l

Einheiten: U/l, µmol/s·l

2) ASAT – die leberunspezifische Transaminase

Der Leberwert ASAT (Aspartat-Aminotransferase) gehört auch zu den Transaminasen und damit zu den Enzymen, die im Stoffwechsel der Aminosäuren eine wichtige Rolle spielen. Auf deinem Laborzettel kann dieser Wert sehr unterschiedlich aussehen. Manchmal steht dort AST oder ASAT oder auch GOT – es ist aber immer derselbe Laborwert gemeint. Im Unterschied zu anderen Leberwerten ist ASAT nicht nur in der Leber zu finden. Besonders hohe Konzentrationen gibt es auch im Herzmuskel und der Skelettmuskulatur sowie in kleineren Mengen in Niere, Gehirn, Bauchspeicheldrüse, Lunge und den roten Blutkörperchen. Das macht diesen Wert weniger leberspezifisch. Ein erhöhter ASAT-Wert sagt also nicht automatisch, dass ein reines Leberproblem vorliegt, sondern eher, dass irgendwo in diesem Gewebeverbund etwas nicht ideal funktioniert.

Bei einer Schädigung oder Erkrankung von Gewebe, in dem viel ASAT vorkommt, werden somit vermehrt Enzyme ins Blut freigesetzt. Deshalb kann ASAT bei einer akuten oder chronischen Leberentzündung ansteigen und gleichzeitig auch bei einem Herzinfarkt, Lungenembolie, entzündlichen Muskelerkrankungen oder bestimmten Virusinfektionen erhöht sein. Leberschädigende Medikamente, chronischer Alkoholkonsum und bösartige Veränderungen in der Leber sind weitere mögliche Gründe für einen erhöhten ASAT-Wert. Allein aus diesem Wert lässt sich daher nicht ablesen, welche Ursache genau dahinter steckt.

Wichtig ist deshalb immer der Blick auf das Muster. Wie verhält sich ASAT im Vergleich zur Transaminase ALAT? Sind andere Leberwerte wie Gamma-GT mitbetroffen? Gibt es Hinweise auf Probleme mit Herz, Muskulatur oder Lunge? Denn erst im Zusammenspiel mit den anderen Laborwerten, deinen Beschwerden und deiner Vorgeschichte wird aus einem einzelnen ASAT-Wert eine Geschichte, mit der man wirklich arbeiten kann.

Niedrige ASAT-Werte haben im normalen Praxisalltag meist keine besondere Bedeutung. Entscheidend sind eher Werte, die über dem offiziellen Referenzbereich liegen oder sich im Verlauf deutlich verändern. Dann ist ASAT ein Baustein in einem größeren Bild und hilft mit zu klären, ob die Spur eher in Richtung Leber, Herz oder Muskulatur weiterverfolgt werden soll.

Parameter	**Referenzbereich** (statistisch)	**Erfahrungsbereich** (Blutgeflüster)
ASAT (AST, GOT)	Männer: 10,0–50 U/l 0,16–0,83 µmol/s·l Frauen: 10,0–35 U/l 0,16–0,58 µmol/s·l	Männer: <35 U/l <0,58 µmol/s·l Frauen: <30 U/l <0,5 µmol/s·l

Einheiten: U/l, µmol/s·l

3) ALAT – die leberspezifische Schwester von ASAT

Die ALAT (Alanin-Aminotransferase), häufig auch als GPT bezeichnet, gehört zu den Transaminasen und ist so etwas wie die leberspezifische ASAT-Schwester. Beide Enzyme arbeiten im Stoffwechsel der Aminosäuren mit und geben Hinweise darauf, wie es deinen Leberzellen aktuell geht. Während ASAT in vielen Geweben vorkommt, sitzt ALAT besonders konzentriert in der Leber und ist dort gewissermaßen zu Hause. Kleinere Mengen finden sich zwar auch in Herz, Nieren und Muskulatur, entscheidend für die Praxis ist aber, dass ein Anstieg von ALAT meistens zuerst an die Leber denken lässt. Wenn Leberzellen gereizt oder geschädigt werden, gelangt mehr ALAT aus dem Inneren der Zellen ins Blut. Der Wert steigt dann an und macht sichtbar, dass im Lebergewebe gerade mehr los ist, als es deiner Leber lieb wäre.

Das kann bei akuten oder chronischen Leberentzündungen der Fall sein, bei einer Fettleber, bei medikamentös bedingten Leberschäden oder bei weiter fortgeschrittenen Erkrankungen wie einer Leberzirrhose oder Lebertumoren. Auch ein gestörter Galleabfluss oder eine Stauungsleber hinterlassen mitunter Spuren von ALAT im Blut, vor allem wenn gleichzeitig andere Leberwerte mitbetroffen sind. In vielen Laborberichten wird ALAT nicht nur einzeln betrachtet, sondern gemeinsam mit ASAT. Aus dem Verhältnis der beiden Werte ergibt sich der sogenannte De-Ritis-Quotient. Seine Berechnung macht aber nur Sinn, wenn beide Leberwerte bereits erhöht sind. Dann hilft er einzuschätzen, ob eher ein Muster mit vorwiegend leberzellschädigenden Prozessen vorliegt oder ob Alkohol und andere Ursachen vermehrt im Spiel sein könnten.

Niedrige ALAT-Werte spielen im normalen Praxisalltag meist keine große Rolle. Sie gelten in der Regel als unauffällig und sind kein Hinweis darauf, dass deine Leber „zu wenig arbeitet". Spannend und abklärungsbedürftig wird es, wenn ALAT über dem üblichen Referenzbereich liegt oder sich im Verlauf deutlich verändert. Im Zusammenspiel mit ASAT, Gamma-GT, anderen Laborwerten und deiner persönlichen Geschichte entsteht daraus ein Bild, das zeigt, ob deine Leber entspannt mitarbeitet oder ob sie schon länger still an ihrer Belastungsgrenze steht.

Für Neugierige

Der De-Ritis-Quotient unter der Lupe

- Der De-Ritis-Quotient entsteht, indem man den Wert von ASAT durch den Wert von ALAT dividiert. Herauskommt eine Zahl ohne Einheit, die hilft, das Muster der Leber-Transaminasen besser zu verstehen.

- Seine Berechnung ist nur sinnvoll, wenn beide Leberwerte bereits erhöht sind. Sind deine Leberwerte unauffällig, ist dieser Quotient nicht von Relevanz.
- Bei gesunden Menschen liegt dieser Quotient meistens um den Wert 1, mal etwas darunter, mal etwas darüber. Spannend wird es, wenn beide Transaminasen erhöht sind und der Quotient deutlich in eine Richtung kippt.
- Liegt er deutlich unter 1, ist ALAT stärker erhöht als ASAT. Das sieht man häufig bei Belastungen, die eher nicht alkoholbedingt sind, zum Beispiel bei einer Fettleber oder bei vielen Formen von Virushepatitis.
- Wandert der Quotient deutlich nach oben über 1, dann dominiert ASAT. Das kann zu einem fortgeschrittenen Leberschaden passen und wird klassisch auch bei alkoholbedingten Leberschäden beschrieben, vor allem wenn zusätzlich Gamma-GT auffällig ist.
- Wichtig ist, diesen Quotienten nicht isoliert zu lesen. Er ersetzt weder eine gute Anamnese noch Bildgebung oder andere wichtige Laborwerte.

Parameter	**Referenzbereich** (statistisch)	**Erfahrungsbereich** (Blutgeflüster)
ALAT (ALT, GPT)	Männer: 10,0–45 U/l 0,17–0,75 µmol/s·l Frauen: 7,0–35 U/l 0,12–0,58 µmol/s·l	Männer: <35 U/l <0,58 µmol/s·l Frauen: <30 U/l <0,5 µmol/s·l

Einheiten: U/l, µmol/s·l

4) Bilirubin – wenn altes Blut weiterzieht

Bilirubin ist ein Abbauprodukt, das entsteht, wenn alte rote Blutkörperchen abgebaut werden. Der größte Teil stammt aus dem Hämoglobin, dem roten Blutfarbstoff der Erythrozyten. Der erste Schritt dieses Abbaus findet überwiegend in deiner Milz statt, wo alte oder beschädigte rote Blutkörperchen aussortiert werden. Dabei entsteht eine Form von Bilirubin, die noch nicht wasserlöslich ist und deshalb im Blut an das Transporteiweiß Albumin gebunden werden muss. In dieser gebundenen Form wird es zur Leber gebracht, dort weiterverarbeitet und dann mit der Gallenflüssigkeit in den Darm ausgeschieden. Im Darm bauen Bakterien alles weiter ab, ein Teil wird dann mit dem Stuhl ausgeschieden und sorgt dafür, dass dieser seine typische braune Farbe bekommt. Bilirubin erzählt damit eine Geschichte über den Kreislauf von Blutabbau, Leberarbeit und Galle. Alles, was dazu führt, dass besonders viele rote Blutkörperchen auf einmal abgebaut werden müssen, kann den Bilirubinspiegel im Blut ansteigen lassen. Das ist zum Beispiel bei einer Hämolyse der Fall, wenn rote Blutkörperchen vermehrt zerstört werden. Auch starke Verbrennungen, bestimmte Infektionen oder Blutbildungsstörungen können zu einem verstärkten Abbau passen. Genauso kann der Bilirubinspiegel steigen, wenn die Leber selbst entzündet oder geschädigt ist oder wenn der Abfluss der Galle gestört ist und die Leber das Bilirubin nicht mehr gut in den Darm weitergeben kann.

Im Praxisalltag wird meistens das Gesamtbilirubin gemessen. Es setzt sich aus zwei Formen zusammen, die man indirektes und direktes Bilirubin nennt. Das indirekte Bilirubin ist die erste, noch fettlösliche Form, die durch den Blutkreislauf zur Leber wandert. In der Leber wird es „konjugiert“, also chemisch so verändert, dass es besser wasserlöslich ist. Diese weiterverarbeitete Variante nennt man direktes Bilirubin. Wenn das Gesamtbilirubin erhöht ist, wird in vielen Fällen zusätzlich getrennt nach direktem und indirektem Bilirubin gemessen, weil sich daraus Hinweise ergeben können, ob der Schwerpunkt eher beim verstärkten Abbau roter Blutkörperchen, in der Leber selbst oder beim Galleabfluss liegt.

Parameter	Referenzbereich (statistisch)	Erfahrungsbereich (Blutgeflüster)
Bilirubin (gesamt)	<1,1 mg/dl <20,5 µmol/l	<0,8 mg/dl <13,5 µmol/l

Einheiten: mg/dl, µmol/l

Spannend ist, dass Bilirubin nicht nur ein Abfallprodukt des Blutabbaus ist, sondern dem Körper in moderaten Mengen als wichtiges Antioxidans dient und Zellen vor oxidativem Stress schützen kann. Es hilft dabei, freie Radikale abzufangen, die zum Beispiel bei Entzündungen, starkem Stoffwechselstress oder im Kontakt mit Umwelttoxinen entstehen. Der Körper nutzt Bilirubin sowohl als Warnsignal als auch als inneres Schutzsystem. Wichtig ist trotzdem, dass ein deutlich erhöhter Bilirubinwert immer ernst genommen wird, weil er auf Störungen im Bereich von Blut, Leber oder Gallenwegen hinweisen kann.

Niedrige Bilirubinwerte spielen im normalen Praxisalltag meist keine eigene Rolle. Sie gelten in der Regel als unauffällig. In manchen Untersuchungen zeigt sich sogar, dass regelmäßiger Kaffeekonsum mit eher günstigeren Leberwerten und etwas niedrigeren Bilirubinspiegeln einhergeht, ohne dass das für sich eine Krankheit oder einen Mangel bedeutet. Entscheidend sind vor allem Werte, die über dem üblichen Referenzbereich liegen oder sich im Verlauf deutlich verändern, und wie sie zu deinen anderen Leberwerten, deinem Blutbild und deinem Befinden passen.

Gut zu wissen

Bilirubin als Schutzfilm

- Bilirubin ist nicht nur ein Abbauprodukt von roten Blutkörperchen, sondern wirkt in moderaten Mengen als starkes körpereigenes Antioxidans und schützt so unsere Zellen vor oxidativem Stress.

- Es kann so verhindern, dass Fette im Blut zu stark oxidieren und dadurch Gefäße und Gewebe zusätzlich belasten. In einigen Studien hatten Menschen mit etwas höheren, aber noch normalen Bilirubinwerten ein geringeres Risiko für Herz-Kreislauf-Erkrankungen.
- Diese Schutzwirkung heißt nicht, dass deutlich erhöhte Bilirubinwerte etwas Gutes sind. Entscheidend ist, warum der Wert steigt und ob gleichzeitig Leberwerte, Blutbild oder die Gallenwege auffällig sind.
- Kaffee enthält Stoffe, die die Leberarbeit unterstützen können. In vielen Untersuchungen haben Menschen, die regelmäßig Kaffee trinken, im Durchschnitt bessere Leberwerte und tendenziell niedrigere Bilirubinspiegel.
- Bilirubin ist mehr als nur ein Warnsignal der Leber. Es gehört zu einem feinen Schutzsystem, das dich im Hintergrund stabil hält, solange die Balance aus Neubildung, Umbau in der Leber und Ausscheidung über die Galle gut funktioniert.

Für Neugierige

Neugeborenengelbsucht und das Bilirubin

Die Neugeborenengelbsucht gehört bei vielen frisch geborenen Babys zu einer ganz normalen Übergangsphase. In den ersten Lebenstagen stellt der Körper das Blut von „Schwangerschaftsmodus“ auf „Eigenbetrieb“ um. Es werden viele rote Blutkörperchen abgebaut, die das Baby im Mutterleib gebraucht hat. Dabei entsteht viel Bilirubin. Gleichzeitig ist die Leber noch unreif und der Darm läuft erst langsam an. Für ein paar Tage entsteht so ein zartes Ungleichgewicht zwischen Abbau, Umbau in der Leber und Ausscheidung. Die Folge ist eine gelbliche Verfärbung von Haut und Augen, was wir als Neugeborenengelbsucht kennen. Die Natur hat sich dabei nichts „Falsches“ ausgedacht, sondern es handelt sich um eine sensible Übergangsphase, die gut beobachtet werden sollte.

In unserer heutigen Geburtswelt kommt aber noch mehr dazu. Immer mehr Kinder werden per Termin geholt, kommen als Frühgeborene zur Welt oder erleben eine Geburt mit vielen Medikamenten und Eingriffen. Kaiserschnitte, Einleitungen und Schmerzmittel unter der Geburt oder Stresssituationen für Mutter und Kind verändern das feine Zusammenspiel aus Sauerstoffversorgung, Blutabbau und Leberreife. Ein noch unreifer Organismus muss dann in kurzer Zeit sehr viel kompensieren. Das kann dazu beitragen, dass der Bilirubinspiegel stärker ansteigt, als es innerhalb eines natürlichen Geburtsverlaufs vorgesehen ist. Die Gelbsucht ist dann nicht nur Ausdruck der normalen Umstellung, sondern auch ein Spiegel für die zusätzlichen Belastungen, die rund um Schwangerschaft und Geburt auf das System wirken.

Daher ist es wichtig, extreme Verläufe ernst zu nehmen. Sehr hohe Bilirubinwerte können bei Neugeborenen die Gehirngesundheit gefährden und brauchen deshalb eine engmaschige Kontrolle sowie manchmal eine Phototherapie (Blaulichttherapie) im Krankenhaus. Hier hilft die moderne Medizin, Schäden zu verhindern. Aus ganzheitlicher Sicht lohnt es sich, beides nebeneinander zu sehen. Die Gelbsucht ist ein sinnvoller Ausdruck eines Umbauprozesses, den die Natur vorgesehen hat. Und die Frage, wie wir mit möglichst sanften Geburtsverläufen, guter Stillbegleitung und einem achtsamen Umgang mit Eingriffen dazu beitragen können, dass diese sensible Übergangsphase so stabil wie möglich verläuft.

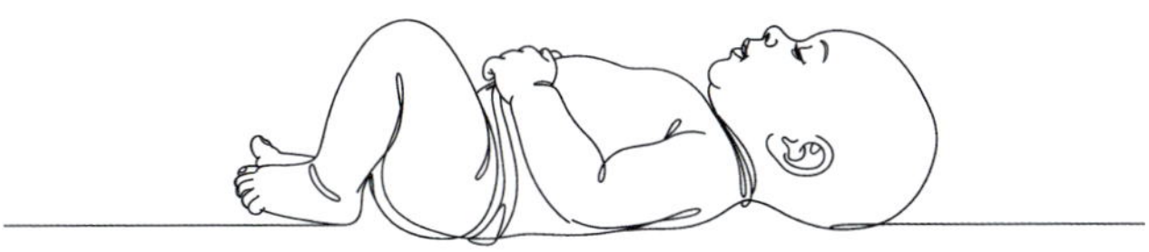

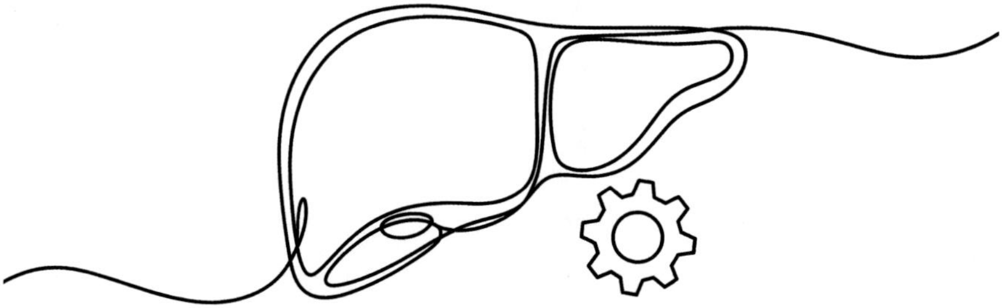

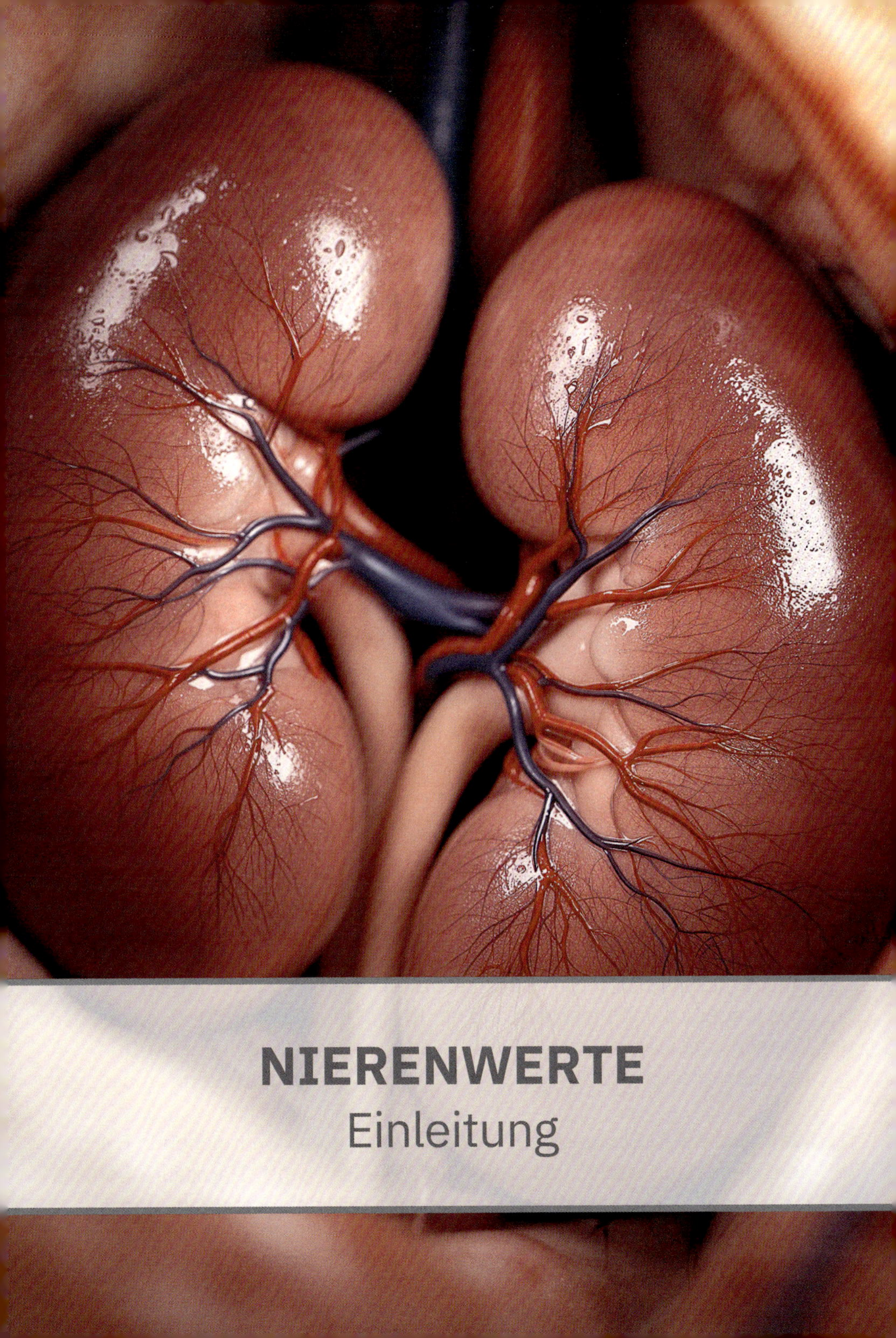

NIERENWERTE

Einleitung

DIE NIERENWERTE

Die Nieren gehören zu den stillsten Organen, die wir haben. Sie melden sich nicht mit dramatischen Schmerzen wie eine akute Gallenkolik oder eine heftige Migräne. Und trotzdem hängen sie eng mit deiner täglichen Energie, deinem Blutdruck, deinem Stoffwechsel und sogar mit deinem Knochenaufbau zusammen. Wenn sie in ihrer Arbeit nachlassen, passiert das oft leise und über viele Jahre. Umso wichtiger ist es, ihre Sprache früh zu verstehen.

Die Funktion der Nieren ist ein hochkomplexer Prozess, der eine zentrale Rolle im gesamten Stoffwechsel spielt. Sie regulieren den Wasserhaushalt, helfen dir, Stoffwechselendprodukte und Giftstoffe auszuscheiden und halten deinen Säure-Basen-Haushalt in Balance. Gleichzeitig sind sie ein wichtiges hormonelles Steuerzentrum. Über verschiedene Hormone beeinflussen sie den Blutdruck, den Knochenstoffwechsel und die Bildung roter Blutkörperchen. Besonders bekannt ist dabei das Hormon Erythropoetin (EPO), das das Knochenmark anregt, neue rote Blutkörperchen zu bilden. Und ganz nebenbei sind die Nieren auch an der Aktivierung von Vitamin D beteiligt. Eine eingeschränkte Nierenfunktion kann so indirekt deinen Knochenstoffwechsel, dein Immunsystem und deine allgemeine Stabilität beeinflussen. Unsere Nieren arbeiten wie ein feines inneres Klärwerk und leisten jeden Tag absolute Schwerstarbeit. Etwa 1500 Liter Blut werden innerhalb von 24 Stunden durch sie hindurchgepumpt – und das an jedem einzelnen Tag. Aus diesem Blut filtern die Nieren rund 150 bis 180 Liter Primärharn, eine Vorstufe des eigentlichen Urins. Diese Filterleistung lässt sich mithilfe der glomerulären Filtrationsrate GFR abschätzen und im Blut messen. Aus dem Primärharn holt der Körper dann den größten Teil des Wassers und viele wertvolle Stoffe wieder zurück. Übrig bleibt der Urin, über den Giftstoffe und Abbauprodukte schließlich in der Toilette landen.

Wenn unsere Nieren aus dem Takt geraten, hat das weitreichende Folgen, denn Stoffwechselabfallprodukte wie Harnstoff, Harnsäure und insbesondere Ammoniak können sich im Körper ansammeln und in höheren Konzentrationen Schaden anrichten. Diese Stoffe werden bei einer ungenügenden Nierenfunktion schlechter ausgeschieden, wodurch vor allem Blutdruck und das Risiko für Herz-Kreislauf-Erkrankungen ansteigen kann. Gleichzeitig kann der Körper durch die Niereneinschränkung schlechter entgiften und regulieren. Ein Dilemma.

In diesem Kapitel schauen wir uns die wichtigsten Nierenwerte an, die dir im Laborbefund begegnen können. Diese Blutwerte helfen dir dabei, besser einzuschätzen, wie gut deine Nieren im Alltag wirklich arbeiten: Kreatinin, GFR (glomeruläre Filtrationsrate), Harnstoff und Harnsäure.

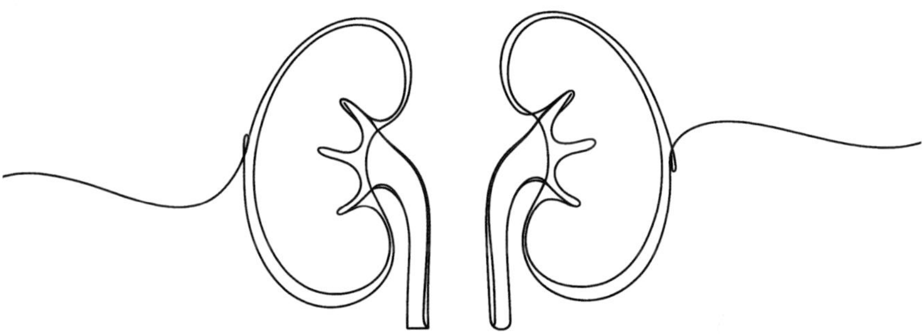

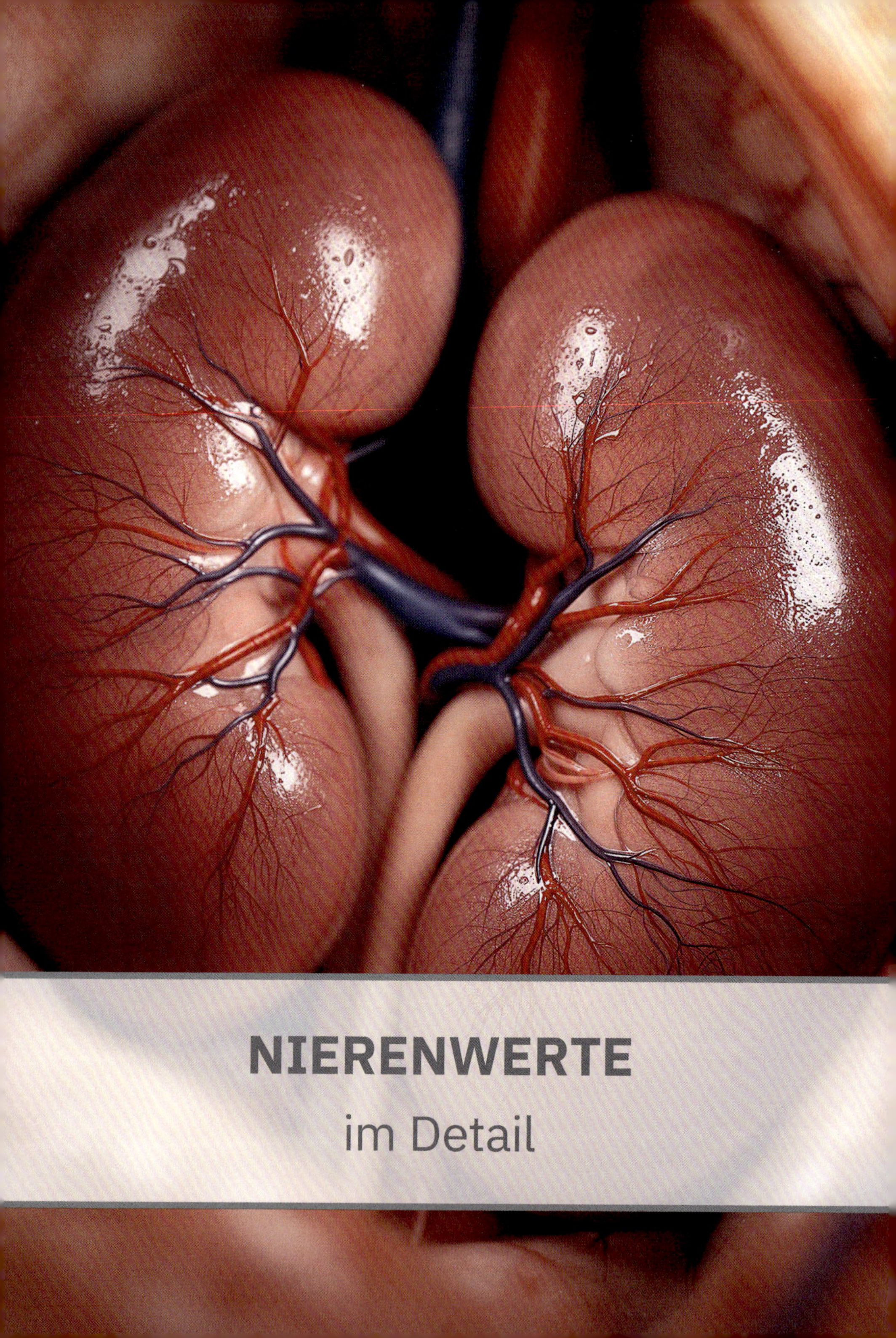

NIERENWERTE

im Detail

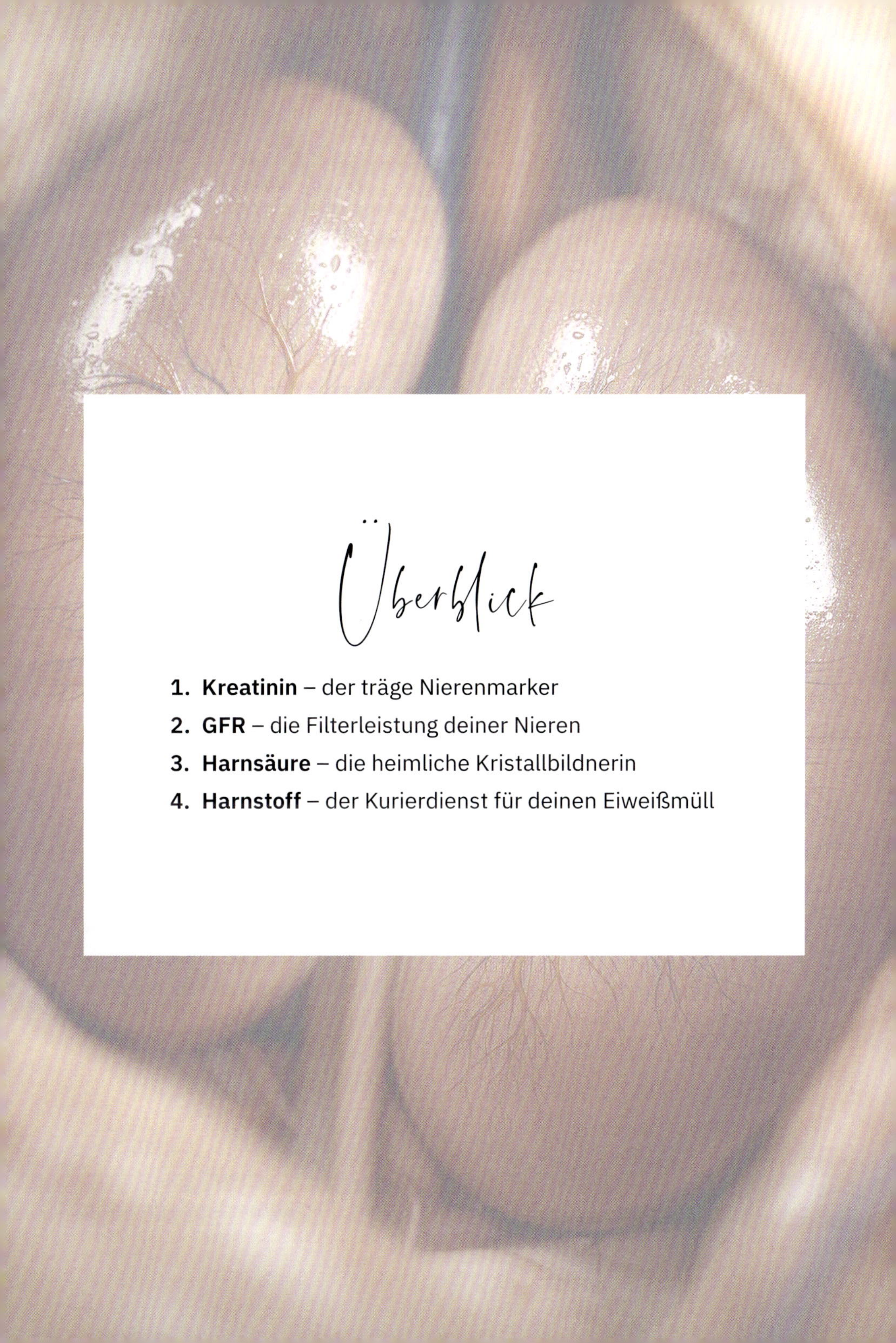

Überblick

1. **Kreatinin** – der träge Nierenmarker
2. **GFR** – die Filterleistung deiner Nieren
3. **Harnsäure** – die heimliche Kristallbildnerin
4. **Harnstoff** – der Kurierdienst für deinen Eiweißmüll

1) Kreatinin – der träge Nierenmarker

Kreatinin ist ein klassischer Nierenparameter und steht fast immer mit auf dem Laborzettel, wenn die Nierenfunktion beurteilt werden soll. In vielen Befunden wird er wie eine Art Kurzfassung der Nierensituation behandelt: Ist der Kreatininwert unauffällig, gelten die Nieren oft als unauffällig. Das ist aber nur die halbe Wahrheit, denn dieser Marker reagiert relativ träge. In der Medizin spricht man von der „Krea-Schwelle“. Das bedeutet, dass Kreatinin meist erst dann ansteigt, wenn die Nierenfunktion bereits deutlich eingeschränkt ist. Kreatinin ist damit eher ein Spätmarker und weniger dafür geeignet, frühe Veränderungen der Nierenfunktion zu erkennen.

Kreatinin ist ein Abbauprodukt aus dem Muskelstoffwechsel. Es entsteht aus Kreatin, das aus drei Aminosäuren aufgebaut ist und als Energiespeicher im Muskel fungiert. Deshalb hängt der Kreatininwert stark von deiner Muskelmasse ab und so verwundert es nicht, dass Menschen mit viel Muskulatur meist höhere Kreatininwerte haben als Menschen mit wenig Muskulatur. Männer haben übrigens wegen der oft höheren Muskelmasse insgesamt etwas höhere Kreatininwerte als Frauen. Die Nieren filtern Kreatinin aus dem Blut und scheiden es über den Urin aus. Wenn die Nierenfunktion deutlich nachlässt, steigt der Kreatininwert daher im Blut an. Das Problem ist allerdings, dass Kreatinin erst relativ spät reagiert. Häufig ist bereits etwa die Hälfte der Nierenfunktion verloren, bevor das im Kreatininwert überhaupt ersichtlich wird. Für eine frühe Erkennung ist Kreatinin deshalb nur eingeschränkt geeignet und taugt besser als Verlaufsparameter, wenn bereits eine bekannte Nierenerkrankung vorliegt. Aus ganzheitlicher Sicht hat Kreatinin daher nur eine begrenzte Aussagekraft, wenn man es isoliert betrachtet. Ein einzelner Kreatininwert sagt nicht sicher aus, ob deine Nieren wirklich entspannt arbeiten oder ob sie bereits hinter den Kulissen kämpfen.

Es gibt einige typische Mitspieler, die den Kreatininwert nach oben treiben können, ohne dass deine Nieren zwangsläufig schwer geschädigt sind. Wenn du viel Muskulatur hast, produziert dein Körper allein dadurch mehr Kreatinin. Nimmst du zusätzlich Kreatinpräparate ein, zum Beispiel im Rahmen von Kraftsport, kann das den Kreatininspiegel weiter anheben, weil mehr Kreatin umgesetzt und abgebaut wird. Auch akute oder chronische Muskelverletzungen sowie sehr intensives Krafttraining setzen vermehrt Muskelabbauprodukte frei, die sich im Kreatininwert bemerkbar machen können. Dazu kommen bestimmte Medikamente, wie etwa Statine zur Senkung erhöhter Cholesterinwerte, die den Kreatininwert ebenfalls beeinflussen können. Auf der anderen Seite können sehr niedrige Kreatininwerte den Eindruck erwecken, als würden die Nieren besonders zufriedenstellend arbeiten. Gerade bei Menschen mit wenig Muskelmasse täuscht dieses Bild jedoch oft, denn hier ist einfach weniger Muskulatur vorhanden, die Kreatin und damit Kreatinin bildet. Die Nierenfunktion kann in solchen Fällen trotzdem eingeschränkt sein, auch wenn der Kreatininwert auf den ersten Blick beruhigend wirkt.

Gut zu wissen

Kreatin oder Kreatinin – Was ist der Unterschied?

- Kreatin ist eine Substanz, die vor allem deiner Muskulatur als Energiespeicher dient. Sie wird im Körper aus Aminosäuren gebildet und kommt auch in bestimmten Lebensmitteln (z.B. Fleisch, Fisch) vor.
- Kreatinin ist das Abbauprodukt von Kreatin. Es entsteht kontinuierlich im Muskel und wird über die Nieren ausgeschieden.
- Wenn du Kreatin als Nahrungsergänzung einnimmst, kann das deinen Kreatininwert im Blut vorübergehend erhöhen, ohne dass deine Nieren zwingend krank sind. Auch viel Muskelmasse oder sehr intensives Training können Kreatinin anheben.
- Deshalb muss ein grenzwertig erhöhter Kreatininwert immer im Zusammenhang mit Muskelmasse, Ernährung, Supplementen und der geschätzten GFR beurteilt werden und nicht isoliert als alleiniger Beweis für eine Nierenschädigung.

Mythos oder Realität?

Mythos: „Wenn das Kreatinin normal ist, dann sind die Nieren gesund."

Realität: In der Praxis wird Kreatinin oft wie ein Schnellurteil über die Nierenfunktion verwendet. Ist der Wert im Referenzbereich, gilt die Nierenfunktion als unauffällig. Dabei weiß man seit Langem, dass Kreatinin ein Spätmarker ist und er häufig erst ansteigt, wenn bereits ein Großteil der Nierenfunktion verloren gegangen ist. Aber warum wird es dann trotzdem so häufig genutzt? Zum einen, weil die Messung von Kreatinin sehr günstig, technisch unkompliziert und weltweit verfügbar ist. Die meisten Laborgeräte sind darauf ausgelegt und ein Großteil der Studien, Leitlinien und Medikamentenempfehlungen basiert auf kreatininabhängigen Formeln zur GFR-Berechnung. Zum anderen reicht Kreatinin, um fortgeschrittene Einschränkungen der Nierenfunktion zu erkennen, also die Stadien, in denen es wirklich kritisch wird. Für frühe Veränderungen ist Kreatinin aber nicht geeignet. Genau hier können zusätzliche Marker wie Cystatin C und ein Blick auf den Verlauf von GFR, Blutdruck, Urinbefunden und Risikofaktoren helfen, ein differenzierteres Bild zu bekommen, statt sich von einem normalen Kreatinin in falscher Sicherheit wiegen zu lassen.

2) GFR – wie viel deine Nieren wirklich filtern

Die glomeruläre Filtrationsrate (GFR) beschreibt, wie viel Plasmavolumen deine Nieren pro Minute filtern. Sie gibt also an, wie gut die Filtereinheiten der Niere, die kleinen Glomeruli, arbeiten. Im Laborbericht findest du meist eine geschätzte GFR (eGFR). Sie wird in der Regel aus dem vorab besprochenen Kreatininwert berechnet und zusätzlich mit Alter, Geschlecht und teilweise weiteren Faktoren in eine komplizierte Formel eingesetzt (z.B. MDRD- oder CKD-EPI-Formel). Eine direkte Messung der GFR ist aufwendig und wird im Alltag selten gemacht. Ein gesunder GFR-Wert liegt in jungen Jahren zwischen 90 und 120 ml/min. Ab dem 35. Lebensjahr nimmt die GFR im Durchschnitt um circa 1 ml/min pro Lebensjahr ab.

Der offizielle Referenzbereich gibt oft GFR-Werte über 70 ml/min als noch normal an, wobei Labor und Formel immer eine wichtige Rolle spielen. Wichtig ist dabei, den Wert in Relation zu deinem Alter, deiner Vorgeschichte und dem Verlauf zu sehen. Aus dem funktionellen Blickwinkel lohnt es sich, genauer hinzuschauen, wenn die GFR in den unteren Normbereich rutscht, auch wenn sie formal noch im Referenzbereich liegt. Gerade in Kombination mit anderen Risikofaktoren wie Bluthochdruck, Diabetes, Herz-Kreislauf-Erkrankungen und längerfristige Schmerzmittel-Einnahme kann eine GFR unter 70 ml/min ein frühes Signal sein, die Nierenfunktion ausführlicher zu besprechen und regelmäßig zu kontrollieren.

Parameter	**Referenzbereich** (statistisch)	**Erfahrungsbereich** (Blutgeflüster)
Kreatinin	0,6–1,1 mg/dl (je nach Labor und Geschlecht leicht unterschiedlich)	eingeschränkte Aussagekraft als Frühmarker; immer nur in Zusammenhang mit GFR und ggf. Cystatin C beurteilen, zusätzliche Cystatin-C-Bestimmung ist sinnvoll, wenn GFR niedrig-normal ist oder weitere Risikofaktoren bestehen.
GFR (eGFR)	offizielle GFR-Stadien >90 ml/min: normal 60–89 ml/min: leicht vermindert <60 ml/min (über ≥3 Monate): Hinweis auf chronische Nierenfunktionsstörung	gesunde Erwachsene meist stabil bei ca. 90–120 ml/min; unter 80 ml/min bei jungen Menschen oder unter 70 ml/min generell kontrollbedürftig ggf. zusätzliche Bestimmung von Cystatin C und regelmäßige Verlaufskontrollen

Einheiten: mg/dl, ml/min

Für Neugierige

Cystatin C – der sensiblere Blick auf die Nierenfunktion

Cystatin C ist ein Eiweiß, das von nahezu allen Zellen im Körper gebildet wird. Es wird fortlaufend ins Blut abgegeben, in den Nieren frei filtriert und anschließend fast vollständig wieder aufgenommen und abgebaut. Genau das macht Cystatin C zu einem sehr empfindlichen Marker für die glomeruläre Filtrationsrate. Im Unterschied zu Kreatinin hängt Cystatin C deutlich weniger von Muskelmasse, Geschlecht oder starker körperlicher Belastung ab, was ein klarer Vorteil ist. Das bedeutet, dass bei Menschen mit sehr wenig oder sehr viel Muskulatur, bei älteren Menschen, bei chronischen Erkrankungen oder bei unklaren Kreatinin- und GFR-Werten Cystatin C helfen kann, die tatsächliche Nierenfunktion genauer einzuschätzen. Ein zusätzlicher Vorteil ist außerdem, dass Cystatin C oft schon ansteigt, wenn die Nierenfunktion nur leicht eingeschränkt ist. Damit eignet es sich besser für eine frühe Erkennung als Kreatinin.

Wenn Cystatin C die Nierenfunktion früher und unabhängiger von der Muskelmasse abbildet, liegt die Frage nahe, warum es nicht längst ein Standardmarker ist. Ein Grund ist ganz pragmatisch: Die Messung von Kreatinin ist seit Jahrzehnten etabliert, extrem günstig, technisch unkompliziert und in alle Leitlinien, Formeln und Laborroutinen eingebaut. Der Cystatin C Messwert war lange teurer, wurde nur in speziellen Situationen empfohlen und ist bis heute in vielen Standardlaborprofilen nicht automatisch enthalten, sondern muss extra angefordert werden. Inzwischen können es zwar sehr viele Labore bestimmen, aber Gewohnheit, Kostenüberlegungen und Abrechnungsstrukturen bremsen eine breite Nutzung als Präventionsmarker aus.

3) Harnsäure – die heimliche Kristallbildnerin

Harnsäure ist das Endprodukt unseres Purinstoffwechsels. Purine sind Bausteine unserer Erbsubstanz und kommen somit in jeder Zelle vor. Beim Abbau dieser Purine fällt Harnsäure an und ein Teil davon wird über den Darm ausgeschieden, der größte Teil aber über die Nieren. Damit ist Harnsäure so etwas wie der „letzte Halt“ im Purinstoffwechsel. In normalen Mengen ist sie nicht nur harmlos, sondern wirkt im Blut sogar als Antioxidans. Problematisch wird es erst, wenn dauerhaft zu viel davon im Umlauf ist und die Nieren mit der Ausscheidung nicht hinterherkommen. Steigt die Harnsäure zu stark an, kann sie im Gewebe auskristallisieren. Besonders in Gelenken und in der Niere macht sich das bemerkbar. Klassische Folgen sind sogenannte Gichtanfälle (Gelenkentzündung durch Harnsäurekristalle) sowie Harn- oder Nierensteine. Gleichzeitig mehren sich Hinweise, dass chronisch erhöhte Harnsäurespiegel auch mit Bluthochdruck, Stoffwechselstörungen und einem erhöhten Risiko für Herz-Kreislauf-Erkrankungen verknüpft sein können.

Typische Einflussfaktoren für erhöhte Harnsäurewerte (Beispiele)
- purinreiche Ernährung (vor allem große Mengen Fleisch, Innereien, Fisch)
- hohe Fruktosezufuhr (vor allem über süße Getränke, Säfte, Sirup sowie stark gesüßte Lebensmittel)
- Schilddrüsenunterfunktion
- langes oder sehr strenges Fasten
- bestimmte Medikamente (z. B. Entwässerungstabellen)
- Übergewicht, Insulinresistenz und metabolisches Syndrom

Harnsäure ist also kein Giftstoff im klassischen Sinn, sondern ein normales Stoffwechselendprodukt, das in einem gesunden Bereich gut tragbar ist. Erst wenn die Konzentration im Blut über längere Zeit erhöht ist, kippt die Waage und der Körper beginnt sich mit Kristallablagerungen und stillen Entzündungsprozessen zu wehren. Eine gemessene Harnsäure im oberen Normbereich kann schon ein Signal sein, genauer hinzuschauen.

Ein Bereich im unteren bis mittleren Normdrittel ist aus funktioneller Sicht meist entspannter als eine Harnsäure, die sich hartnäckig an die obere Grenze festhält.

Für Neugierige

Gicht: Fleisch und Fruchtzucker – was steckt wirklich dahinter?

Gicht ist eine Form der Gelenkentzündung, bei der sich Harnsäurekristalle im Gelenkspalt ablagern und so eine starke Entzündungsreaktion auslösen. Typisch ist der klassische Gichtanfall im großen Zeh, begleitend mit heftigen Schmerzen, Rötungen und Schwellungen. Die Ursache ist fast immer eine länger bestehende Hyperurikämie, also dauerhaft erhöhte Harnsäurewerte. Lange Zeit galt Gicht als „Strafkrankheit" für zu viel Fleisch und Alkohol. Purinreiche Lebensmittel wie Innereien, rotes Fleisch und manche Fischsorten können die Harnsäure tatsächlich erhöhen, vor allem in größeren Mengen. Aber sie sind nur die halbe Wahrheit. Heute weiß man, dass viele Menschen mit Gicht vor allem ein Ausscheidungsproblem haben. Die Nieren werden dann mit der Harnsäure nicht fertig und scheiden zu wenig aus. In etwa 90 % der Fälle liegt die Ursache eher in einer verminderten Ausscheidung als in einer extremen Überproduktion.

Spannend ist auch der Blick auf Fruktose (Fruchtzucker), denn diese wird im Körper anders verstoffwechselt als Glukose. In der Leber verbraucht sie rasch Energie, fördert den Abbau von Purinen und führt so zur vermehrten Bildung von Harnsäure. Besonders problematisch sind zuckerreiche Getränke wie Limonaden, Energy-Drinks, gesüßte Tees und Fruchtsäfte. Hier kommt viel Fruktose in kurzer Zeit an, ohne Ballaststoffe oder Kauarbeit. Mehrere Studien zeigen, dass ein hoher Konsum von zuckergesüßten Getränken das Risiko für Hyperurikämie und Gicht deutlich erhöht.

Gut zu wissen

- Fleisch ist nicht verboten, aber große Mengen purinreicher Lebensmittel jeden Tag sind ungünstig, wenn deine Harnsäure ohnehin schon hoch ist.
- Viel gefährlicher als das gelegentliche Steak sind oft die stillen Fruktosequellen im Alltag: Süßgetränke, versteckter Zucker in Fertigprodukten, große Saftmengen und ständig Süßes zwischendurch.
- Ein Harnsäurewert im oberen Normbereich plus hoher Fruktosekonsum ist ein guter Anlass, die alltägliche Ernährung ehrlich anzuschauen und bei der Getränkewahl umzudenken.

Parameter	**Referenzbereich** (statistisch)	**Erfahrungsbereich** (Blutgeflüster)
Harnsäure	2,5–7,0 mg/dl 150–420 µmol/l je nach Labor und Geschlecht leicht unterschiedlich	<5,0 mg/dl <300 µmol/l

Einheiten: mg/dl, µmol/l

4) Harnstoff – der Kurierdienst für deinen Eiweißmüll

Harnstoff ist das Endprodukt des sogenannten Harnstoffzyklus. In diesem Stoffwechselweg verwandelt dein Körper das hochgiftige Ammoniak, das beim Abbau von Eiweiß entsteht, in die deutlich besser verträgliche Substanz Harnstoff. Dieser wird aus der Leber ins Blut abgegeben und dann über die Nieren mit dem Urin ausgeschieden. Damit ist Harnstoff so etwas wie der „Transportbehälter" für Stickstoff aus dem Eiweißstoffwechsel. Im Blut ist er im Gegensatz zu Ammoniak nicht hochgiftig, jedoch ein wichtiger Hinweisgeber, wie gut Leber, Eiweißstoffwechsel und Nieren zusammenarbeiten.

Wenn die Nierenfunktion nachlässt, wird Harnstoff schlechter ausgeschieden und sammelt sich im Blut an. Erhöhte Harnstoffwerte können also ein Hinweis darauf sein, dass deine Nieren mit ihrer Filteraufgabe überfordert sind. Viel Eiweiß in der Ernährung kann den Harnstoffspiegel erhöhen, ohne dass deine Nieren krank sein müssen. Auch längere Fastenphasen oder sehr starke körperliche Belastungen führen dazu, dass mehr Eiweiß im Körper abgebaut wird. Dabei wird vermehrt Muskelmasse angegriffen, es entsteht mehr Ammoniak und entsprechend mehr Harnstoff. Auch starke fieberhafte Infekte oder größere Operationen können den Harnstoffwert vorübergehend erhöhen, weil in dieser Zeit viele Eiweißstrukturen im Körper umgebaut werden. Zudem kann eine ausgeprägte Austrocknung des Körpers (Dehydrierung) den Harnstoff steigen lassen, weil das Blut dann insgesamt „konzentrierter" ist und sich auch der Harnstoff darin stärker anreichert. Umgekehrt kann ein sehr niedriger Harnstoffwert zum Beispiel bei schwerer Lebererkrankung, starker Unterernährung oder insgesamt sehr niedriger Eiweißzufuhr auftreten. Dann ist das Problem nicht die Niere, sondern eher die Eiweißproduktion und Entgiftungsleistung der Leber.

Für die Beurteilung der Nierenfunktion ist Harnstoff deshalb ein Baustein, aber kein Solokünstler. Er gewinnt an Aussagekraft im Zusammenspiel mit Kreatinin, GFR, deinem klinischen Bild, deiner Ernährung und deinem Hydratationszustand. Ein isoliert erhöhter Harnstoff ohne passende Symptome und ohne Auffälligkeiten bei Kreatinin und GFR kann harmlos sein. Ein dauerhaft erhöhter Harnstoff zusammen mit einer eingeschränkten GFR und weiteren Risikofaktoren ist dagegen ein deutliches Signal, dass deine Nieren mehr Aufmerksamkeit brauchen. Zusammenfassend zeigt dir dein Harnstoffwert, wie viel „Eiweiß-Ballast" dein Körper gerade verarbeiten muss und wie gut deine Nieren diesen Teil der Entgiftung schaffen.

Für Neugierige

Harnstoff im Labor, in deinem Körper und in deiner Creme

Wenn du „Harnstoff“ liest, denkst du vielleicht zuerst an Laborwerte. Gleichzeitig kennst du den Begriff wahrscheinlich auch aus der Drogerie: Urea 5 %, 10 % oder 30 % – vor allem in Cremes für trockene, rissige Haut. Das Wort „Urea“ heißt übrigens nichts anderes als „Harnstoff“. Dieser entgiftet nicht nur Ammoniak im Körper, sondern ist auch ein wichtiger Bestandteil der sogenannten „Natural Moisturizing Factors“ in unserer Haut.

Das sind Stoffe, die dafür sorgen, dass die oberste Hautschicht Wasser bindet und geschmeidig bleiben kann. In der Hautpflege wird Urea genau wegen dieser Eigenschaften gerne eingesetzt, da es hilft, Feuchtigkeit zu halten, verhornte Stellen weicher macht und trockene, rissige oder schuppige Haut glätten kann. Spannend ist, dass der gleiche Stoff, der im Blut als Hinweis auf Eiweißstoffwechsel und Nierenfunktion dient, in geringer Dosierung die Barrierefunktion der Haut unterstützt. In höheren Konzentrationen wirkt Harnstoff nämlich leicht keratolytisch, das heißt, die oberste Hornschicht wird gezielt aufgeweicht und kann besser abgetragen werden. Harnstoff ist also kein „böses Stoffwechselgift“, das möglichst bei null liegen sollte, sondern ein notwendiges Transport- und Entgiftungsprodukt im Eiweißstoffwechsel und gleichzeitig ein sinnvoller Baustein deiner Hautpflege.

Parameter	Referenzbereich (statistisch)	Erfahrungsbereich (Blutgeflüster)
Harnstoff	16,0–50 mg/dl 2,6–8,3 mmol/l je nach Labor unterschiedlich	20,0–45 mg/dl 3,3–7,5 mmol/l Dieser Bereich spricht meist für einen normalen Eiweißumsatz erhöhte Werte: Hinweis auf Eiweißmangel, Leber- oder Überwässerungsprobleme zu niedrige Werte: Hinweis auf stärkere Stoffwechsel- oder Nierenbelastung

Einheiten: mg/dl, mmol/l

Auf einen Blick – Nierenwerte

- Kreatinin ist ein Spätmarker und hängt stark von deiner Muskelmasse ab. Er sollte daher nie isoliert beurteilt werden, sondern immer zusammen mit der eGFR und der Gesamtsituation.
- Die eGFR gibt dir ein deutlich besseres Gefühl dafür, wie gut deine Nieren wirklich filtern. Besonders wichtig ist der Verlauf über die Jahre und nicht nur ein einzelner Wert.
- Cystatin C kann helfen, die Nierenfunktion genauer einzuschätzen, vor allem wenn Kreatinin „zu schön“ aussieht, du wenig oder sehr viel Muskulatur hast oder deine GFR niedrig-normal ist.
- Harnsäure ist ein normales Stoffwechselendprodukt. Erst wenn sie dauerhaft im oberen Bereich liegt, steigt das Risiko für Gicht und Nierensteine. Fruktose und Zuckerkonsum spielen dabei eine genauso große Rolle wie Fleisch.
- Harnstoff zeigt, wie viel Eiweiß dein Körper gerade umsetzt und wie gut Leber und Nieren zusammenarbeiten.

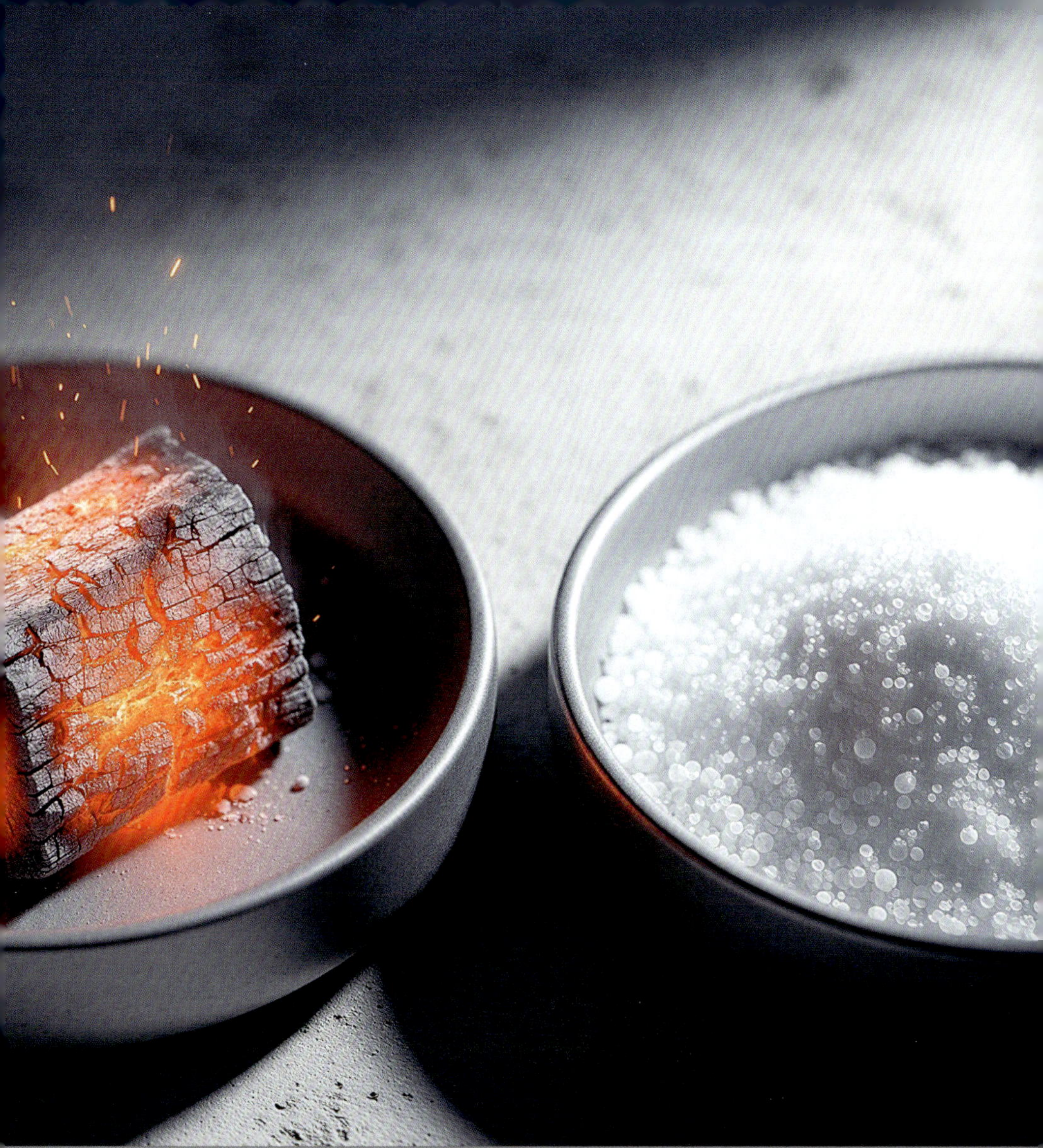

ENTZÜNDUNGS- UND PROTEINSTOFFWECHSEL

Gesamteiweiß – dein Blick auf die Eiweißbasis

Das Gesamteiweiß auf dem Laborzettel wirkt zunächst unscheinbar, dabei verrät es eine Menge darüber, wie gut dein Körper mit Eiweiß und Proteinen versorgt ist. Beim Gesamteiweiß wird gemessen, wie viel Protein sich insgesamt im flüssigen Anteil deines Blutes befindet. Dazu gehören unter anderem Albumin, verschiedene Immunglobuline, Transporteiweiße, bestimmte Enzyme, Hormone und Gerinnungsfaktoren. Ein Teil davon wird in der Leber gebildet, ein anderer Teil stammt aus deinem Immunsystem oder aus verschiedenen Geweben.

Eiweiß ist kein Randthema, sondern ein Grundbaustoff deines Körpers, denn etwa 15 bis 17 % der Körpermasse eines Erwachsenen bestehen aus Protein. Bei einem Menschen mit 80 kg sind das ungefähr 13 kg Eiweiß – verteilt auf Muskeln, Organe, Blut, Bindegewebe, Immunzellen und Hormone. Wenn du dir klar machst, wie viel innerhalb deines Körpers aus Eiweiß aufgebaut ist, wird schnell verständlich, warum eine schlechte Eiweißversorgung sich an vielen verschiedenen Stellen bemerkbar machen kann.

Die Eiweiße im Blut übernehmen sehr unterschiedliche Aufgaben. Albumin sorgt dafür, dass Flüssigkeit im Gefäßsystem bleibt, es transportiert Hormone, Fettsäuren und Medikamente und stabilisiert den Druck im Blutgefäß. Immunglobuline gehören zu deinem Abwehrsystem und helfen Erreger zu erkennen. Andere Eiweiße arbeiten als Enzyme, die Stoffwechselreaktionen steuern, wieder andere treten als Hormone oder Gerinnungsfaktoren auf. Wenn du das Gesamteiweiß bestimmen lässt, werden all diese Eiweißgruppen in einer Zahl zusammengefasst und summiert.

In vielen Blutbefunden, die ich sehe, ist das Gesamteiweiß eher am unteren Rand. Das sehe ich besonders oft bei Menschen, die über längere Zeit wenig Eiweiß zu sich nehmen oder deren Alltag von Stress, schlechtem Schlaf und Verdauungsproblemen geprägt ist. Ein zu niedriger Wert verursacht selten ein einzelnes Symptom, sondern eher ein Bündel aus leisen Signalen. Muskeln fühlen sich schneller erschöpft an, kleine

Verletzungen heilen langsamer, Haare und Nägel wirken brüchig oder Infekte ziehen sich in die Länge. Keines dieser Zeichen beweist allein einen Eiweißmangel, aber wenn sie sich häufen und das Gesamteiweiß im Labor gleichzeitig absackt, ergibt sich hier oft ein stimmiges Bild. Ein niedriger Gesamteiweißwert hat nicht nur mit der Frage zu tun, wie viel Eiweiß du isst. Manchmal kommt schlicht zu wenig an, weil Magen und Darm die Eiweißbausteine nicht gut aufnehmen oder manchmal arbeitet auch die Leber eingeschränkt und kann weniger Eiweiß herstellen. Auch der Verbrauch kann erhöht sein, wenn der Körper mit einer chronischen Entzündung beschäftigt ist und an mehreren Fronten Eiweiß benötigt. Das Gesamteiweiß ist deshalb kein Endpunkt, sondern eher der Anfang einer Spurensuche. Es lädt dazu ein, genauer hinzuschauen, ob dein Körper genug Baumaterial bekommt und ob dieses Material dann auch dort ankommt, wo es gebraucht wird.

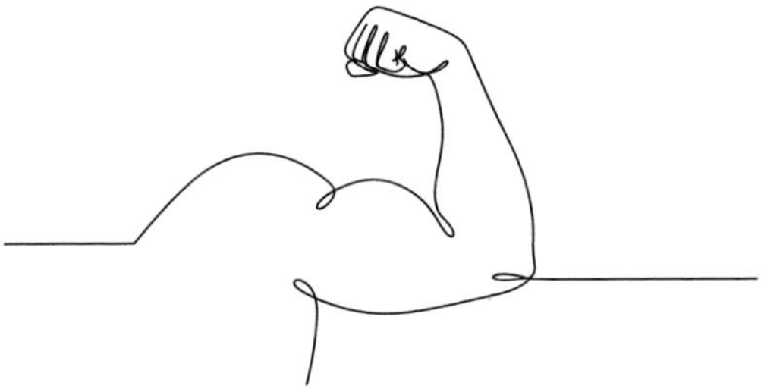

Am anderen Ende der Skala steht ein deutlich erhöhtes Gesamteiweiß. Im Alltag klingt viel Eiweiß erst einmal positiv, im Labor ist ein ausgeprägt erhöhter Wert jedoch eher ein Warnzeichen. Sehr hohe Gesamteiweißwerte können auftreten, wenn du stark ausgetrocknet bist und dein Körper Flüssigkeit verliert, so dass das Blut eindickt. Sie können aber auch darauf hinweisen, dass bestimmte Eiweißgruppen übermäßig stark gebildet werden, dazu gehören dann zum Beispiel Immunglobuline bei chronischen Entzündungen oder besondere Eiweiße, die bei Erkrankungen des Knochenmarks entstehen. In diesen Situationen geht es nicht um eine besonders gute Versorgung mit Eiweiß, sondern um eine Verschiebung, die sorgfältig abgeklärt werden sollte.

Wenn das Gesamteiweiß deutlich außerhalb des Rahmens liegt oder gar nicht zu deinem übrigen Befund passt, reicht der Blick auf die eine Zahl nicht mehr aus. Dann kann eine sogenannte Eiweißelektrophorese sinnvoll sein. Dort werden die Eiweiße im Blut in verschiedene Fraktionen aufgeteilt, etwa in Albumin und unterschiedliche Globulinbereiche. So lässt sich erkennen, ob eher Albumin fehlt, ob Immunglobuline bereits erhöht sind oder ob sich eine einzelne auffällige Eiweißspitze zeigt. Für dich ist vor allem wichtig, dass du verstehst, was das Gesamteiweiß insgesamt leisten kann. Es gibt dir eine grobe Orientierung, ob du im Eiweißmangel unterwegs bist oder ob deine Eiweißkonzentrationen ungewöhnlich hoch sind. Wenn der Wert untypisch wirkt, ist das ein Einstieg in weitere Fragen, nicht einfach eine Randnotiz.

Spannend wird das Gesamteiweiß auch im Zusammenspiel mit Entzündung, denn einige Eiweiße im Blut verhalten sich wie Akut-Phase-Proteine, die sich verändern, wenn dein Immunsystem aktiv ist. Albumin gehört zu den Eiweißen, die bei Entzündungsreaktionen eher sinken, Immunglobuline und bestimmte Globulinfraktionen steigen dagegen häufiger an. So kann es sein, dass das Gesamteiweiß im Labor scheinbar normal aussieht, obwohl im Hintergrund bereits eine deutliche Verschiebung der Eiweißverteilung läuft. Umgekehrt kann ein erhöhtes Gesamteiweiß ein Hinweis auf eine aktive Entzündung, eine Autoimmunreaktion oder eine Bluterkrankung sein.

Im Alltag ist das Gesamteiweiß für mich ein günstiger und sehr hilfreicher Bonuswert. Er ist schnell bestimmt und zeigt, ob die Eiweißbasis in deinem Körper eher stabil, eher knapp oder ungewöhnlich hoch ist. Ein Körper, der auf Sparflamme läuft, weil ihm Baumaterial fehlt, erzählt beim gemessenen Gesamteiweiß häufig eine andere Geschichte. Diese besonderen Muster im Labor zu entdecken, ist der eigentliche Wert dieses eher unscheinbaren Parameters.

Parameter	Referenzbereich (statistisch)	Erfahrungsbereich (Blutgeflüster)
Gesamteiweiß	6,0–8,5 g/dl 60–85 g/l	7,5–8,5 g/dl 75–85 g/l

Einheiten: g/l; g/dl

In der Tabelle siehst du als offiziellen Bereich eine recht großzügige Spannbreite von 60 bis 85 g/l. Viele Laborbefunde bewegen sich eher im unteren und mittleren Bereich dieses Rahmens und werden dann schnell als unauffällig abgeheftet. Für unseren Blick auf deine alltägliche Eiweißversorgung interessiert mich vor allem der obere Abschnitt dieser Skala. Im Erfahrungsbereich markiere ich 75 bis 85 g/l als Zone in der dein Körper spürbar mehr Baumaterial zur Verfügung hat. In diesem Bereich erlebe ich häufiger Menschen mit besserer Muskelkraft und besserer Regenerationsfähigkeit. Trotzdem ist ein hoher Wert nicht automatisch ein Grund zur Freude.

Wenn sich dein Gesamteiweiß am oberen Rand oder darüber bewegt und du dich eigentlich gar nicht besonders eiweißreich ernährst, stellt sich die Frage woher diese Eiweiße kommen. Manchmal steckt dann nicht eine üppige Versorgung mit wertvollen Aminosäuren dahinter, sondern eine gesteigerte Produktion von Immunglobulinen durch das Immunsystem oder eine andere Verschiebung in den Globulinen. Auch eine ausgeprägte Austrocknung kann das Gesamteiweiß nach oben treiben. Gerade am oberen Ende des Erfahrungsbereichs lohnt es sich deshalb genauer hinzusehen und das Gesamteiweiß nicht isoliert zu feiern. Wenn du viel Eiweiß isst, eine gesunde Muskulatur hast und deine anderen Blutwerte unauffällig sind, kann ein Wert im Bereich zwischen 75 und 85 g/l gut zu dir passen. Wenn du dagegen wenig Eiweiß zu dir nimmst oder dich eher erschöpft fühlst, kann derselbe Wert ein Hinweis sein, dass dein Immunsystem oder andere Eiweißfraktionen die Bilanz nach oben ziehen und eine Eiweißelektrophorese sowie gegebenenfalls ein Aminogramm können dann hier eine sinnvolle Ergänzung sein.

Am unteren Rand der Skala lohnt sich der Blick aber genauso. Offiziell gelten auch Werte um 60 bis 70 g/l noch als normal. Für die Eiweißversorgung im Alltag ist das jedoch eher die Sparversion, denn in diesem Bereich hat der Körper zwar noch genug Eiweiß, um den gröbsten Schaden abzuwenden, es fehlt ihm aber oft an Reserven für Muskelaufbau, Regeneration, Hormonbalance und ein entspanntes Immunsystem.

Für Neugierige

Das Aminogramm – der Blick auf die Eiweißbausteine

Wenn man über Eiweiß im Blut spricht, denkt man schnell nur an eine Zahl. Gesamteiweiß wirkt wie eine große Überschrift über deiner Eiweißlandschaft, aber hinter diesem Titel verstecken sich deine Aminosäuren. Sie sind die eigentlichen Lebensbausteine aus denen unser Körper Eiweiße zusammensetzt. Mit einem Aminogramm kannst du diese Bausteine einzeln im Blut anschauen, denn hier werden die Konzentrationen verschiedener freier Aminosäuren im Blut gemessen. Du siehst dann nicht nur, dass Eiweiß vorhanden ist, sondern ob bestimmte Bausteine fehlen oder im Überschuss vorliegen. Das kann spannend sein, wenn du zum Beispiel trotz scheinbar gutem Gesamteiweiß müde bist, schlecht Muskeln aufbaust, ständig Heißhunger hast oder dich nach Infekten schwer erholst. Manchmal zeigt sich dann, dass einzelne Aminosäuren wie zum Beispiel bestimmte schwefelhaltige Aminosäuren für Entgiftungsprozesse oder Tryptophan als Vorstufe für das Glückshormon Serotonin und das Schlafhormon Melatonin im Sinkflug sind.

Gesamteiweiß und Aminogramm erzählen zusammen eine viel differenziertere Geschichte. Das Gesamteiweiß gibt dir einen Eindruck davon, wie viel Eiweiß grob im System unterwegs ist und das Aminogramm zeigt dir, wie ausgewogen diese Eiweißbausteine verteilt sind. Es kann vorkommen, dass das Gesamteiweiß scheinbar gut im oberen Bereich liegt, das Aminogramm aber Lücken zeigt, weil ein Teil deines Eiweißpools durch

Immunreaktionen gebunden wird, während für Regeneration, Muskelaufbau und Hormonproduktion bestimmte Bausteine fehlen. Die zusätzliche Messung deines Aminogramms ist dann besonders sinnvoll, wenn du das Gefühl hast, dass du trotz eiweißbewusster Ernährung nicht gut in deine Kraft kommst oder wenn du auffällige Werte bei Gesamteiweiß, Albumin oder den Globulinen hast und die Frage im Raum steht, ob dein Körper Protein eher als Baumaterial nutzt oder als Munition in einem stillen Entzündungsprozess. In solchen Situationen kann ein Aminogramm wie ein genauer Blick in deine Werkstatt sein. Du siehst dann nicht nur, wie groß der Holzstapel ist, sondern welche Bretter in welcher Qualität wirklich bereitliegen.

Auf einen Blick – Gesamteiweiß

- Der Blutwert Gesamteiweiß fasst alle wichtigen Eiweiße im Blut zusammen und gibt dir einen groben Eindruck, wie gut dein Körper mit Protein als Baumaterial versorgt ist.
- Werte im Bereich von etwa 60 bis 70 g/l gelten im Labor noch als normal, erzählen im Alltag aber eher die Geschichte von Eiweiß auf Sparflamme mit weniger Reserven für Muskeln, Regeneration, Hormone und Immunsystem.
- Ein Bereich um 75 bis 85 g/l passt besser zu einem gut gefüllten Eiweißkonto, solange deine Ernährung, deine Muskulatur und deine übrigen Blutwerte dazu passen. Sehr hohe Werte ohne eiweißbewusste Ernährung sind ein Grund genauer hinzusehen, zum Beispiel mit Hilfe einer Eiweißelektrophorese im Blutserum.

Das C-reaktive Protein – dein Entzündungsbarometer

Das C-reaktive Protein, kurz CRP, ist einer der wichtigsten Entzündungsmarker im Blut. Es wird in deiner Leber gebildet und ausgeschüttet, wenn dein Immunsystem Alarm schlägt. Das passiert zum Beispiel bei einer Infektion, nach einer Gewebeverletzung, bei einem akuten Schub einer chronischen Erkrankung oder bei stillen Entzündungsprozessen. Typisch für CRP ist, dass es nicht trödelt. Innerhalb von wenigen Stunden nach einem Entzündungsreiz beginnt der Wert anzusteigen, erreicht meist innerhalb von ein bis zwei Tagen seinen Höhepunkt und fällt dann wieder ab, wenn sich die Situation beruhigt hat. Die Höhe des CRP-Werts spiegelt oft den Schweregrad einer Entzündung wider. Je kränker ein Mensch ist, desto höher ist häufig auch der CRP-Wert. Das gilt vor allem für akute, bakterielle Infektionen oder deutliche Entzündungen, zum Beispiel eine Lungenentzündung oder eine ausgeprägte Wundinfektion. Gleichzeitig gibt es aber auch Ausnahmen, denn manche Autoimmunerkrankungen gehen gar nicht mit besonders hohen CRP-Spiegeln einher und bei einigen Menschen reagiert das CRP grundsätzlich weniger stark. Du kannst CRP deshalb als Lautstärkeregler verstehen, der dir zeigt, wie laut dein Entzündungsgeschehen insgesamt ist, aber kein perfektes Messgerät, das immer und überall gleich reagiert. Der CRP-Wert ist somit ein unspezifischer Marker, der dir verrät, dass irgendwo im System etwas los ist, aber nicht, wo genau das Problem liegt. Ein erhöhtes CRP sagt nicht „Du hast eine Lungenentzündung“ oder „Das Problem sitzt im Darm“, sondern erst einmal nur „Da brennt etwas“. Um die Ursache zu finden, braucht es immer das Zusammenspiel aus deinen Beschwerden, der körperlichen Untersuchung und weiteren Blutwerten.

Der CRP-Wert hängt auch eng mit deinem Herz-Kreislauf-System zusammen. Studien der letzten Jahre zeigen sehr klar, dass Menschen, die dauerhaft ein höheres CRP haben, im Durchschnitt ein höheres Risiko für Herzinfarkt und Schlaganfall aufweisen, selbst dann, wenn Cholesterin und Blutdruck auf den ersten Blick nicht dramatisch wirken.

CRP gehört zu den sogenannten Akut-Phase-Proteinen. Das ist eine Gruppe von Eiweißen, deren Konzentration sich bei Entzündungen verändert. Einige steigen an, andere sinken. Neben CRP gehören dazu zum Beispiel bestimmte Gerinnungsfaktoren, Fibrinogen oder das Ferritin, also dein Speichereisen. Auf der anderen Seite fallen bei einer Entzündungsreaktion manche Proteine ab, etwa Albumin oder Transferrin. Wenn in deinem Körper also ein deutlicher Entzündungsprozess läuft, sind mehrere deiner Laborwerte davon ebenfalls betroffen und das ist wichtig zu verstehen, wenn du auf deinen Blutbefund schaust. Ein erhöhtes Ferritin kann dann zum Beispiel weniger etwas über deinen Eisenspeicher erzählen, sondern ein starker Ausdruck einer Entzündungsreaktion sein.

Die Referenzbereiche vom CRP-Wert stammen aus einer Zeit, in der man vor allem wissen wollte, ob eine deutliche akute Entzündung vorliegt oder nicht. Für diese Fragestellung reicht dieser grobe Blick völlig aus. Aus heutiger Sicht ist das aber nur ein Teil der Wahrheit, denn wir wissen inzwischen, dass der Körper nicht nur in den extremen Bereichen reagiert, in denen Menschen eindeutig schwer krank sind, sondern dass schon niedriggradige und dauerhafte Entzündungsprozesse im Hintergrund viel Schaden anrichten können. Genau hier wird CRP als Spiegel einer chronischen, stillen Entzündung interessant. Viele Menschen, die sich stabil fühlen, sich regelmäßig bewegen, normalgewichtig sind und keinen großen Entzündungsballast mit sich herumtragen, liegen mit ihrem CRP im unteren Bereich, oft unter 1 mg/l – nicht selten sogar unter 0,5 mg/l. Werte deutlich darüber können in Ruhe ein Zeichen dafür sein, dass dein System leise vor sich hin kämpft, zum Beispiel mit Übergewicht, Insulinresistenz, stillen Infektionsherden im Mund-Kiefer-Bereich oder einem dauerhaft gereizten Darm. Das heißt nicht, dass du bei einem CRP über 1 mg/l automatisch krank bist, sondern dass sich ein genauerer Blick lohnt, vor allem, wenn andere Puzzleteile dazu passen, wie Müdigkeit, Gewichtszunahme, Bluthochdruck, erhöhte Blutfette oder ein grenzwertiger Blutzucker. In diesem Sinn ist CRP ein wertvoller Hinweisgeber für die Frage, ob dein inneres Feuer schon lodert oder nur leise glimmt.

Mythos oder Realität?

Mythos: Wenn der CRP-Wert im Normbereich ist, hat man keine Entzündung.

Realität: Das Thema ist leider deutlich komplizierter. Ein CRP, der im offiziellen Referenzbereich liegt, schließt eine Entzündung nicht sicher aus, sondern bedeutet erst einmal nur, dass keine massive und hochakute Entzündungsreaktion nachweisbar ist. Stillere Prozesse in Gefäßen, im Bindegewebe, im Darm oder an Zähnen und Kiefer können laufen, obwohl das CRP normal ist. Umgekehrt gibt es Erkrankungen, bei denen das CRP trotz relevanter Symptome kaum ansteigt, zum Beispiel bei manchen Autoimmunerkrankungen oder unter bestimmten Medikamenten, die das Immunsystem dämpfen.

Ein anderes Missverständnis ist die Idee, ein einzelner CRP-Wert sei eine Art Urteil über deine Gesundheit, aber in Wahrheit ist der Verlauf viel wichtiger. Ein isolierter leichter Anstieg kurz nach einem Infekt ist weniger beunruhigend als ein über Monate wiederholt leicht erhöhtes CRP ohne erkennbaren Anlass. Ein „guter“ CRP-Wert ist also kein Freifahrtschein und ein „grenzwertiger“ Wert kein Drama, sondern jeweils ein Baustein, der in den Gesamtkontext gehört.

Gut zu wissen

Wenn du deinen Laborzettel mit deinem CRP-Wert in die Hand nimmst, lohnt es sich, auf ein paar Dinge zu achten. Schau bitte zuerst auf die Einheit. Meist steht dort mg/l, manchmal mg/dl. Diese beiden Angaben lassen sich ineinander umrechnen, sind aber nicht identisch. Lass dich nicht verwirren, wenn der Referenzbereich deines Labors ein wenig von dem abweicht, was du hier im Buch liest. Die genauen Zahlen können sich von Labor zu Labor unterscheiden, der grundsätzliche Gedanke dahinter bleibt aber gleich: Offizielle Bereiche sind eher grob gehalten und orientieren sich daran, schwere Erkrankungen zu erkennen. Denk auch immer daran, in welcher Situation dir Blut abgenommen wurde. Wenn du gerade eine Erkältung auskurierst, eine eitrige Zahninfektion hast oder ein paar Tage vorher operiert wurdest, darf das CRP vorübergehend deutlich höher sein. Es wäre dann eher erstaunlich, wenn es nicht reagiert. Spannend wird es vor allem in Ruhe, also zwischen akuten Krankheitsphasen. Wenn dein CRP dann wieder in einem niedrigen Bereich liegt, ist das ein gutes Zeichen. Bleibt es in Ruhe über längere Zeit erhöht, gehört das in ärztliche Hände.

Parameter	**Referenzbereich** (statistisch)	**Erfahrungsbereich** (Blutgeflüster)
CRP (hsCRP)	<5,0 mg/l	<0,5 mg/l

Einheiten: mg/l, manchmal mg/dl

Für Neugierige

Der Unterschied zwischen CRP und hsCRP

Vielleicht bist du schon über die Abkürzung hsCRP gestolpert. Dahinter verbirgt sich das "high sensitivity CRP", also eine hochsensitive Messmethode für das gleiche Molekül. Es handelt sich nicht um einen anderen Stoff, sondern um eine feinere Lupe. Das klassische CRP-Verfahren ist darauf ausgelegt, mittlere und hohe Entzündungsaktivität zuverlässig zu erfassen. Es wird vor allem in der Akutmedizin genutzt, zum Beispiel in Notaufnahmen oder in der hausärztlichen Praxis, wenn es darum geht zu entscheiden, ob ein Infekt schwer verlaufen könnte. Die hochsensitive Methode arbeitet genauer in den niedrigen Bereichen. Sie wurde ursprünglich eingeführt, um feinere Unterschiede im Herz-Kreislauf-Risiko abzubilden. Beim hsCRP interessieren uns vor allem Werte deutlich unterhalb der klassischen „5-mg/l-Grenze“. Hier zeigen sich Unterschiede, die mit langfristigen Risiken und mit stillen Entzündungen zu tun haben. In der Präventions- und Funktionsmedizin nutzt man diese Information, um Lebensstilfaktoren, Ernährung, Bewegung, Schlaf, Stress und Umweltbelastungen besser einzuordnen. Vereinfacht gesagt: Mit dem klassischen CRP erkennst du gut, ob gerade ein großes Feuer lodert. Mit dem hsCRP kannst du besser sehen, ob im Hintergrund ständig ein kleiner Glimmbrand schwelt. Beide Methoden haben ihren Platz.

Gut zu wissen

hsCRP als Herz-Kreislauf-Risikofaktor

Ursprünglich wurde der CRP-Wert verwendet, um akute Entzündungen zu erkennen. Später hat man mit einer feineren Messmethode begonnen, dem hochsensitiven CRP, kurz hsCRP. In großen Langzeitstudien zeigte sich, dass Menschen mit dauerhaft leicht erhöhtem hsCRP im Schnitt häufiger Herzinfarkte und Schlaganfälle haben, als Menschen mit sehr niedrigen Werten. Um diese Unterschiede greifbar zu machen, hat man die hsCRP-Werte in drei Risikobereiche eingeteilt. Es geht dabei um das kardiovaskuläre Risiko, also das Risiko für Herzinfarkt und Schlaganfall, bei Menschen ohne akute Infektion: hsCRP-Werte unter 1 mg/l sprechen eher für ein niedriges kardiovaskuläres Risiko, Werte zwischen 1 und 3 mg/l für ein mittleres und Werte über 3 mg/l für ein hohes Risiko. Sehr niedrige hsCRP-Werte unter 1 mg/l passen dagegen oft zu einem ruhigen Gefäßsystem.

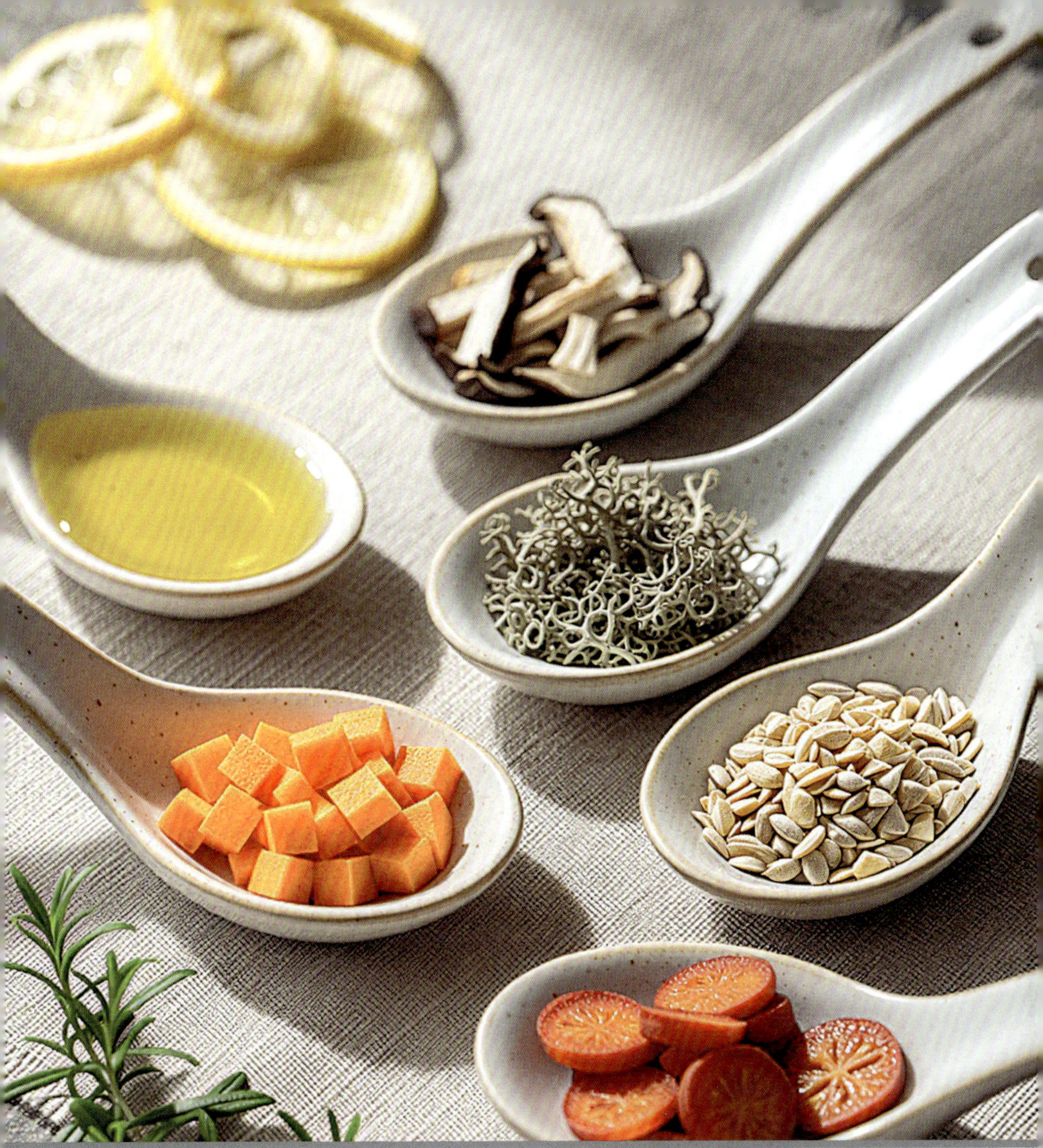

VITAMINE
Einleitung

VITAMINE

Wenn wir über Vitamine sprechen, dann tauchen bei vielen zuerst Bilder von Obsttellern, Gemüsesticks und bunten Kapseln aus der Drogerie im Kopf auf. Im Blut wirken allerdings Vitamine eher leiser. Sie stehen nicht so im Rampenlicht wie Cholesterin oder der Blutzucker, doch ohne sie läuft im Hintergrund kaum etwas rund. Vitamine gehören zu den Mikronährstoffen. Dein Körper braucht sie oft nur in kleinen Mengen, aber die Dosis ist entscheidend. Zu wenig über längere Zeit kann müde, anfällig und antriebslos machen. Zu viel kann bei manchen Vitaminen ebenfalls ungünstig sein, vor allem dann, wenn sie speicherbar sind. Das Tückische an Vitaminmängeln ist, dass sie sich selten mit einem klaren und einfachen Symptom bemerkbar machen. Oft ist es ein ganzes Sammelsurium aus Müdigkeit, Stimmungsschwankungen, Infektanfälligkeit, Haarausfall und Konzentrationsproblemen. Fast alle Vitamine musst du als Mensch von außen zuführen, denn dein Körper produziert sie nicht selbst, zumindest nicht in den Mengen, die wir wirklich brauchen. Vitamin D ist hier eine Ausnahme, weil ein Teil über die Sonne auf deiner Haut gebildet werden kann und Vitamin K wird unter anderem von deiner Darmflora hergestellt. Der Rest hängt von deinem Alltag ab, also von Ernährung, Darmgesundheit, Medikamenten, Stress und manchmal auch von genetischen Besonderheiten im Stoffwechsel.

Aus biochemischer Sicht teilt man Vitamine gern in fettlöslich und wasserlöslich ein. Die fettlöslichen Vitamine A, D, E und K können im Körper gespeichert werden, vor allem in Leber und Fettgewebe. Das ist praktisch, wenn du einmal schlechter versorgt bist, birgt jedoch bei dauerhaft hohen Dosen auch ein gewisses Risiko. Die wasserlöslichen Vitamine, dazu gehören alle B-Vitamine und Vitamin C, werden nicht in gleichem Maße gespeichert. Was der Körper nicht braucht, scheidet er so relativ zügig wieder aus. Dadurch sind klassische Überdosierungen seltener, Mängel können aber schneller entstehen, wenn über längere Zeit zu wenig eingenommen wird oder der Verbrauch erhöht ist.

So wichtig Vitamine für deinen Körper sind, so selten spielen sie leider im normalen Laboralltag die Hauptrolle. In vielen Praxen werden sie nur auf ausdrücklichen Wunsch gemessen und vieles davon läuft dann als Selbstzahlerleistung. Und selbst wenn du Zahlen auf deinem Laborzettel stehen hast, ist die Interpretation nicht immer so einfach, wie es auf den ersten Blick wirkt. Manche Vitamine lassen sich im Blut gut beurteilen, andere nur eingeschränkt. Bei einigen sagt das Zusammenspiel mit anderen Werten mehr aus als der nackte Einzelwert.

In diesem Buch schauen wir deshalb nicht auf jedes Vitamin, das ein Labor theoretisch anbieten kann. Wir konzentrieren uns auf die Werte, die in deinem Alltag eine echte Rolle spielen. Du wirst in diesem Teil vor allem vier Größen kennenlernen, die sich wie ein roter Faden durch viele Beschwerdebilder ziehen.

Vitamin D ist inzwischen für viele ein vertrauter Begriff. Der passende Laborwert dazu ist das 25-OH-Vitamin D. Er zeigt dir, wie gut deine Speicher gefüllt sind und ist eng mit Themen wie Müdigkeit, Knochenstabilität, Infektanfälligkeit und Stimmung verbunden. Viele Hausärzte bestimmen ihn inzwischen auf Nachfrage.

Dann gibt es einen Wert, der genau genommen kein Vitamin ist und hier trotzdem eine Hauptrolle bekommt: Homocystein. Es handelt sich hierbei eigentlich um ein Zwischenprodukt im Eiweißstoffwechsel, aber an diesem Wert kannst du besonders gut ablesen, wie bestimmte B-Vitamine in deinem Körper zusammenarbeiten. Bevor wir gemeinsam tiefer in die Welt von Vitamin B12 und Folat einsteigen, wirst du daher Homocystein kennenlernen. Das hat einen einfachen Grund, denn in den Kapiteln zu den B-Vitaminen taucht dieser Begriff immer wieder auf und wenn du ihn vorher verstanden hast, ergeben viele Zusammenhänge deutlich mehr Sinn. Im Anschluss geht es um Vitamin B12 und Folat, also Vitamin B9. Beide sind eng mit Homocystein verknüpft und sind wichtig für Blutbildung, Zellteilung, Nervengesundheit und mentale Stabilität. Viele Menschen begegnen ihnen zum ersten Mal im Zusammenhang mit Müdigkeit, depressiver Verstimmung, Kinderwunsch oder Herz-Kreislauf-Risikofaktoren.

Für Neugierige

Vitamine A, C und K

Diese Vitamine tauchen in diesem Buch immer wieder auf, bekommen aber kein eigenes Laborwertkapitel. Vielleicht wunderst du dich darüber, weil du sie aus dem Alltag gut kennst. Vitamin A wird mit Sehkraft, Haut und Immunsystem verbunden. Vitamin C steht für Erkältungsschutz. Vitamin K begegnet dir in Tropfen zusammen mit Vitamin D oder ganz früh im Leben als Vitamin K Gabe beim Neugeborenen. Der Grund für diese Entscheidung ist nicht, dass diese Vitamine unwichtig wären, im Gegenteil – sie sind elementar für deine Gesundheit. Aus Laborsicht sind ihre Blutwerte aber oft schwieriger zu greifen. Vitamin A wird vor allem in der Leber gespeichert und über spezielle Transportproteine im Blut bewegt. Ein einzelner Messwert sagt dann nicht immer zuverlässig, was in den Geweben wirklich los ist.

Bei Vitamin C ist die Geschichte noch spannender. Im Gegensatz zu vielen anderen Säugetieren kann der Mensch Vitamin C nicht selbst herstellen, weil ein entscheidendes Enzym in der Synthesekette ausgefallen ist. Unsere Vorfahren konnten das wahrscheinlich noch, bis diese Fähigkeit im Lauf der Evolution verloren ging. Forscher wie Linus Pauling haben darauf hingewiesen, dass andere Säugetiere zum Teil mehrere Gramm Vitamin C am Tag produzieren und dass unsere heutigen Empfehlungen vor allem auf der Vermeidung von Skorbut (Vitamin C Mangelerkrankung) beruhen, nicht unbedingt auf einem optimalen Niveau für alle Lebenslagen. Wir können Vitamin C kaum speichern, brauchen es regelmäßig und verlieren einen Teil davon recht schnell wieder. Dieser Wert ist als Blutwert nicht zuverlässig zu messen und häufig fehleranfällig.

Vitamin K ist für die Blutgerinnung und die Knochengesundheit wichtig. Viele kennen es, weil Neugeborene in den ersten Lebenswochen Vitamin K bekommen und weil es in Kombination mit Vitamin D wichtig zu sein scheint. Die Labormessung von Vitamin K ist im Alltag eher selten und bleibt speziellen Fragestellungen vorbehalten. Hier gilt, dass der Blick auf Gerinnungswerte, Leberfunktion, Medikamente und Ernährung oft aussagekräftiger ist als eine isolierte Messung im Blut.

Du siehst, diese Vitamine spielen im Hintergrund eine wichtige Rolle. Trotzdem zerlegen wir sie hier nicht im Detail in Tabellen und Referenzbereiche. Sie tauchen immer dann auf, wenn sie zu einem Muster passen oder eine Erklärung runder machen. Den Schwerpunkt dieses Kapitels bilden die Werte, die du wahrscheinlicher auf deinem Laborzettel findest und die sich gut messen, interpretieren und mit deinem Alltag verknüpfen lassen.

Für Neugierige

Bioaktive Vitaminanalytik

Vielleicht hast du dich beim Lesen schon gefragt, wie zuverlässig so ein Vitaminwert im Blut eigentlich ist. Die meisten Labore messen Vitamine klassisch im Serum. Man bestimmt die Konzentration eines bestimmten Vitamins mit chemischen oder immunologischen Methoden und bei manchen Vitaminen gibt es zusätzlich Vollblutanalysen, die eher zeigen können, was in den Blutzellen selbst ankommt. Relativ neu ist ein anderer Ansatz, der sich bioaktive Vitaminanalytik nennt. Hier wird nicht nur geschaut, wie viele Moleküle im Blut herumschwimmen, sondern ob die Vitamine für einen lebenden Organismus auch wirklich nutzbar sind. Im Labor wird dafür deine Blutprobe aufbereitet und in ein Nährmedium gegeben, in dem alles vorhanden ist, was bestimmte Mikroorganismen zum Wachsen brauchen. Alles, bis auf das Vitamin, das getestet werden soll. Dann setzt man gezielt Bakterien oder Hefen dazu, die genau von diesem Vitamin abhängig sind. Wächst der Testkeim gut, ist genug bioaktives Vitamin in der Probe. Wächst er kaum, ist die funktionelle Versorgung eher mager. Aus dieser Wachstumskurve errechnet das Labor dann einen Wert, zum Beispiel für bioaktives Vitamin B12. Diese Art der Analytik ist spannend, weil sie einen Schritt näher an der Funktion liegt. Sie bildet ab, wie viel Vitamin in deiner Probe vorliegt, so dass ein lebendes System damit arbeiten kann. Ob ein Vitamin gut aufgenommen wird, wie es verteilt wird, ob Transportproteine, Leber, Nieren und Darm mitspielen, erkennst du weiterhin besser im Zusammenspiel aus Serumwerten, Vollblutanalysen und funktionellen Markern wie Homocystein. Die bioaktive Vitaminanalytik ist daher eher eine Ergänzung für besondere Fragestellungen, zeigt aber sehr schön, dass Vitamindiagnostik mehr sein kann als nur eine einzelne Zahl neben einem Referenzbereich.

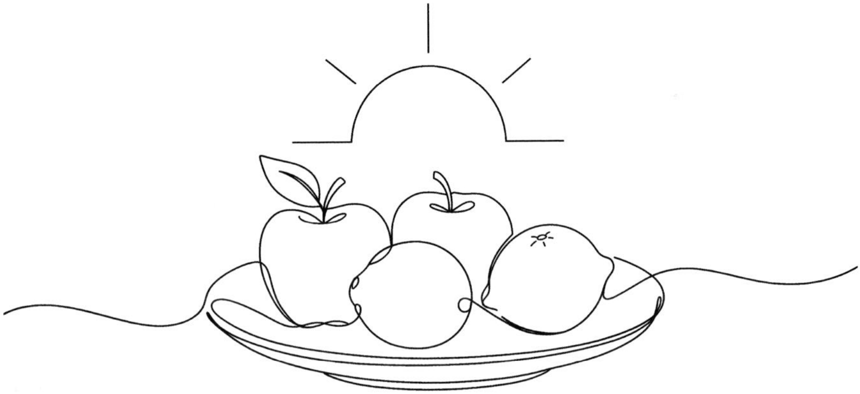

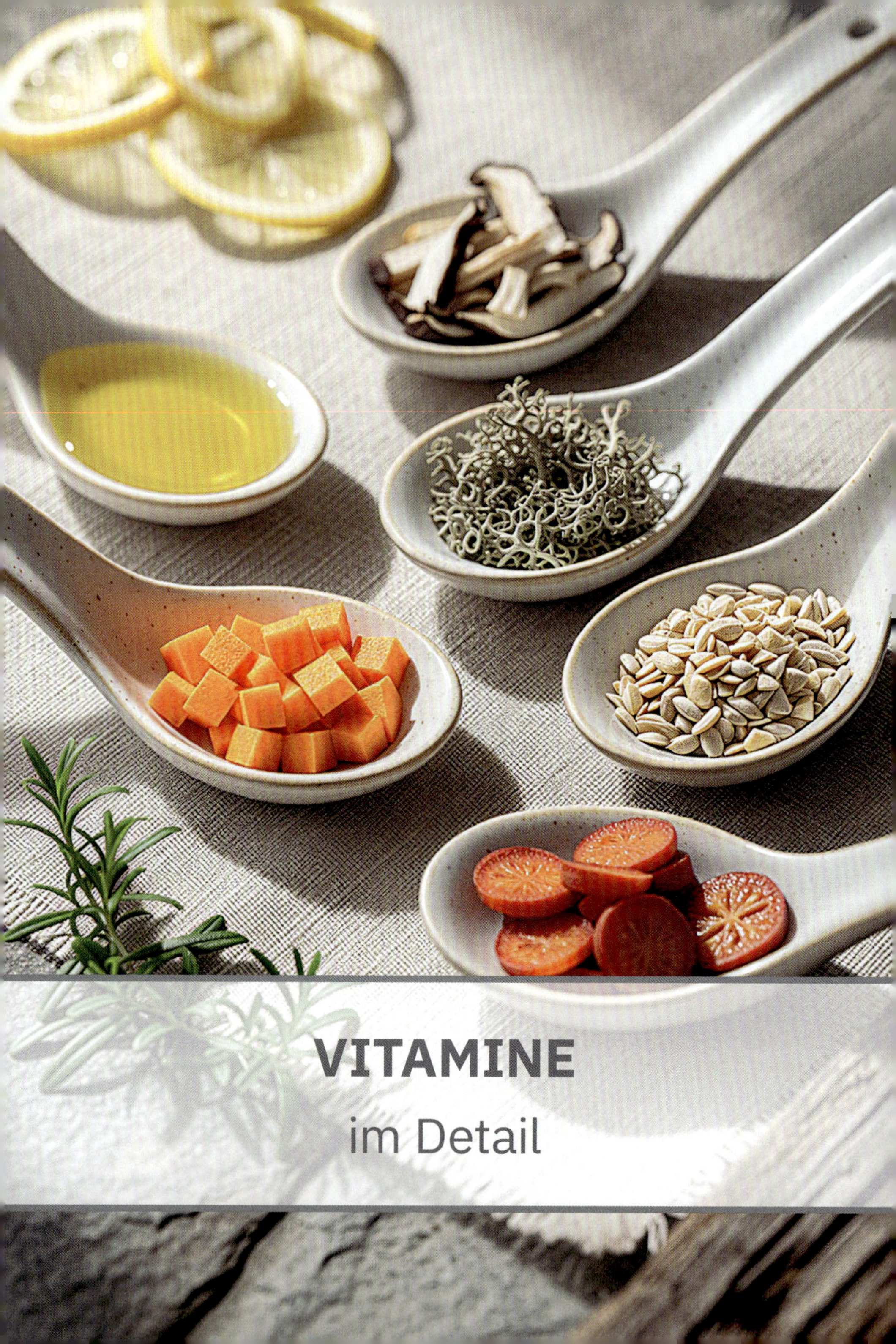

VITAMINE

im Detail

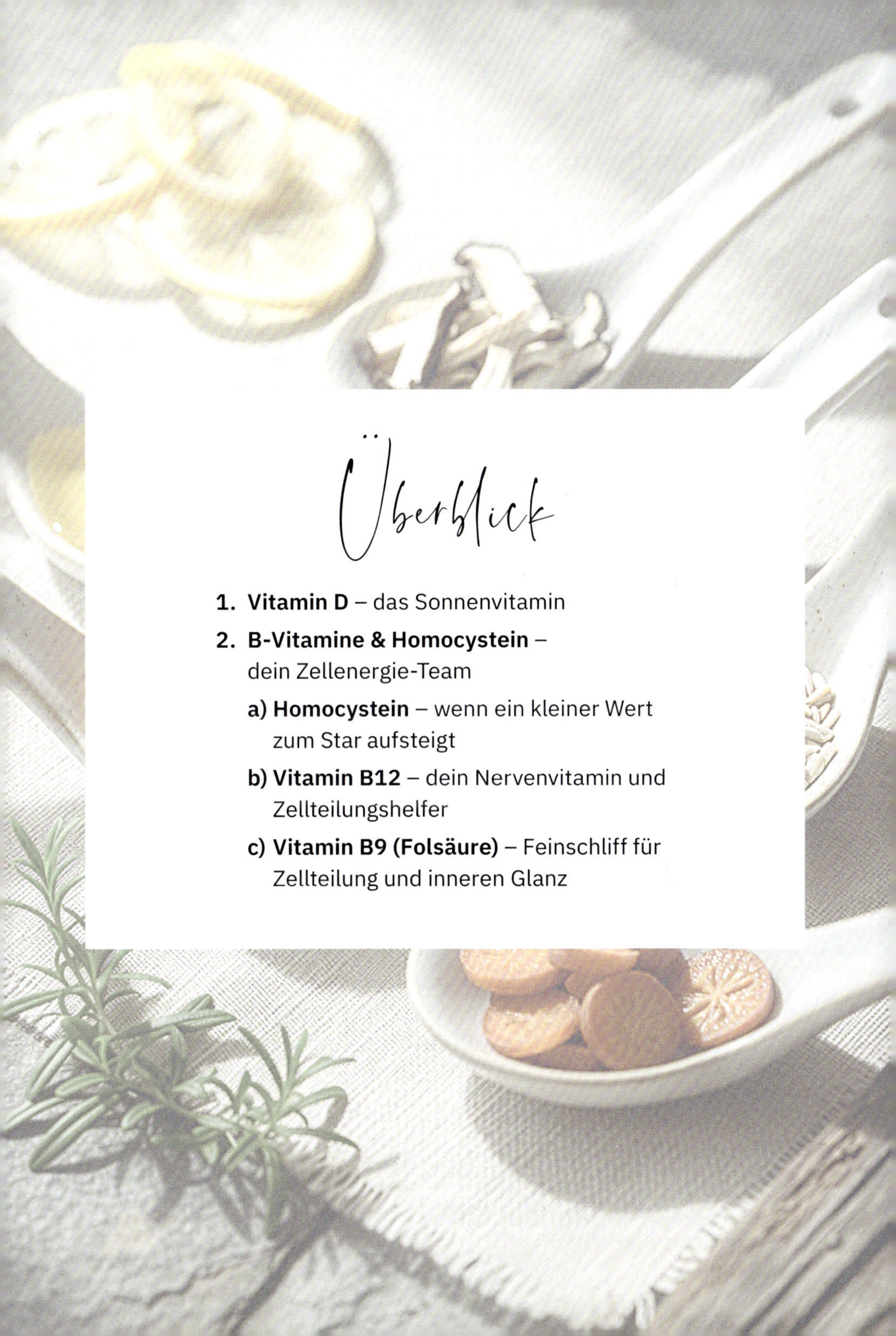

Überblick

1. **Vitamin D** – das Sonnenvitamin
2. **B-Vitamine & Homocystein** – dein Zellenergie-Team
   a) **Homocystein** – wenn ein kleiner Wert zum Star aufsteigt
   b) **Vitamin B12** – dein Nervenvitamin und Zellteilungshelfer
   c) **Vitamin B9 (Folsäure)** – Feinschliff für Zellteilung und inneren Glanz

1) Vitamin D – dein Sonnenvitamin

Wenn man heute über Vitamin D spricht, hat man fast automatisch auch eine Meinung im Raum sitzen. Vor etwas mehr als zehn Jahren hat das Thema hierzulande zusehends Fahrt aufgenommen. Zunächst wurde es von vielen Kollegen abgewunken und belächelt. Dann schwappte eine Welle neuer Studien, Internetartikel und Bücher herüber und plötzlich war Vitamin D für manche die Wunderwaffe gegen fast alles. Kein Wunder, dass Vitamin D heute so emotional aufgeladen ist. Dieses Kapitel ist mein Versuch, das wieder zu sortieren. Ohne Verklärung, ohne Panik, sondern mit einem nüchternen Blick darauf, was Vitamin D in deinem Körper wirklich tut, was dein Blut dazu sagen kann und wo ein gut gewählter Mittelweg oft klüger ist als das nächste Extrem.

Vitamin D ist ein fettlösliches Vitamin, das sich in vielen Punkten wie ein Hormon verhält. Dein Körper kann es in der Haut aus Cholesterin bilden, wenn genügend Sonnenlicht auf der Haut ankommt. Genau genommen beginnt alles mit UVB-Strahlung in einem bestimmten Wellenlängenbereich. Trifft sie auf die unbedeckte Haut, entsteht aus einer Cholesterinvorstufe zunächst Vitamin D3, das Cholecalciferol. Diese Form ist noch nicht aktiv, eher ein Rohstoff und auch die Verbindung, die in den gängigen Vitamin D Präparaten enthalten ist. In der Leber wird dann aus Vitamin D3 das 25-OH-Vitamin D, welches die Speicher- und Transportform darstellt. In den Nieren entsteht daraus wiederum das 1,25-OH-Vitamin D, die aktive Hormonform, die an Rezeptoren andockt und in unseren Zellen die ganzen wundervollen Prozesse anstößt. Damit dieser Ablauf funktioniert, braucht dein Körper aber mehr als nur Sonne. Leber und Nieren müssen gut mitarbeiten und es braucht Cofaktoren (Hilfsmoleküle) wie Magnesium, Vitamin K2 und Spurenelemente wie Bor, damit aus dem Rohstoff wirklich ein wirksames D-Hormon wird. Der gesamte Vitamin-D Stoffwechsel ist ein fein abgestimmter Weg, der Haut, Leber, Nieren und Immunsystem miteinander verbindet.

Im Labor wird fast immer nur das 25-OH-Vitamin D gemessen, denn dieser Wert gibt dir einen Eindruck davon, wie gut deine Speicher gefüllt sind. Wenn Ärzte von deinem Vitamin-D-Status sprechen, meinen sie in der Regel genau diesen Wert. Das 1,25-OH-Vitamin D, die aktive Form, spielt in der Routinediagnostik eine deutlich kleinere Rolle. Sie wird eher in speziellen Situationen bestimmt, zum Beispiel bei bestimmten Nierenerkrankungen.

Vitamin D ist eines der Themen, an denen du gut sehen kannst, wie stark der Alltag von offiziellen Schemata abweichen kann. Offiziell wird oft so getan, als müsse man nur vermeiden, dass der Wert „zu niedrig“ wird, dann sei alles in Ordnung. Gleichzeitig bedeutet ein hoher Wert nicht automatisch, dass mehr immer besser ist. Es geht um einen Wohlfühlbereich, in dem dein Körper gut arbeiten kann, ohne in Mangel oder Übermaß zu rutschen.

Spannend ist der Blick auf die Sonne. Vitamin D wird zwar über Sonnenlicht gebildet, aber nicht jede Sonneneinstrahlung ist gleich. Entscheidend ist die Stärke der UVB-Strahlung. In unseren Breiten ist sie nur in den hellen Monaten und zur Mittagszeit stark genug, um nennenswerte Mengen 25-OH-Vitamin D aufzubauen. Zwischen Oktober und März kannst du dich in die Sonne setzen, so lange du willst. Dein Vitamin-D-Stoffwechsel wird davon nahezu unbeeindruckt bleiben, da der UV-Index zu niedrig ist. Das erklärt, warum dein Vitamin-D-Wert im Laufe des Winters oft Monat für Monat weiter absackt, selbst wenn du an sonnigen Wintertagen im Café draußen sitzt oder auf der Berghütte dein Gesicht in die Sonne hältst.

Auch auf das Thema Sonnencreme lohnt sich ein kritischer Blick. Hohe Lichtschutzfaktoren blockieren einen Großteil der UVB-Strahlung, die du für die Bildung von Vitamin D benötigst. Die Lösung ist nicht, Sonnenbrand zu riskieren, sondern eine sinnvolle Strategie zu fahren, so dass du dir kurze, bewusste Phasen ohne Sonnenschutz erlaubst, bevor du dich schützt. Viele Menschen können im Sommer 10 bis 15 Minuten mit unbedeckter Haut in die Sonne gehen, ohne zu verbrennen, wenn sie ihre persönliche Schutzzeit beachten. Danach gehören vor allem luftige Kleidung, Sonnenhut und Schatten zum Sonnenschutz-Repertoire. Es geht nicht um Heldentaten in der Mittagssonne, sondern um einen realistischen Kompromiss zwischen Hautschutz und Vitamin-D Bildung ohne Angst- und Panikmache vor der leuchtenden Kugel am Himmel.

Vitamin D wirkt an vielen Stellen gleichzeitig. Es beeinflusst, wie gut Calcium aufgenommen und in die Knochen eingebaut wird, wie deine Muskeln arbeiten, wie dein Immunsystem auf Erreger reagiert und wie Entzündungen reguliert werden. Niedrige Vitamin-D-Spiegel können daher mit brüchigen Knochen und Muskelschwäche einhergehen. Viele Menschen beschreiben bei niedrigen Werten auch eine Mischung aus Erschöpfung, gedrückter Stimmung und Infektanfälligkeit. Kein Symptom beweist für sich allein einen Vitamin-D-Mangel, aber im Zusammenspiel mit dem Laborbild ergibt sich häufig ein stimmiger Eindruck.

Besonders sensibel ist die Phase rund um eine Schwangerschaft. Eine gute Vitamin-D-Versorgung der Mutter unterstützt nicht nur Knochen und Immunsystem, sondern spielt auch bei der Entwicklung des kindlichen Gehirns, der Sprachverarbeitung und der psychomotorischen Reifung eine Rolle. Hier geht es nicht um perfekte Werte, sondern darum, dass die Speicher nicht im roten Bereich laufen, während der mütterliche Körper gleichzeitig auf Höchstleistung läuft.

Über die Ernährung nimmst du Vitamin D vor allem über tierische Lebensmittel auf. Klassische Quellen sind Lebertran, fette Fische wie Hering, Lachs oder Sardinen, dazu Butter, Eigelb und Milchprodukte – natürlich in bester Qualität und ohne Massentierhaltung. Die Mengen sind sinnvoll, aber sie reichen in der Regel nicht aus, um ohne Sonne und ohne zusätzliche Supplementierung über längere Zeit einen stabilen Vitamin-D Status zu halten. Wer zum Beispiel viel drinnen arbeitet, die Haut vor der Sonne schützt oder aus kulturellen Gründen wenig Haut zeigt, hat oft deutlich niedrigere Werte als jemand, der viel im Freien ist.

Wenn du Vitamin-D-Präparate einnimmst, ist ein praktischer Punkt für die Labordiagnostik sehr wichtig. Nimm bitte die Tropfen oder Kapseln nicht direkt vor der Blutabnahme, sonst misst das Labor in erster Linie den frischen Anstieg nach der Einnahme und nicht deinen gewohnten Alltagsspiegel. Sprich mit deinem Arzt darüber, wie lange du vorher pausieren solltest. Häufig ist es sinnvoll, am Vortag nichts mehr zu nehmen und nüchtern zur Blutabnahme zu kommen, damit der Blutwert für Vitamin D so abgebildet wird, wie es die meiste Zeit über in deinem Blut unterwegs ist. Wichtig ist außerdem, dass 25-OH-Vitamin D in zwei unterschiedlichen Einheiten im Labor gemessen wird und es daher unerlässlich ist, dass du die Unterschiede kennst. Der Speicherwert für Vitamin D wird entweder in ng/ml oder in nmol/l angegeben. Achte darauf, welche Einheit auf deinem Laborzettel steht, bevor du deine Werte mit den folgenden Referenzwerten abgleichst.

Parameter	**Referenzbereich** (statistisch)	**Erfahrungsbereich** (Blutgeflüster)
25-OH-D3 (Vitamin D Speicherwert)	20–60 ng/ml 50–150 nmol/l	gesunde Erwachsene 55–70 ng/ml 140–175 nmol/l chronisch kranke Erwachsene 65–85 ng/ml 160–210 nmol/l

Einheiten: ng/ml, nmol/l

Die offiziellen Referenzbereiche orientieren sich in erster Linie daran, manifeste Mangelerkrankungen zu verhindern. Die Erfahrungsbereiche daneben folgen einer anderen Frage. Sie richten sich danach, wo Menschen weniger mit Muskelschwäche, Infektanfälligkeit, Erschöpfung oder Stimmungsschwankungen zu kämpfen haben und wo ich in der Praxis beobachte, dass der Körper Reserven hat, um alltägliche Belastungen besser aufzufangen. Darum unterscheide ich auch zusätzlich zwischen gesunden Menschen und Menschen mit chronischen Erkrankungen. Wer grundsätzlich fit ist, keine größeren Entzündungsprozesse im Körper hat und nicht von Autoimmunerkrankungen, starker Erschöpfung oder dauerhafter Medikamenteneinnahme betroffen ist, braucht in der Regel keinen extrem hohen Vitamin D Spiegel, um gut durchs Jahr zu kommen. Hier liegt der Erfahrungsbereich im eher moderaten oberen

Mittelfeld, also dort, wo die Knochenversorgung sicher ist und Muskeln sowie Immunsystem erfahrungsgemäß gut arbeiten. Im Gegensatz dazu sieht es bei chronischen Erkrankungen anders aus. Entzündungen, Autoimmunprozesse, Übergewicht, eine geschwächte Leber oder Niere und bestimmte Medikamente können dafür sorgen, dass Vitamin D schneller verbraucht wird, schlechter aktiviert wird oder an den Zielzellen weniger andockt. Dann braucht es oft ein wenig mehr im Speicher, damit unterm Strich genug wirksames 1,25-OH-Vitamin D ankommt. Genau deshalb liegen die funktionellen Zielbereiche hier etwas höher und es geht darum, einen guten Puffer zu schaffen, wenn der Stoffwechsel dauerhaft unter Strom steht. Die Entscheidung, ob ein Zielbereich für dich passt, gehört in ein ärztliches Gespräch und bleibt eine individuelle Abwägung und kein Dogma.

Spannend ist in diesem Zusammenhang der Blick auf Menschen, die noch sehr naturverbunden leben. Untersuchungen bei traditionell lebenden Bevölkerungsgruppen, die viel im Freien sind und keine modernen Sonnenblocker nutzen, zeigen 25-OH-Vitamin D Spiegel im Bereich von 45 bis 55 ng/ml. Das ist höher als das, was viele in unseren Breiten erreichen, aber deutlich unter den Bereichen, in denen echte Intoxikationen beschrieben werden. Man kann sich das wie eine grobe Orientierung vorstellen, wo unser System ursprünglich einmal eingepegelt war. Die funktionellen Bereiche in dieser Tabelle knüpfen daran an und verschieben sich bei chronischen Krankheiten etwas nach oben, weil der Körper mehr Gegenwind hat.

Eine echte Vitamin-D-Vergiftung mit Hyperkalzämie (zu viel Calcium im Blut) ist zum Glück selten und tritt in der Regel erst bei sehr hohen Werten deutlich über 150 ng/ml und langfristiger Hochdosis-Supplementierung auf. Wenn dein Wert im dreistelligen Bereich liegt, du dich unwohl fühlst oder Symptome wie starken Durst, häufiges Wasserlassen, Übelkeit, Muskelschwäche oder Nierenschmerzen bemerkst, gehört das in ärztliche Hände. Und das nicht weil jede Zahl über 100 ng/ml automatisch gefährlich ist, sondern weil dein Calziumstoffwechsel dann sorgfältig abgeklärt werden sollte.

Vitamin D Blutwerte (25-OH-D3)	**medizinische Einordnung**
<30 ng/ml; <75 nmol/l	sehr niedriger Bereich, erhöhtes Risiko für Mangelzeichen
30–50 ng/ml; 75–125 nmol/l	untere Komfortzone, formal oft noch „ausreichend“, klinisch oft grenzwertig
55–70 ng/ml; 135–175 nmol/l	sinnvoller Zielbereich für gesunde Erwachsene
65–85 ng/ml; 160–210 nmol/l	erweiterter Zielbereich v.a. bei Autoimmunerkrankungen, Erschöpfung, Immunschwäche
>90 ng/ml; >225 nmol/l	auf Dauer nicht empfehlenswert, Nutzen-Risiko-Verhältnis kippt
>150 ng/ml; >375 nmol/	hohes Risiko für Vitamin-D-Toxizität

Mythos oder Realität

1. Mythos: Wenn die Sonne im Herbst und Winter scheint, tanke ich genug Vitamin D.

Realität: Das liest man in diesen Jahreszeiten gern unter Fotos mit Sonnenbrille und Cappuccino. Warmes Licht im Gesicht tut natürlich gut, aber für die Vitamin D Produktion ist nicht die Stimmung entscheidend, sondern ein UV-Index über 3. In unseren Breiten ist die UVB-Strahlung in den Wintermonaten und im Frühjahr zu schwach, um nennenswerte Mengen Vitamin D zu bilden. Du kannst also ein schönes Sonnenbild posten, deine Laune heben, aber dein Vitamin-D-Spiegel bleibt davon nahezu unberührt.

2. Mythos: Mit Sonnencreme kann man kein Vitamin D mehr bilden.

Realität: Ganz so schwarz-weiß ist es nicht. Hohe Lichtschutzfaktoren reduzieren die Vitamin-D-Bildung deutlich, vor allem wenn sie großzügig und früh aufgetragen werden. In der Realität cremen aber die wenigsten Menschen jede Stelle der Haut so dick ein, wie es in Studien vorgesehen ist. Das heißt, mit niedrigeren Lichtschutzfaktoren und nicht perfekt aufgetragener Creme kann immer noch etwas Vitamin D entstehen. Verlassen solltest du dich darauf aber nicht. Sinnvoller ist eine bewusste Strategie mit kurzen Phasen ohne Schutz und anschließendem konsequenten Hautschutz, statt aus Angst vor Hautkrebs jede Form von ungeschützter Sonne komplett zu verbannen.

Für Neugierige

Schutzmechanismen vor Überdosierung und ein ganz besonderes Verhältnis

Ein Tag mit idealen Bedingungen kann theoretisch mehrere zehntausend Internationale Einheiten Vitamin D über die Haut liefern. Dein Körper hat jedoch eingebaute Schutzmechanismen, die verhindern, dass du dich durch Sonne allein mit Vitamin D vergiftest. Er drosselt die Bildung, wenn genug vorhanden ist und baut überschüssige Vorstufen wieder ab. Ganz anders sieht es aus, wenn dauerhaft hochdosierte Präparate eingenommen werden. Dann kann das 25-OH-Vitamin D im Blut in Bereiche aufsteigen, in denen Calcium aus dem Gleichgewicht gerät und Nieren sowie Gefäße auf Dauer leiden.

Der Vitamin-D-Stoffwechsel zeigt übrigens auch, wie stark Nährstoffe und Organe zusammenhängen. Liefert die Haut zu wenig Vorstufen, arbeiten Leber und Nieren auf Sparflamme. Arbeiten Leber oder Nieren eingeschränkt, kann selbst bei guter Sonnenexposition zu wenig Vitamin D entstehen. Wenn zusätzlich Magnesium fehlt oder Vitamin K2 knapp ist, kann die Wirkung auf Knochen und Gefäße trotz normaler Werte gedämpft sein. Diese Zusammenhänge lassen sich im Labor nicht immer mit einem einzigen Marker einfangen, sie erklären aber, warum ein nüchterner Zahlenwert nie ohne deinen klinischen Kontext gelesen werden sollte.

In der funktionellen Medizin wird manchmal nicht nur das 25-OH-Vitamin D allein betrachtet, sondern auch dessen Verhältnis zu 1,25-OH-Vitamin D. Diese Vitamin-D-Ratio kann Hinweise geben, ob genug Rohstoff vorhanden ist und gleichzeitig die Aktivierung in Leber und Niere sowie die Wirkung an den Zielzellen gut funktioniert. Sinnvoll ist diese Kombination vor allem dann, wenn der 25-OH-Wert nicht zum Gesamtbild passt, zum Beispiel bei deutlichen Entzündungen, Nierenerkrankungen, bestimmten Hormonstörungen oder wenn trotz scheinbar guter Speicherwerte typische Mangelzeichen bestehen. In solchen Situationen kann es spannend sein, einmal 1,25-OH-Vitamin D mitzumessen, um zu sehen, ob der Körper das vorhandene Vitamin D überhaupt richtig in die aktive Form überführen kann.

Auf einen Blick

- Gemessen wird in der Regel das 25-OH-Vitamin-D im Blut, das ist die Speicherform und der Standardwert für den Vitamin-D-Status. Die aktive Hormonform 1,25-OH-Vitamin-D ist für Spezialfragen reserviert und sagt allein wenig über deine Vorräte aus.
- Labore arbeiten mit zwei Einheiten. Manche geben Vitamin D in ng/ml an, andere in nmol/l. Zur groben Orientierung kannst du dir merken, dass du den Wert in ng/ml ungefähr mit 2,5 multiplizierst, um auf nmol/l zu kommen.
- Damit dein Blutwert wirklich aussagekräftig ist, solltest du dein Vitamin-D-Präparat mindestens 24 Stunden vor der Blutabnahme weglassen, besser ein bis zwei Tage. Sonst misst du eher den frischen Tablettenspiegel als deine tatsächlichen Speicher.
- Dein Vitamin-D-Spiegel hängt nicht nur von der Tablette ab, sondern auch von Sonne auf deiner Haut. In unseren Breiten ist eine nennenswerte Eigenproduktion meist nur in den hellen Monaten und bei ausreichend unbedeckter Haut möglich.

Hinter Glas, mit dicker Kleidung oder direkt nach dem Eincremen mit hohem Sonnenschutz passiert bei Vitamin D so gut wie nichts.

- Die Referenzbereiche auf deinem Laborzettel zeigen in erster Linie, ab wann kein klassischer Mangel mehr vorliegt. Viele Menschen fühlen sich im Alltag jedoch oft stabiler, wenn sie sich im oberen Teil der Normwerte bewegen.

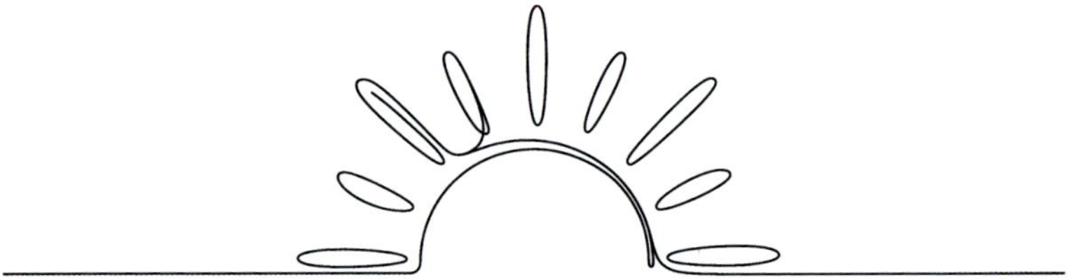

2) Die B-Vitamine – dein Zellenergie-Team

B-Vitamine sind Schaltstellen im Stoffwechsel. Sie helfen, Energie aus deiner Nahrung zu gewinnen, Nerven zu versorgen, Blut zu bilden, Entgiftungswege am Laufen zu halten und Reparaturprozesse zu steuern. Sie arbeiten selten allein. In deinem Körper greifen sie ineinander wie Zahnräder. Wenn eines davon langsamer dreht, geraten die anderen mit aus dem Takt. Genau deshalb sind B-Vitamine im Labor so tricky. Ein einzelner Serumwert kann noch hübsch aussehen, obwohl das System im Hintergrund schon stolpert.

Hier kommt Homocystein ins Spiel. Streng genommen ist es kein Vitamin, sondern eine Aminosäure, die beim Eiweißstoffwechsel entsteht. Aber es reagiert empfindlich auf das, was die Vitamine B12, B6 und Folat (B9) tun oder eben nicht tun. Wenn diese Helfer knapp sind, steigt Homocystein an. Wenn sie gut arbeiten, bleibt es im Normbereich. Homocystein ist damit eine Art Stellvertreter für das Zusammenspiel der B-Vitamine und oft ehrlicher als ein Vitaminwert selbst, der im Referenzbereich steht und trotzdem nicht zur Geschichte passt.

In den nächsten Abschnitten wirst du deshalb zuerst Homocystein kennenlernen, bevor wir uns die einzelnen B-Vitamine genauer anschauen. Das ist kein Umweg, sondern eine Abkürzung. Wenn du verstehst, was dieser kleine Wert über deine Gefäße, dein Gehirn, deine Nieren und deinen Nährstoffstatus verrät, ergibt vieles, was später bei B12, Folsäure und B6 kommt, auf einmal mehr Sinn. Danach kannst du die B-Vitamine nicht mehr nur als isolierte Präparate sehen, sondern als Teil eines Systems, das dein Blut sehr deutlich kommentiert, sobald irgendwo eine Schraube locker sitzt.

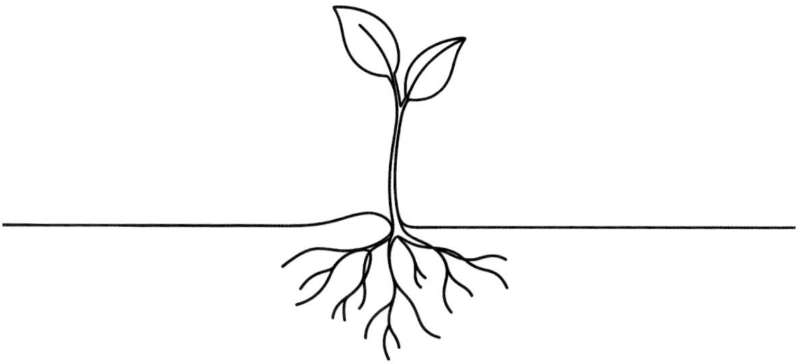

2.1 Homocystein – wenn ein kleiner Wert zum Star aufsteigt

Homocystein ist eine Aminosäure, die im Alltag ein stilles Dasein fristet. Sie entsteht, wenn dein Körper die Aminosäure Methionin verarbeitet, welche in vielen eiweißreichen Lebensmitteln steckt. Normalerweise läuft das leise und gut geordnet im Hintergrund ab. Homocystein wird kurz gebildet, genutzt und dann zügig wieder abgebaut oder recycelt. Damit dieser Kreislauf funktioniert, braucht dein Körper vor allem Folsäure beziehungsweise Folat und die Vitamine B12 und B6. Sind diese Helfer knapp, staut sich Homocystein schnell im Blut an. Deshalb sind erhöhte Homocysteinwerte so häufig mit einem B-Vitaminmangel verknüpft und somit ist Homocystein oft viel aussagekräftiger als ein einzelner Vitaminspiegel im Serum.

Spannend ist, dass hier nicht nur die Ernährung eine Rolle spielt, sondern auch deine Gene. Denn es gibt genetische Varianten bei den Enzymen, die diesen Homocystein-Kreislauf steuern. Jeder Mensch trägt zwei Kopien solcher Baupläne, eine von der Mutter und eine vom Vater. Wenn eine davon verändert ist, nennt man das heterozygot und wenn beide verändert sind, heißt es homozygot. Menschen mit nur einer veränderten Kopie brauchen oft etwas mehr B-Vitamine, um Homocystein im guten Bereich zu halten. Menschen mit zwei veränderten Kopien sind hier noch empfindlicher. Das Besondere ist, dass diese genetischen Varianten keine seltenen Exoten sind. In vielen Bevölkerungen hat ungefähr die Hälfte mindestens eine veränderte Kopie und etwa jeder 6. bis 10. Mensch zwei veränderte Kopien. Das heißt, ein deutlich erhöhter Homocysteinspiegel ist sehr häufig auch genetisch mitgetriggert und nicht einfach selbst verschuldet.

Erhöhte Homocysteinwerte gelten als Risikofaktor für Atherosklerose und Thrombosen, also Ablagerungen und Blutgerinnsel in den Gefäßen. Homocystein selbst ist nicht der Feind, den du komplett ausmerzen musst, aber in zu hohen Konzentrationen verhält es sich wie ein Brandbeschleuniger. Es fördert die Bildung aggressiver Sauerstoffradikale, reizt die empfindliche Innenwand deiner Arterien, verändert die Oberflächenstruktur der Gefäße und macht das Blut zugleich etwas „gerinnungsfreudiger“. Die Mischung aus Gefäßreizung, Entzündung und erhöhter Gerinnungsneigung ist es, die das Risiko steigen lässt. Hinzu kommt das Zusammenspiel mit deinen Blutfetten. Unter hoher Homocysteinlast oxidiert dein LDL-Cholesterin leichter, lagert sich in angeschlagenen Gefäßwänden ab und zieht Immunzellen an. Homocystein macht sowohl die Gefäßinnenwand empfindlicher als auch das LDL angriffslustiger.

Homocystein erzählt jedoch nicht nur eine Gefäßgeschichte, sondern auch etwas über deine Nieren und dein Nervensystem. Die Nieren helfen, Homocystein aus dem Blut zu entfernen. Wenn ihre Filterleistung nachlässt, steigen die Werte oft mit an, selbst wenn die B-Vitaminversorgung stimmt. Gerade bei Menschen mit Bluthochdruck, Diabetes oder bekannten Nierenthemen kann ein erhöhtes Homocystein also

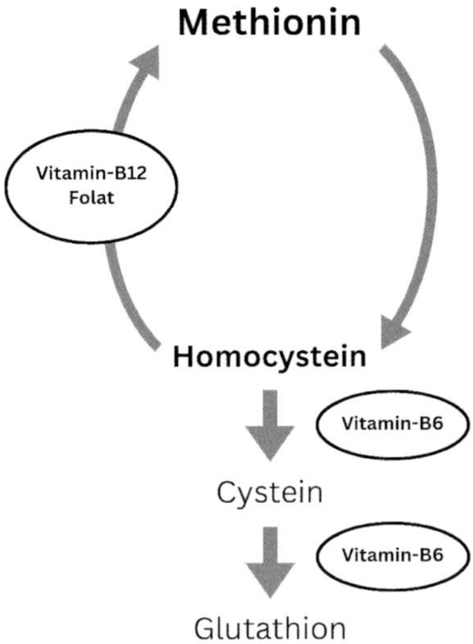

Diese Grafik zeigt den Homocystein-Stoffwechsel in stark vereinfachter Form. Der tatsächliche biochemische Kreislauf umfasst deutlich mehr Zwischenschritte und Enzyme. Für das Verständnis ist aber vor allem wichtig, welche Nährstoffe die entscheidenden Schaltstellen sind. Die Darstellung hilft dir zu sehen, warum Homocystein steigen kann, wenn einer dieser Wege nicht rund läuft und warum dieser Wert so viel über deinen Stoffwechsel erzählt.

ein leiser Hinweis sein, dass die Nieren nicht mehr ganz so entspannt arbeiten wie gedacht. Im Nervensystem wirkt Homocystein über den B-Vitaminstoffwechsel auf die Bildung von Neurotransmittern, auf die Stabilität der Myelinscheiden und auf den oxidativen Stress im Gehirn. In Studien finden sich bei Menschen mit depressiven Verstimmungen, kognitiven Einbußen oder leichter Hirnleistungsstörung häufiger erhöhte Homocysteinwerte, als bei beschwerdefreien Menschen. Dein erhöhter Homocystein-Wert ist daher ein deutlicher Hinweis, dass die Nährstoffversorgung der Nervenzellen und die Reparaturprogramme im Hintergrund nicht optimal läuft.

Mit zunehmendem Alter steigt Homocystein bei vielen Menschen an, dabei liegen Männer im Durchschnitt etwas höher als Frauen. Rauchen, regelmäßiger Alkohol-und Kaffeekonsum, Übergewicht und ein entzündungsfördernder Lebensstil treiben ihn ebenfalls nach oben. Einige Medikamente wie Metformin (Medikament gegen Diabetes mellitus), bestimmte Antiepileptika oder Methotrexat (Medikament gegen rheumatoide Erkrankungen) greifen in den B-Vitaminhaushalt ein und können Homocystein auch zusätzlich anheben.

Im Labor wird Homocystein am besten nüchtern gemessen, da es dann am aussagekräftigsten ist. Der offizielle Referenzbereich ist eher großzügig und wird je nach Labor etwas unterschiedlich angegeben. Aus funktioneller Sicht schaue ich genauer hin, wenn Homocystein zwar formal noch „normal“ ist, sich aber hartnäckig im oberen Bereich dieser Spanne hält, vor allem wenn dazu Gefäßrisiken, Nierenthemen, neurologische Beschwerden oder B-Vitaminmangelzeichen kommen.

Homocystein gehört bisher in den meisten Hausarztpraxen nicht zum Standardpaket. Er muss gezielt nachgefragt werden und wird bei gesetzlich Versicherten oft nur dann von der Krankenkasse übernommen, wenn eine sehr konkrete Indikation vorliegt. In vielen Fällen läuft die Bestimmung als sogenannte IGeL-Leistung, die du selbst bezahlen musst. Meines Erachtens lohnt sich diese Investition, denn Homocystein ist einer der Werte, der dir nicht nur eine Zahl liefert, sondern gleich mehrere Gesundheitsebenen sichtbar macht. Wenn du unerklärte Erschöpfung, depressive Phasen, Konzentrationsprobleme, eine familiäre Gefäßbelastung, bekannte Vitamin-B12- oder Folsäurethemen, Nierenschwäche oder eine Langzeittherapie mit den oben genannten Medikamenten hast, ist es sinnvoll, diesen Wert einmal in Ruhe anzuschauen.

Parameter	**Referenzbereich** (statistisch)	**Erfahrungsbereich** (Blutgeflüster)
Homocystein	5,0–12,0 µmol/l (teilweise bis 15 µmol/l)	6,0–9,0 µmol/l

Einheit: µmol/l

Der funktionelle Bereich von 6 bis 9 µmol/l ist kein Dogma, sondern das Ergebnis aus vielen Bausteinen, die sich in der Praxis immer wieder bestätigen. Ich sehe seit Jahren, dass Menschen sich im Alltag häufig stabiler fühlen, wenn ihr Homocystein eher im unteren einstelligen Bereich liegt, besonders dann, wenn gleichzeitig Themen wie Müdigkeit,

Stimmungsschwankungen, Vergesslichkeit oder ein hoher Stresspegel im Raum stehen.

Studien zeigen außerdem, dass der oxidative Stress und die Gefäßbelastung nicht erst bei klar erhöhten Werten beginnen, sondern oft schon leise anziehen, sobald Homocystein ins obere Normalfeld wandert. Gerade bei Menschen, die genetisch empfindlicher sind oder deren B-Vitamin-Stoffwechsel häufiger ins Straucheln gerät, ist dieser Zwischenbereich entscheidend. Für mich als ganzheitliche Medizinerin ist dieser funktionelle Bereich deshalb ein Wohlfühlkorridor und ein Bereich, in dem Gefäße, Nerven und Stoffwechsel weniger Gegenwind haben. Es bedeutet, dass dein Körper weniger kompensieren muss und du gute Voraussetzungen hast, um langfristig gesund zu bleiben. Und wenn dein Wert darüber liegt, ist das eine Einladung an dich, genauer hinzuschauen, bevor die Symptome lauter werden.

Auf einen Blick – Homocystein

- Homocystein entsteht beim Abbau von Methionin und wird mit Hilfe von Folsäure, Vitamin B12 und Vitamin B6 wieder abgebaut und recycelt.
- Homocystein zeigt dir, wie gut dein B-Vitamin-Stoffwechsel funktioniert und ob deine Zellen genug „Methyl-Power" für Reparatur, Entgiftung und Nervensystem haben.
- Gleichzeitig ist es ein Frühwarnsignal für Gefäße, Gehirn, Nieren und Blutgerinnung. Ein erhöhter Wert passt zu mehr oxidativem Stress, stillen Entzündungen, Gefäßbelastung und kann Hinweise auf Nierenschwäche oder bestimmte Medikamenteneffekte geben, meist lange bevor andere Blutwerte kippen.
- Homocystein wird am zuverlässigsten nüchtern gemessen.
- In vielen Praxen ist Homocystein noch eine Zusatzleistung, die selbst bezahlt werden muss. Du darfst trotzdem aktiv danach fragen und dir erklären lassen, ob er in deiner Situation sinnvoll ist.

Mythos oder Realität

Mythos: Wenn Homocystein wirklich wichtig wäre, dann würden die gesetzlichen Krankenkassen die Kosten übernehmen.

Realität: So funktioniert unser Medizinsystem leider nicht. Ob ein Wert in jedes Standardlabor rutscht, hängt nicht nur von seiner Biochemie ab, sondern von Leitlinien, Kosten, Studiendesigns und Abrechnungslogik. Homocystein ist seit Jahren als unabhängiger Gefäßrisikomarker und als sensibler Spiegel für den B-Vitaminhaushalt beschrieben, trotzdem wird er bis heute nicht flächendeckend als Routinewert angeboten. Große Studien mit B-Vitaminpräparaten konnten schwere Herzinfarkte und Todesfälle nicht so spektakulär senken, wie man es sich erhofft hatte, und genau das bremst die Begeisterung in den offiziellen Gremien.

Im Alltag erlebst du aber schon oft andere Szenarien, denn viele Labore und funktionell arbeitende Praxen nutzen Homocystein längst als Mehrzweck-Wert. Er hilft dabei, Gefäßrisiken, Nährstoffmängel, Nierenthemen und neurologische Beschwerden besser einzuordnen, besonders dort, wo Standardwerte noch unauffällig sind.

Für Neugierige

Wenn Homocystein sehr niedrig ist

Über erhöhte Homocysteinwerte wird viel gesprochen, aber über sehr niedrige kaum. Von „sehr niedrig“ spricht man meist, wenn der nüchterne Homocysteinwert unter 5 µmol/l liegt.

Was kann dahinterstecken?

1. Folsäure, Vitamin B12 und Vitamin B6 sind die „Abbauteams“ für Homocystein. Sehr hohe Supplementdosen können den Wert so stark nach unten drücken, dass kaum noch etwas messbar ist.

2. Homocystein entsteht aus der schwefelhaltigen Aminosäure Methionin. Bei sehr geringer Eiweißzufuhr, ausgeprägter Mangelernährung oder schweren chronischen Erkrankungen mit Gewichtsverlust können Homocysteinspiegel paradox niedrig sein.
3. Homocystein kann in Richtung Cystein und weiter zu Glutathion abgebaut werden – das wichtigste körpereigene Antioxidans. Einige Autoren vermuten, dass sehr niedrige Homocysteinwerte ein Zeichen dafür sein können, dass der Körper große Mengen in diesen Stoffwechselweg schiebt, um oxidativen Stress zu bekämpfen.
4. Es gibt auch genetische Varianten und seltene Stoffwechselsituationen, bei denen Homocystein schneller wieder in Methionin zurückgeführt wird. In Kombination mit einer guten B-Vitaminversorgung können die Werte dann dauerhaft eher am unteren Rand liegen.

Ein Homocystein-Wert unter 5 µmol/l ist nicht automatisch gefährlich, aber eben auch kein automatisches Ass im Ärmel. Wichtig ist, dass die Datenlage zu niedrigen Homocysteinwerten noch sehr dünn ist und hier noch weitere Forschung notwendig ist, um fundiertere Aussagen treffen zu können.

2.2 Vitamin B12 – dein Nervenvitamin und Zellteilungshelfer

Vitamin B12 ist dein Spezialschlüssel im Stoffwechsel, denn ohne ihn lassen sich bestimmte Türen nicht öffnen. Chemisch gehört es zur Gruppe der Cobalamine, der Name verrät schon das Besondere, denn in der Mitte des Moleküls sitzt ein Kobalt-Ion. Bisher kennt man kein anderes Vitamin, das ein Metall so fest in seinem Inneren trägt. Dieses Kobalt-Ion kann dann verschiedene Schaltzustände einnehmen und macht Vitamin B12 erst zu dem aktiven Werkzeug, das deine Enzyme für viele Reaktionen brauchen. Vitamin B12 ist wasserlöslich und dein Körper kann es nicht selbst herstellen. Für die Aufnahme im Darm hat er ein eigenes, sehr gezielt arbeitendes System entwickelt. Du kannst es dir vorstellen wie eine kleine Extraspur auf der Autobahn nur für dieses Vitamin. Über bestimmte Andockstellen im Dünndarm darf pro Mahlzeit nur eine begrenzte Menge B12 hindurch. Dieses System ist darauf eingestellt, mit kleinen, regelmäßigen Portionen aus der Nahrung zu arbeiten und nicht mit riesigen Mengen aus einer Tablette. Alles, was darüber hinaus im Darm unterwegs ist, wird nur noch auf einem zweiten Weg mitgenommen. Entlang der Darmschleimhaut schafft es ein kleiner Teil auch ohne dieses Transportsystem ins Blut, der große Rest wird schlicht mit dem Stuhl wieder ausgeschieden. Im normalen Alltag spielt dieser passive Weg kaum eine Rolle. Wenn du aber sehr hohe orale Dosen einnimmst, kann genau dieser kleine Anteil trotzdem helfen, die Lücke zu schließen. Dann wird zwar ein guter Teil der Tablette einfach wieder ausgeschieden, doch der kleine Teil reicht oft aus, um den Speicher nach und nach aufzufüllen.

Dafür ist dein Körper beim Speichern großzügig. Ein großer Teil deines Vitamin B12 lagert in der Leber. Diese Vorräte reichen, je nach Ausgangslage, ungefähr ein bis zwei Jahre, bis sie zur Hälfte aufgebraucht sind. Das ist der Grund, warum ein B12-Mangel einem selten von heute auf morgen ins Gesicht springt. Viele Menschen schleppen über Jahre einen langsam leer werdenden Speicher mit sich herum. Der Alltag fühlt sich dann vielleicht etwas schwerer, matschiger und nervlich dünnhäutiger an, ohne dass es einen klaren Stichtag gibt, an dem der Mangel begann.

Damit Vitamin B12 überhaupt im Blut ankommt, muss einiges zusammenspielen. Du brauchst genügend Magensäure, um es aus der Nahrung zu lösen und du brauchst Verdauungsenzyme aus der Bauchspeicheldrüse, die die Eiweißhülle knacken. Zudem benötigst du den sogenannten Intrinsic Factor aus den Belegzellen des Magens, damit das Vitamin im Dünndarm überhaupt resorbiert werden kann. Wenn eines dieser Glieder schwächelt, gerät der ganze Transport ins Stocken. Das passiert zum Beispiel bei langjähriger Einnahme von Magensäureblockern, bei chronischen Magen-Darm-Erkrankungen, nach Magen-oder Dünndarm-Operationen oder wenn die Darmflora und die Schleimhäute dauerhaft gereizt sind. Deshalb trifft ein B12-Mangel nicht nur Menschen, die vegetarisch oder vegan leben, sondern auch viele mit „klassischer“ Mischkost aber stillen Verdauungsproblemen.

Vitamin B12 ist eng mit Homocystein und Folsäure verbunden. Es hilft, Homocystein wieder in Methionin zurückzuverwandeln. Wenn B12 fehlt, steigt Homocystein an und in den Zellen entsteht ein funktioneller Folatmangel, obwohl der Folatwert im Blut noch im Normbereich liegen kann. Nach außen sieht dann alles unauffällig aus, während das System im Hintergrund schon knirscht. Besonders deutlich wird das im Nervensystem, denn Vitamin B12 ist wichtig für die Myelinscheiden, die Isolierschicht deiner Nerven, und für die Bildung bestimmter Botenstoffe. Ein Mangel kann sich deshalb sowohl im Blutbild als auch in der Psyche und an den Nerven über Jahre hinweg mit Müdigkeit, Konzentrationslöchern und depressiven Phasen zeigen.

Im Labor wird Vitamin B12 meist als Gesamt-B12 im Serum gemessen. Dieser Wert umfasst alle B12-Moleküle, egal ob sie wirklich in die Zellen gelangen oder eher in einer Art Warteschleife unterwegs sind. Deutlich näher an der tatsächlichen Versorgung ist das Holo-Transcobalamin, kurz Holo-TC. Das ist der Anteil des Vitamin B12, der tatsächlich in die Körperzellen eingeschleust werden kann. Man bezeichnet ihn deshalb auch als „aktives B12“. Die großen B12-Speicher sitzen vor allem in der Leber und Holo-TC zeigt dir, wie viel davon im Moment wirklich als Lieferdienst im Blut unterwegs ist.

Gut zu wissen

- Im Blutbefund steht meist nur „Vitamin B12“. Dieser Wert zeigt die gesamte Menge im Blut, inklusive des Anteils, der zwar mitgemessen wird, aber kaum in den Zellen ankommt.
- Risikogruppen für einen B12-Mangel sind nicht nur Veganer und Vegetarier. Auch ältere Menschen, Patienten mit chronischen Magen-Darm-Erkrankungen, Menschen nach Magen- oder Darmoperationen, Langzeitnutzer von Magensäure-

blockern oder Metformin und Patienten mit ausgeprägter Dysbiose des Darmmikrobioms sind häufig betroffen.

- Homocystein ist ein zusätzlicher Marker, der zeigt, wie gut Vitamin B12 in den Zellen ankommt. Er steigt an, wenn der Bedarf nicht gedeckt ist, auch dann, wenn der Serum-B12 Wert noch normal aussieht.
- Sehr hohe B12-Werte ohne Ernährungsergänzung sind kein automatischer Gesundheitsgewinn. Sie können ein Hinweis auf Leber- oder Nierenerkrankungen, Blutbildveränderungen oder Veränderungen der Transportproteine sein und sollten im Zweifel ärztlich eingeordnet werden.
- Bei Autoimmunerkrankungen findet man generell häufiger erhöhte B12-Spiegel, ohne dass diese Menschen überversorgt wären – vielmehr spiegeln sie veränderte Produktion und Umsätze der Transportproteine wider.
- Für eine aussagekräftige und realistische Messung ist es sinnvoll, ein bis zwei Tage vor der Blutabnahme keine hochdosierten B12-Präparate einzunehmen. Sonst siehst du eher den kurzfristigen Peak als die echte Versorgungslage.

Parameter	**Referenzbereich** (statistisch)	**Erfahrungsbereich** (Blutgeflüster)
Vitamin B12 (gesamt)	200–2000 ng/l (pg/ml)	800–1500 ng/l (pg/ml)
Holo-Transcobalamin (Holo-TC)	>50 pmol/l	100–250 pmol/l

Einheiten: Gesamt-B12 in ng/l oder pg/ml; Holo-Transcobalamin in pmol/l

Bei Holo-Transcobalamin interessiert mich vor allem die Untergrenze. Werte knapp über 50 pmol/l sind formal noch normal, in der Praxis sehe ich viele Menschen, denen es aber insgesamt besser geht, wenn Holo-

TC im dreistelligen Bereich liegt. Am häufigsten liegen gut versorgte Patienten irgendwo zwischen 100 und 250 pmol/l. Werte deutlich darüber sind kein Bonus, sondern ein Anlass, genauer nachzuschauen, ob hoch dosierte Vitamin-Präparate, Leber- und Nierenthemen oder Veränderungen im Blutbild im Spiel sind.

Auf einen Blick – Vitamin B12

- Vitamin B12 ist ein wasserlösliches Vitamin mit einem Kobalt-Ion im Zentrum, das als Co-Faktor in entscheidenden Stoffwechselreaktionen dient.
- Es kommt fast nur in tierischen Lebensmitteln vor. Der Körper kann es nicht selbst herstellen und ist auf die regelmäßige Zufuhr angewiesen.
- Die Aufnahme ist komplex und störanfällig. Magensäure, Verdauungsenzyme, Intrinsic Factor und ein gesunder Dünndarm müssen zusammenspielen.
- Gespeichert wird Vitamin B12 vor allem in der Leber. Die Speicher reichen dann einige Jahre, was erklärt, warum ein Mangel oft schleichend beginnt.
- Der Blutwert Holo-TC zeigt dir den Teil des Vitamin B12, der wirklich in die Zellen geliefert werden kann und ist damit sensibler als das reine Serum-B12.
- Sehr niedrige B12-Werte in Kombination mit einem auffälligen Homocystein sind ein Zeichen dafür, dass dein Nervensystem, deine Zellteilung und deine Entgiftung dringend mehr Unterstützung brauchen.

Mythos oder Realität

1. Mythos: Orale Vitamin-B12-Präparate bringen nichts. Wer B12 braucht, muss es in den Muskel spritzen.

Realität: Der Körper kann Vitamin B12 auf zwei Wegen aufnehmen. Ein kleiner, hoch regulierter Weg über den Intrinsic Factor im Dünndarm und ein zweiter passiver Weg, bei dem sehr kleine Mengen B12 einfach mitdiffundieren. Hoch dosierte orale Präparate nutzen vor allem diesen zweiten Weg. In Studien zeigt sich, dass viele Menschen ihre Spiegel mit ausreichend hohen oralen Dosen gut anheben können. Spritzen sind vor allem dann sinnvoll, wenn die Aufnahme über den Darm fast komplett ausgefallen ist, zum Beispiel nach bestimmten Magen-Darm-Operationen.

2. Mythos: Je höher der Vitamin-B12 Wert im Blut ist, desto besser.

Realität: Ein guter Vitamin-B12-Status ist wichtig. Das heißt aber nicht, dass ein Wert weit über dem oberen Referenzbereich automatisch erstrebenswert ist. Persistierend hohe B12-Spiegel ohne erkennbare Supplemente können mit Leber- und Nierenerkrankungen, bestimmten Blutbildveränderungen, Tumoren oder veränderten Transportproteinen einhergehen. In einigen Studien sind sehr hohe B12-Werte sogar mit einer schlechteren Prognose verknüpft, da sie eher ein Marker für eine ernste Grunderkrankung sind als ein Zeichen von Vitalität. Ein auffälliger und sehr hoher Wert gehört deshalb abgeklärt.

3. Mythos: Wenn der Vitamin-B12 Wert im Referenzbereich ist, kann kein Mangel vorliegen.

Realität: Der Referenzbereich sagt nur aus, in welchem Bereich der Großteil der gemessenen Bevölkerung liegt. Er sagt nicht automatisch, dass innerhalb dieser Spanne jeder optimal versorgt ist. Gerade beim B12-Status sieht man immer wieder Menschen mit Beschwerden und erhöhtem Homocystein, obwohl der Serum-B12 Wert formal noch normal ist. Deshalb lohnt sich der Blick auf mehrere Marker und auf deine Symptome.

Für Neugierige

Was B12 so besonders macht

Insgesamt hat ein Erwachsener etwa 2–3 mg Vitamin B12 im Körper gespeichert, ungefähr die Hälfte davon in der Leber. Das klingt wenig, reicht aber, je nach Ausgangslage, zwei bis vier Jahre. Erst wenn die Speicher über längere Zeit nicht mehr nachgefüllt werden, kippt das System. Holo-TC reagiert auf diese Veränderungen oft früher als der Gesamt-B12 Wert, weil es den zellverfügbaren Anteil abbildet. In der erweiterten Diagnostik nutzt man unter anderem noch zusätzlich Homocystein, da dieser Wert ansteigt, wenn B12 in den Zellen fehlt. Ein weiterer interessanter Fakt ist, dass hohe Folatspiegel einen B12-Mangel im Blutbild vorübergehend kaschieren können. Gerade deshalb ist es wichtig, B12 nicht isoliert als Zahl zu sehen, sondern immer im Zusammenhang mit Homocystein, Folsäure, den individuellen Beschwerden und Vorerkrankungen.

2.3 Folat – Feinschliff für Zellteilung und inneren Glanz

Folat ist eher ein stiller Zeitgenosse und steht nicht so gerne im Rampenlicht wie Vitamin D oder B12. Aber ohne Folat läuft in deinem Körper erstaunlich wenig rund. Es wird auch Vitamin B9 genannt und gehört zu den wasserlöslichen B-Vitaminen und ist überall dort unterwegs, wo Neues entsteht. Es hilft, Erbgut zu kopieren und zu reparieren, Zellen zu teilen, Blut zu bilden und Homocystein wieder in ruhigere Bahnen zu lenken. Auch bei der Herstellung von Botenstoffen wie Serotonin mischt es mit. Überall, wo dein Körper wachsen, heilen, nachbilden oder feinste Schaltungen im Nervensystem einstellen möchte, braucht er Folat als stillen Feinschliff.

Im Alltag tauchen im Zusammenhang mit diesem B-Vitamin zwei Begriffe auf, die leicht durcheinander geraten: Folsäure und Folat. Streng genommen ist Folat der Sammelbegriff für die natürlichen Folatformen, die in Lebensmitteln stecken, zum Beispiel in grünem Gemüse, Hülsenfrüchten, Eigelb oder Leber. Die synthetische Folsäure ist die technische Schwester. Sie ist stabiler, wird im Dünndarm sehr zuverlässig aufgenommen und taucht deshalb gern in Nahrungsergänzungsmitteln und angereicherten Produkten auf. Im Körper muss sie allerdings erst umgebaut werden, bevor sie wirklich arbeiten kann. Die biologisch aktive Grundform heißt Tetrahydrofolsäure. Aus ihr entstehen weitere Folatverbindungen, die tief in den Stoffwechsel eingreifen. Im Körper werden beide in aktive Folatformen umgewandelt, die dann in denselben Stoffwechselwegen arbeiten. In diesem Kapitel spreche ich der Einfachheit halber meist von Folat und benutze den Begriff Folsäure nur dann, wenn es um die klassische Supplementform oder um Studien mit genau dieser Variante geht.

Besonders eindrucksvoll ist Folat in der frühen Schwangerschaft. Während eine Frau vielleicht gerade erst ahnt, dass ein Baby in ihr heranwächst, arbeitet Folat im Hintergrund schon sehr akkurat an der Bauzeichnung für Gehirn und Rückenmark. Aus einem zarten Zellschlauch entsteht das Neuralrohr und wenn in dieser Phase zu wenig Folat vorhanden ist, steigt nicht nur das Risiko für klassische Neuralrohrdefekte, sondern auch für bestimmte Herzfehlbildungen oder Gaumenspalten. Genau deshalb spricht man bei Kinderwunsch immer wieder vom „Folsäurepolster", das schon vor der Schwangerschaft aufgebaut sein sollte und nicht erst währenddessen.

Folat ist eng mit dem Eisen- und Vitamin-B12-Stoffwechsel verknüpft. Man kann sich die Blutbildung im Knochenmark wie eine kleine Werkstatt vorstellen, in der rote Blutkörperchen gefertigt werden. Eisen liefert den Kern für den Sauerstofftransport, B12 sorgt dafür, dass sich die Zellen geordnet teilen und Folat legt die Feinarbeit an der DNA und der Zellteilung an. Wenn Folat fehlt, werden neue Blutzellen groß, unbeholfen und funktionieren schlechter. Gleichzeitig ist Folat an der Bildung von Cholin beteiligt, einem Baustein für Zellmembranen und Nervenzellen. Das erklärt, warum ein Folatmangel sich nicht nur über das Blutbild zeigen kann, sondern auch über Schleimhäute, Haut, Haare und Stimmung. Im Homocystein-Stoffwechsel übernimmt Folat eine Schlüsselfunktion und hilft dabei, Homocystein wieder in Methionin zurückzuführen. Vitamin B12 arbeitet dabei eng mit Folat zusammen, die beiden greifen ineinander wie zwei Zahnräder. Wenn Folat fehlt, steigt Homocystein leichter an und wenn B12 fehlt, kann Folat seine Aufgabe nicht vollständig erfüllen, selbst wenn der Folatwert im Blut noch gut aussieht. Homocystein erzählt deshalb fast nie nur die Geschichte eines einzelnen Vitamins, sondern zeigt, wie gut Folat und B12 gemeinsam arbeiten.

Beim Messen wird es etwas technischer, aber es lohnt sich, das Prinzip zu verstehen. Viele Labore bestimmen Folsäure im Serum. Dieser Wert reagiert schnell auf deine aktuelle Ernährung und Supplemente. Hast du also in den letzten Tagen viel grünes Gemüse gegessen oder ein Fohlsäure-Präparat genommen, kann der Serumwert sehr ordentlich aussehen, auch wenn die tieferen Reserven schon angesägt sind. Deutlich näher an der Realität in den Zellen ist das sogenannte Erythrozyten-Folat. Hier misst man das Folat in den roten Blutkörperchen, denn diese Zellen tragen ihren Folatstatus mehrere Wochen mit sich und spiegeln damit eher die längerfristige Versorgung wider.

Folsäure ist außerdem ein Vitamin mit vielen heimlichen Räubern. Einige Medikamente greifen direkt in den Folatstoffwechsel ein. Methotrexat und andere sogenannte Folsäureantagonisten blockieren bewusst bestimmte Folatwege, zum Beispiel bei rheumatischen oder onkologischen Erkrankungen. Auch manche Antiepileptika und die Antibabypille sind dafür bekannt, die Folatreserven runter zu drücken. Dazu kommen Begleitfaktoren, die man leicht übersieht. Ein Mangel an Vitamin C, Vitamin B12 oder Zink kann den Folatverbrauch erhöhen oder die Verarbeitung stören. Gerade wenn Homocystein erhöht ist oder das Blutbild nicht so recht zum Befinden passt, lohnt es sich, auch an diese Nährstoffpartner zu denken, statt nur die Folsäuredosis zu erhöhen.

Für Neugierige

Synthetische Folsäure oder Methylfolat?

Wenn du einen Kinderwunsch hast oder schwanger bist, stolperst du fast automatisch über Folsäure. Auf vielen Packungen steht einfach „Folsäure“, manchmal liest du „Folat“. Neuerdings tauchen immer häufiger Präparate mit Methylfolat auf. Nach außen klingt das alles ähnlich, im Körper gibt es aber ein paar wichtige Unterschiede, die du kennen solltest.

Folat ist der Sammelbegriff für die natürlichen Folatformen in Lebensmitteln. Synthetische Folsäure ist die technische Variante, die so in der Natur nicht vorkommt. Sie wird sehr gut aus dem Darm aufgenommen und landet zuverlässig im Blut, muss dort aber in mehrere aktive Folatformen umgebaut werden. Die zentrale Drehscheibe heißt Tetrahydrofolat. Aus dieser Form entstehen dann die Folate, die bei Zellteilung, Blutbildung und im Homocystein-Stoffwechsel wirklich mitarbeiten können. Für diesen Umbau braucht der Körper Enzyme, die nicht unendlich schnell sind. Bei sehr hoher Zufuhr kann ein Teil der Folsäure im Blut „liegen bleiben“, ohne komplett in aktive Formen verwandelt zu werden. Welche Langzeitwirkung das hat, ist noch nicht abschließend geklärt. Und genau hier setzt die Kritik vieler funktioneller Mediziner an, denn sie sind zurückhaltender mit hohen Dauerdosen an Folsäure, vor allem wenn gleichzeitig die Ernährung stimmt.

Methylfolat ist eine der aktiven Endformen im Körper, genauer die Form, die direkt im Homocystein-Methionin-Kreislauf gebraucht wird. Wenn du Methylfolat einnimmst, überspringst du einen Teil der vorherigen Umbauschritte. Du bist also weniger darauf angewiesen, wie schnell deine Enzyme arbeiten. Das ist einer der Gründe, warum viele ganzheitlich arbeitende Praxen Frauen mit Kinderwunsch, erhöhtem Homocystein oder chronischen Erkrankungen eher Methylfolat oder Kombipräparate empfehlen als sehr hohe Mengen reiner synthetischer Folsäure.

Parameter	Referenzbereich (statistisch)	Erfahrungsbereich (Blutgeflüster)
Folsäure (Serum)	4,0–18,0 ng/ml	10,0–20,0 ng/ml
RBC-Folat Erytrozyten-Folat	140–600 ng/ml 317–1360 nmol/l	300–800 ng/ml 680–1800 nmol/l

Einheiten: Folsäure im Serum in ng/mll; Erythrozyten-Folat in nmol/l oder ng/ml

Serumfolat reagiert schnell auf deine Ernährung und Supplemente. Werte knapp über 4 ng/ml gelten im Labor oft schon als ausreichend, obwohl sich die Reserven dann häufig schon dem Ende neigen. Aus funktioneller Sicht schaue ich genauer hin, wenn der Wert unter 10 ng/ml liegt, vor allem bei Kinderwunsch oder erhöhter Homocysteinbelastung. Im Bereich von etwa 16 bis 20 ng/ml sind viele Menschen gut unterwegs, vorausgesetzt, Vitamin B12 und Homocystein stimmen. Deutlich höhere Serumfolatwerte sind nicht automatisch ein Problem, zeigen aber meist eine sehr hohe Zufuhr über Präparate oder angereicherte Lebensmittel. Dann lohnt sich ein Blick auf Vitamin B12 und Homocystein, statt die Dosis einfach weiter zu steigern. Das Erythrozyten-Folat ist der Langzeitwert, weil die roten Blutkörperchen ihren Folatgehalt über ihre Lebensdauer von rund drei Monaten mittragen. Folsäure im Serum reagiert somit eher auf die letzten Tage, Erythrozyten-Folat zeigt hingegen, wie gut deine Folatreserven über Wochen aufgebaut sind. Offizielle Referenzbereiche stufen schon Werte um 140–150 ng/ml als ausreichend ein. Durch meine ganzheitliche Brille schaue ich, wenn das Erythrozyten-Folat dauerhaft unter 300 ng/ml liegt und bei Frauen mit Kinderwunsch orientiere ich mich meist an einem Bereich ab 400 ng/ml. Hier zeigen Studien, dass ab diesem Wert mit einem deutlich geringeren Risiko für Neuralrohrdefekte zu rechnen ist.

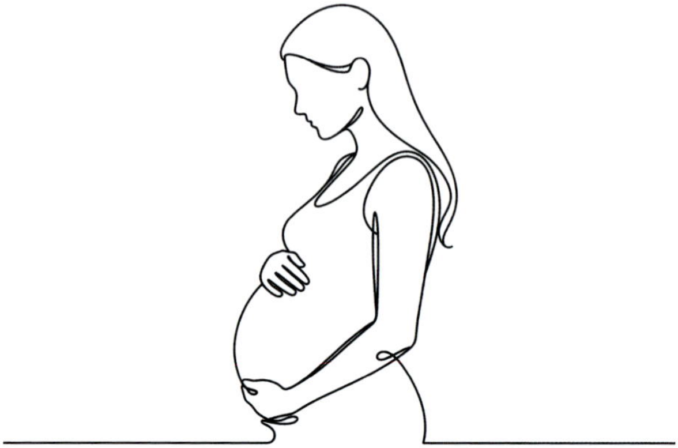

Mythos oder Realität

Mythos: Folsäure ist das beste Präparat bei Folsäuremangel.

Realität: Folsäure hat Millionen Neuralrohrdefekte verhindert und ist als Public-Health-Werkzeug nicht wegzudiskutieren. Sie wird stabil produziert, ist billig, gut zu lagern und wird im Darm zuverlässig aufgenommen. Trotzdem ist sie nicht für jeden Menschen automatisch die eleganteste Lösung. Synthetische Folsäure muss im Körper erst in aktive Folatformen umgebaut werden, bevor sie im Homocystein-Stoffwechsel und bei der Zellteilung wirklich mitreden kann. Dieser Weg hängt an Enzymen, die bei manchen Menschen genetisch bedingt langsamer ablaufen. Bei hoher Zufuhr kann zudem ein Teil der Folsäure im Blut übrig bleiben, ohne vollständig in Methylfolat überzugehen.

Methylfolat ist die Form, die dein Körper am Ende tatsächlich im Homocystein–Methionin-Kreislauf braucht und nutzt. Gerade bei Kinderwunsch, erhöhtem Homocystein, chronischem Stress oder bekannten Störungen im Folsäurestoffwechsel kann Methylfolat deshalb die passendere Wahl sein. Allerdings ist wichtig zu wissen, dass Methylfolat empfindlicher, teurer und in großen Studien weniger breit untersucht ist als klassische Folsäure. In der funktionellen Medizin geht es daher nicht darum, Folsäure zu verteufeln, sondern darum, bewusster mit der chemischen

Form umzugehen. Wenn du ohnehin supplementierst, lohnt sich die Frage, ob du deinem Körper die Variante gibst, die er schon fast fertig nutzen kann, statt ihn dauerhaft mit Umbauarbeiten zu beschäftigen.

Auf einen Blick – Folsäure (Vitamin B9)

- Folsäure beziehungsweise Folat gehört zu den B-Vitaminen und ist überall dort aktiv, wo Zellen sich teilen, regenerieren und reparieren.
- Ein guter Folatstatus ist besonders in der frühen Schwangerschaft entscheidend. Er senkt nicht nur das Risiko für Neuralrohrdefekte, sondern auch für bestimmte Herzfehlbildungen und Gaumenspalten.
- Folat, Vitamin B12 und Vitamin B6 arbeiten im Homocystein-Kreislauf als Team zusammen. Erhöhte Homocysteinwerte erzählen fast immer eine gemeinsame Geschichte dieser drei Vitamine zusammen mit deinem Lebensstil.
- Serumfolat zeigt vor allem die aktuelle Zufuhr, Erythrozytenfolat spiegelt als Langzeitwert die Versorgung der letzten Wochen wider und ist näher an der realen Situation in deinen Zellen.
- Nährstoffräuber und ein hoher Verbrauch durch Entzündung und oxidativen Stress können den Folatstatus belasten.

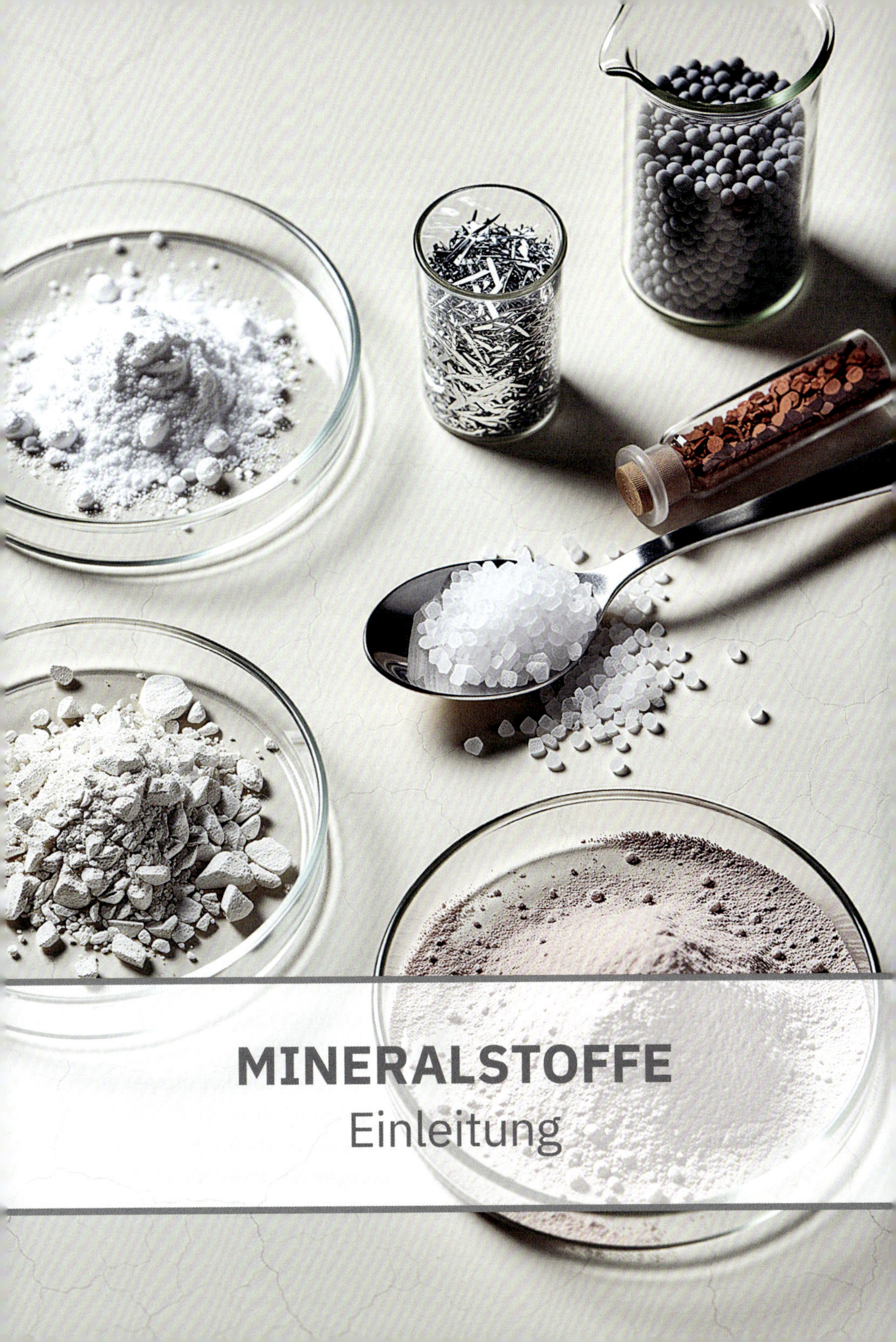

MINERALSTOFFE

Einleitung

DIE MINERALSTOFFE

Mineralstoffe gehören zu den unverzichtbaren Helfern in deinem Körper, denn ohne sie laufen Nerven, Muskeln, Hormone, Entgiftung und Immunsystem nur auf Sparflamme. Man unterscheidet Makromineralien wie Magnesium, Calcium, Natrium und Kalium sowie Mikromineralien wie Zink und Selen. Die kleinen Mengen sind dabei nicht weniger wichtig, denn oft entscheiden sie darüber, ob dein System stabil ist oder ständig am Limit kratzt.

Du hast im vorderen Teil von Blutgeflüster gelernt, dass es einen Unterschied macht, ob ein Wert im Serum oder im Vollblut gemessen wird. Hier knüpfen wir an, ohne alles noch einmal im Detail zu wiederholen. Kurz gesagt: Im Serum siehst du vor allem den Anteil, der frei im Blutplasma unterwegs ist und im Vollblut siehst du zusätzlich das, was in den Blutzellen steckt. Gerade bei Mineralstoffen kann dieser Unterschied groß sein. Zink, Magnesium, Selen und Kalium sind echte Zellbewohner. Der große Teil dieser Stoffe sitzt in den Zellen und im Gewebe. Im Serum schwimmt nur ein kleiner Rest, den dein Körper möglichst stabil halten möchte, selbst wenn die Speicher im Hintergrund schon leerer aussehen. Für diese Mineralstoffe ist eine Vollblutmessung daher oft sinnvoller als eine reine Serumbestimmung. Auf diesem Weg bekommst du einen besseren Eindruck davon, was deinen Zellen im Alltag wirklich zur Verfügung steht.

Natrium und Calcium sind hier anders. Natrium ist vor allem außerhalb der Zellen unterwegs, seine Serummessung passt sehr gut zu den Fragen, die man im Alltag an diesen Wert stellt, zum Beispiel Blutdruck, Wasserhaushalt und akute Störungen. Calcium ist ein Sonderfall, denn fast das gesamte Calcium sitzt im Knochen und der kleine Anteil im Blut wird streng reguliert. Wenn du Calcium misst, geht es meist um genau diese Regulation und um das Zusammenspiel mit Vitamin D, Parathormon und den Nieren. Dafür ist Serum die passendere Messform und eine Vollblutmessung bringt hier deutlich weniger als bei Zink, Magnesium, Selen oder Kalium.

Damit du mit deinen Ergebnissen wirklich etwas anfangen kannst, lohnt sich ein sauberer Start. Idealerweise erfolgt die Blutabnahme nüchtern. Nahrungsergänzungsmittel mit Zink, Magnesium, Selen oder Kalium lässt du mindestens einen Tag vor deinem Termin weg. Sonst wirkt der gemessene Wert kurzfristig besser, als deine reale Versorgung im Alltag. Für eine ehrliche Bestandsaufnahme ist also ein nüchterner Wert ohne Zusatz von außen hilfreicher als ein kurz aufgepolsterter Laborwert.

In meiner Praxis sehe ich übrigens die meisten Mangelzustände bei Zink, Selen und Magnesium. Das sind die drei Mineralien, die essenziell für unsere gesundheitliche Bestleistung im Körper sind, da sie an über 1000 Enzymen beteiligt sind. Daher liegt hier mein besonderes Augenmerk.

Übersicht der Mineralstoffe in Blutgeflüster

- **Selen,** den stillen Wächter deines antioxidativen Schutzes und deiner Entgiftung, zusammen mit Selenoprotein P als wichtigem Transport- und Versorgungsmarker.
- **Zink,** das Schlüsselmineral für Immunsystem, Schleimhäute und Wundheilung.
- **Magnesium,** den vielseitigen Mitspieler für Muskelentspannung, Stressverarbeitung, Schlaf und Stoffwechsel.
- **Kalium,** das wichtigste intrazelluläre Ion für Nerven, Muskeln und einen stabilen Herzrhythmus.
- **Natrium,** den Gegenspieler zu Kalium im Extrazellulärraum, der Blutdruck, Wasserverteilung und den Flüssigkeitshaushalt mit steuert.
- **Calcium,** das nicht nur im Knochen steckt, sondern auch bei Signalweitergabe, Muskelarbeit und Blutgerinnung eine Rolle spielt.

Zu jedem dieser Mineralstoffe bekommst du eine verständliche Erklärung, du lernst die offiziellen Referenzbereiche und die ganzheitlichen Erfahrungsbereiche kennen. Du wirst typische Muster bei zu niedrigen oder zu hohen Werten verstehen und warum dein Körper mehr ist als ein einzelner Laborwert.

Mineralstoff	"Hauptlager" im Körper	innerhalb der Zelle (intrazellulär)	außerhalb der Zelle (extrazellulär)	Kommentar für die Praxis
Zink	Muskel, Knochen, Organe und Blutzellen	ca. 99 %	ca. 1 %	Fast unser gesamtes Zink steckt im Gewebe und unseren Zellen.
Magnesium	Knochen, Muskel und andere Weichteile	ca. 99 %	ca. 1 %	Magnesium ist fast vollständig intrazellulär, nur ein winziger Bruchteil liegt außerhalb der Zellen.
Selen	Leber, Niere, Muskel und Blutzellen	ca. 80–90 %	ca. 10–20 %	Der größere Teil des Selens sitzt im Gewebe und unseren Blutzellen, ein kleinerer Anteil im Blutplasma.
Kalium	V.a. Muskelzellen und Blutzellen	ca. 98 %	ca. 2 %	Kalium ist ein klassisches intrazelluläres Ion. Die Konzentration in den Zellen ist um ein Vielfaches höher als im Extrazellraum.
Natrium	Extrazellularraum und Knochen	ca. 5–10 %	ca. 90–95 %	Natrium ist das wichtigste extrazelluläre Ion. Die Konzentration außerhalb der Zelle liegt beim 10-fachen der intrazellulären Konzentration.
Calcium	überwiegend in Knochen und Zähnen	unter 1 %	ca. 99 % im Knochen	Calcium ist ein Sonderfall, denn fast das gesamte Calcium sitzt im Knochen. Die frei gelösten Anteile sind streng reguliert.

Auflistung der sechs Mineralstoffe nach ihrem intra- und extrazellulärem Anteil im Körper sowie Speicherort und wichtigen Informationen für die Praxis.

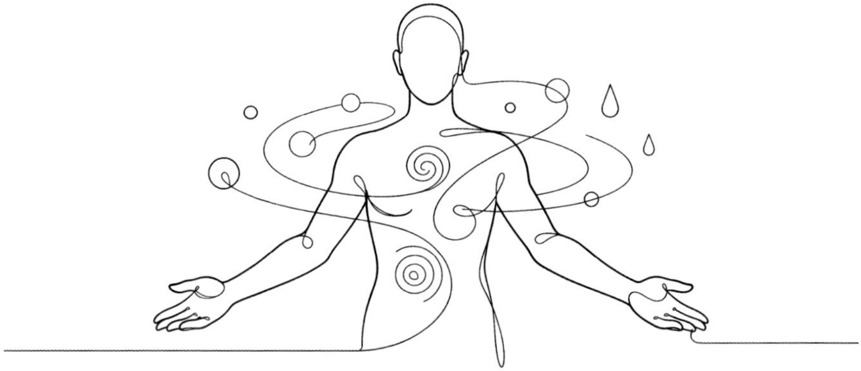

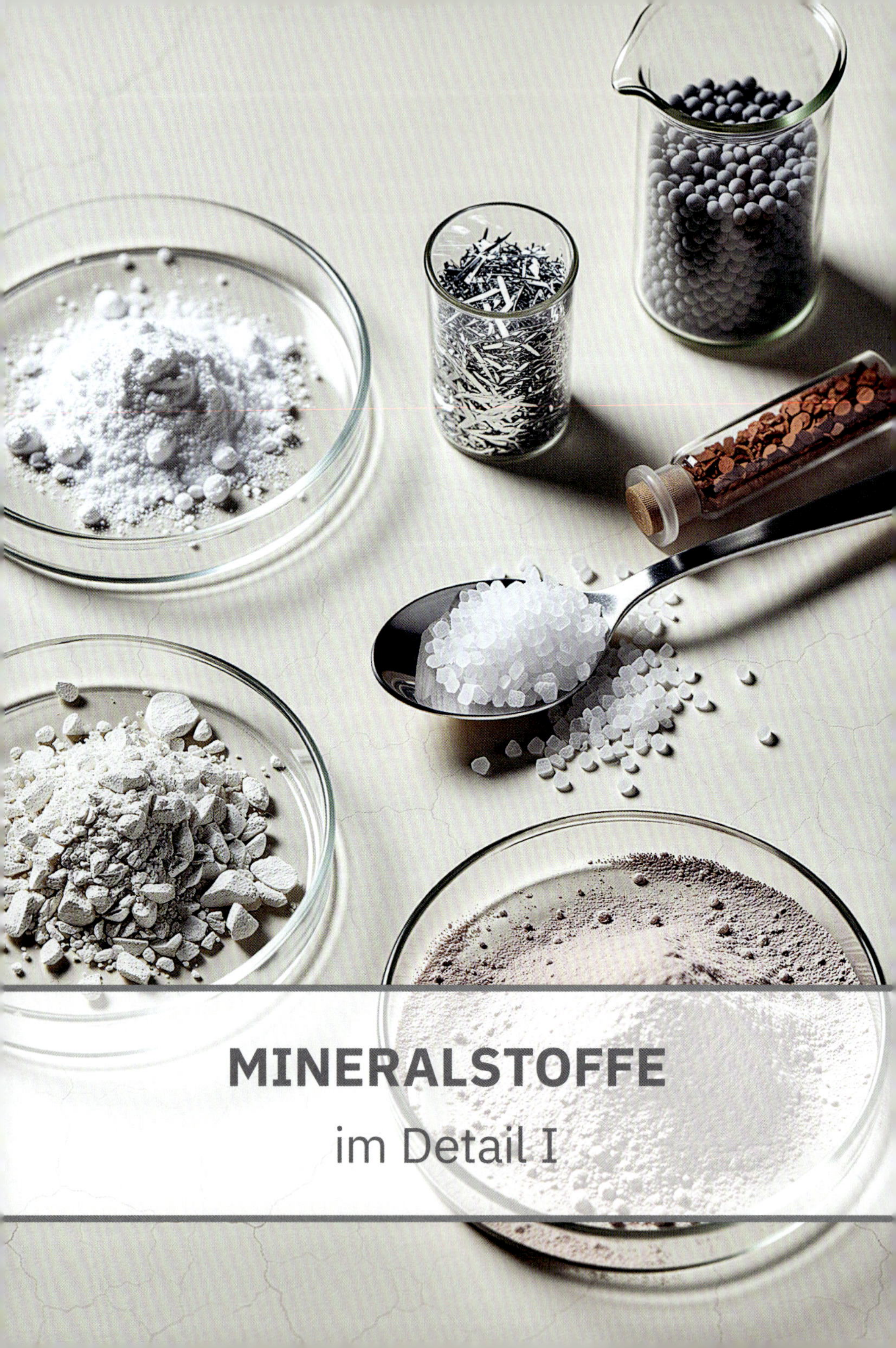

MINERALSTOFFE

im Detail I

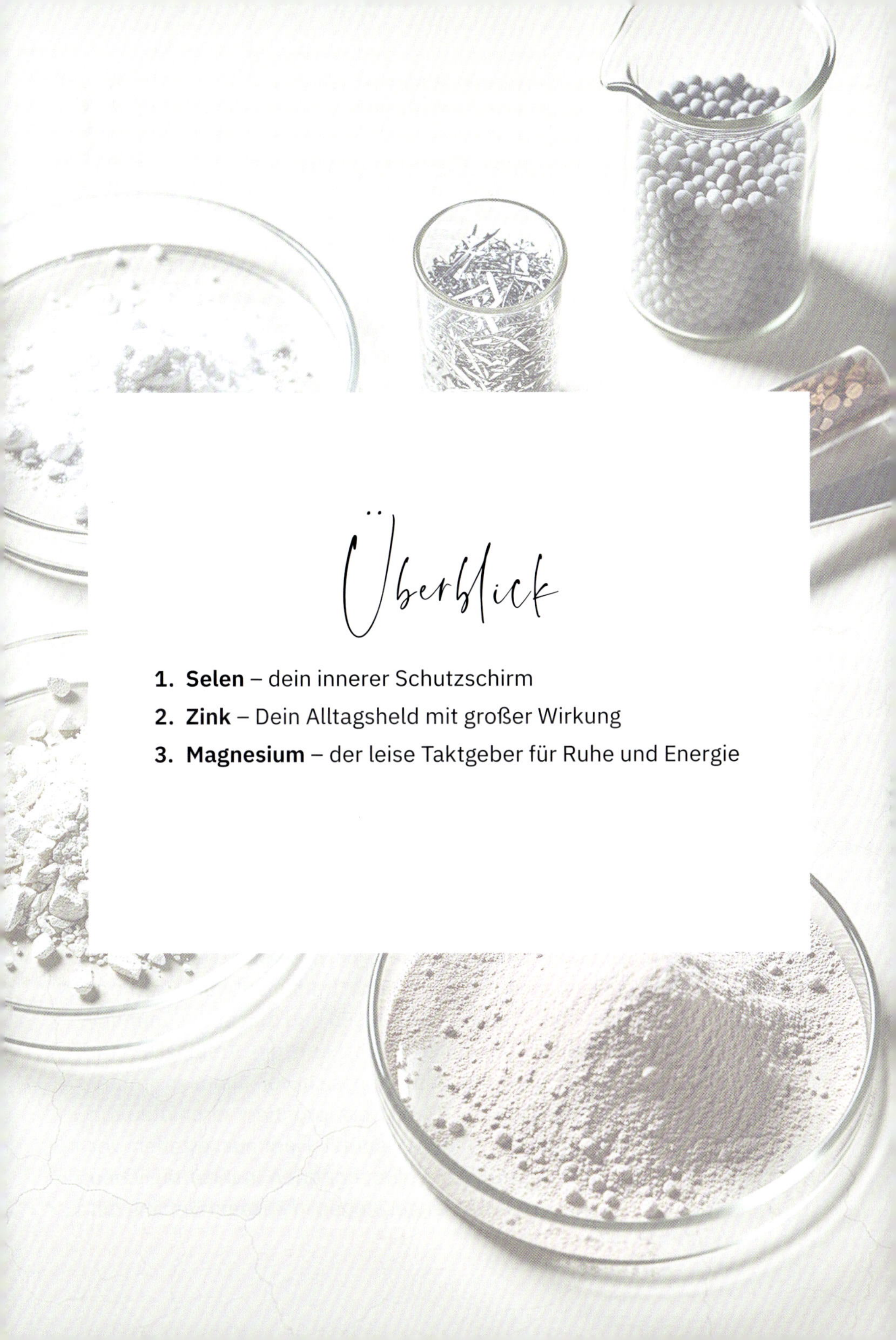

Überblick

1. **Selen** – dein innerer Schutzschirm
2. **Zink** – Dein Alltagsheld mit großer Wirkung
3. **Magnesium** – der leise Taktgeber für Ruhe und Energie

1) Selen – dein innerer Schutzschirm

Wenn Selen fehlt, merkst du das nicht zuerst an einer Zahl auf deinem Laborzettel, sondern in deinem Alltag. Müdigkeit, die sich nicht wegschlafen lässt und Haare, die immer dünner werden. Zudem eine Haut, die trocken und schuppig wirkt und Infekte, die länger hängen bleiben als üblich. Selen läuft im Hintergrund mit und hält viele deiner Systeme gleichzeitig zusammen. Wenn es knapp wird, wirkt das oft wie ein leiser Spannungsverlust im ganzen System. Selen ist ein lebenswichtiges Spurenelement. Du brauchst nur winzige Mengen, aber ohne diese Mengen funktionieren viele Enzyme nicht so, wie sie sollen. Besonders wichtig sind die selenhaltigen Glutathionperoxidasen (Enzyme), welche freie Radikale abbauen und deine Zellen vor oxidativem Stress schützen. Selen ist hier der Zündschlüssel und wenn es fehlt, können die Enzyme nur eingeschränkt arbeiten und die Belastung durch oxidativen Stress nimmt zu.

Ein zweites großes Wirkfeld von Selen ist die Schilddrüse. Hier unterstützt es die Umwandlung des inaktiven Schilddrüsenhormons T4 in das aktive T3 und schützt das empfindliche Schilddrüsengewebe vor Entzündungsprozessen. Gerade bei der Schilddrüsen-Autoimmunerkrankung Hashimoto sieht man in vielen Untersuchungen, dass niedrige Selenwerte mit höheren Antikörpermengen und mehr Entzündungsaktivität einhergehen können. Das bedeutet nicht, dass Selenmangel allein eine Autoimmunerkrankung auslöst, es zeigt aber, wie sehr eine gute Selenversorgung helfen kann, den Druck von der Schilddrüse zu nehmen.

Auch dein Immunsystem hängt an Selen. Es unterstützt sowohl die angeborene Abwehr als auch die erworbene Immunantwort. Im Kern hilft Selen, Entzündungsbotenstoffe zu bremsen und macht das Immunsystem anpassungsfähiger. Zu wenig Selen kann die Anfälligkeit für stille Entzündungen erhöhen und das kann sich vor allem in immer wiederkehrenden Infekten zeigen. Dein Herz profitiert ebenfalls von einer guten Selenversorgung, denn es schützt Herzmuskelzellen vor oxidativem Stress und unterstützt die Mitochondrien in ihrer täglichen Energieproduktion. Schwere Selenmängel stehen in Zusammenhang mit

bestimmten Formen der Herzschwäche, aber auch eine milde Unterversorgung kann dazu beitragen, dass du dich bei Belastung schneller erschöpft fühlst und weniger Reserven hast. Im Nervensystem wirkt Selen wie ein Schutzschild für Gehirn und Nerven, da es die Balance von Botenstoffen wie Serotonin und Dopamin beeinflusst. Ein ausgeprägter Mangel kann mit Angstzuständen, depressiven Verstimmungen und Brain Fog (Gehirn-Nebel) verbunden sein. Zudem hängt bei Männern die Qualität der Spermien eng mit der Selenversorgung zusammen. Bei Frauen spielt Selen insbesondere in der feinen Abstimmung von Schilddrüse, Eierstöcken und Immunsystem mit.
Ein weiterer wichtiger Bereich von Selen ist die Entgiftung, denn es kann bestimmte Schwermetalle binden und ihre Toxizität abmildern, vor allem Quecksilber, aber auch Cadmium, Blei und Arsen. So kann Selen deren schädliche Wirkung auf das Nervensystem und die Mitochondrien abmildern. Zudem stärkt Selen das antioxidative System der Leber und anderer Entgiftungsorgane.

Im Darm unterstützt Selen die Vielfalt deines Mikrobioms und die Stabilität der Darmbarriere. Wenn hier zu wenig Selen vorhanden ist, kann die Bildung von kurzkettigen Fettsäuren wie Butyrat sinken. Diese Substanzen sind das Lieblingsfutter deiner Darmzellen und wenn dieses Futter fehlt, wird die Darmwand durchlässiger und stille Entzündungen im ganzen Körper können leichter entstehen.

Selen im Labor – Serum und Vollblut

Bei Selen ist wichtig, wo und wie es im Blut gemessen wird. Ein Teil des Selens befindet sich im Serum, also im flüssigen Anteil des Blutes. Ein großer Teil sitzt jedoch in den Blutzellen und im Gewebe. Wenn nur Selen im Serum bestimmt wird, siehst du vor allem die kurzfristige Versorgung und das, was der Körper im Moment der Blutabnahme im Umlauf hält. Der Körper versucht, diesen Serumwert so stabil wie möglich zu halten. Selbst wenn die Zellen im Hintergrund schon unterversorgt sind, wird Selen aus Speichern mobilisiert, damit die wichtigsten Prozesse weiterlaufen können. Gerade deshalb können Serumwerte noch im Normbereich liegen, während die zelluläre Versorgung schon eingeschränkt ist. Das ist einer der Gründe, warum Selenmängel im Alltag leicht übersehen werden. Die Vollblutmessung von Selen erfasst dann sowohl das Serum als auch die Anteile in den Blutzellen. Damit kommst du näher an das heran, was in deinen Zellen wirklich vorhanden ist. Vollblut-Selen spiegelt somit den mittelfristigen Status wider, Serum-Selen eher die kurzfristige Situation. Für eine Einschätzung deiner Versorgung im Alltag ist die Vollblutmessung deshalb oft die bessere Wahl, besonders wenn es um Themen wie Autoimmunerkrankungen, Erschöpfung, Herzschwäche oder anhaltende stille Entzündungen geht. Serum-Selen hat trotzdem seinen Platz, denn sehr ausgeprägte Mängel lassen sich auch im Serum gut erkennen. Achte darauf, ob dein Labor Selen im Serum oder Vollblut gemessen hat, denn erst dann kannst du deine gemessenen Zahlen sinnvoll einordnen.

Parameter	**Referenzbereich** (statistisch)	**Erfahrungsbereich** (Blutgeflüster)
Selen (Serum)	70–130 µg/l	110–165 µg/l
Selen (Vollblut)	80–150 µg/l	150–190 µg/l

Einheit: Selen im Serum und Vollblut jeweils in µg/l

Die Erfahrungsbereiche in der Tabelle orientieren sich an zwei Pfeilern. Zum einen zeigen Studien, dass selenabhängige Enzyme wie die Glutathionperoxidase und das Selenoprotein P mit steigender Selenzufuhr zunächst deutlich zunehmen, aber ab Serumwerten im Bereich von 110 bis 120 µg/l in ein Plateau übergehen. Das spricht dafür, dass die meisten Selenoproteine in diesem Bereich gut besetzt sind und zusätzlicher Nachschub die Enzymaktivität nur noch gering verändert. Zum anderen lehnt sich der Serum-Erfahrungsbereich an die Referenzspanne großer Zentren wie der Mayo Clinic mit 110 bis 165 µg/l an, die etwas höher liegt als die in Europa oft genannten 70 bis 130 µg/l. Für das Vollblut wird mit 150 bis 190 µg/l bewusst ein Bereich gewählt, der den oberen Abschnitt der in Studien beschriebenen Verteilungen abbildet, ohne einen Grenzwert im Sinne einer Leitlinie zu setzen. Diese funktionellen Bereiche sollen zeigen, in welchem Korridor antioxidativer Schutz, Schilddrüsenstoffwechsel und Immunfunktionen erfahrungsgemäß gut unterstützt werden können. Es handelt sich hier um eine Orientierungshilfe und keine starre Vorgabe, die für jeden Menschen gleich aussehen muss. Offizielle Referenzbereiche sichern vor allem schwere Mangelkrankheiten ab. Viele Menschen fühlen sich im Alltag deutlich besser, wenn ihre Selenwerte eher im oberen Erfahrungsbereich liegen, vor allem bei bestehenden Autoimmunerkrankungen, Herzschwäche oder lang anhaltender Erschöpfung.

In einer großen Auswertung zum Selenstatus in Deutschland (37 Studien, über 8000 Erwachsene) lag der mittlere Serumwert übrigens nur bei 82 µg/l, also im stark unteren Bereich der statistischen Normwerte. Europa gilt also nicht umsonst als Selenmangelgebiet, denn die Böden sind eher selenarm.

Auf einen Blick – Selen

- In Europa liegen viele Menschen eher im unteren Selenbereich, weil unsere Böden teilweise sehr selenarm sind.
- Selen unterstützt Schilddrüse, Immunsystem, Herz, Gehirn, Darmbarriere sowie Haare und Nägel gleichzeitig. Ein richtiges Allround-Talent.
- Selen im Serum zeigt eher die kurzfristige Versorgung und reagiert auf Entzündung und akute Erkrankungen.
- Selen im Vollblut zeigt uns oft ein besseres Bild der zellulären Versorgung und eignet sich für die Beurteilung deines Alltagsstatus.
- Nahrungsergänzung mit Selen solltest du mindestens einen Tag vor der Blutentnahme pausieren, damit der Wert nicht künstlich aufgebläht wirkt.

Gut zu wissen

Selen-Überdosierung und Nahrungsergänzung

- Überdosierung: Ja, auch Selen kann zu viel werden. Bei einer längerfristigen Hochdosis-Einnahme kann es zu einer Überversorgung kommen, man spricht dann von der Selenose. In Studien trat sie meist bei Serumwerten deutlich über 300 µg/l und höher auf.
- Typische Warnsignale der Selenose: Übelkeit, Durchfall, Haarausfall, brüchige oder verfärbte Nägel und ein knoblauchartiger metallischer Mundgeruch.
- Nahrungsergänzung mit Selen: Wenn du Selen supplementierst, begegnen dir vor allem zwei Selen-Formen: Natriumselenit und Selenmethionin (Selen-Hefe).
- Natriumselenit ist eine anorganische Verbindung, die gut steuerbar und eher für eine gezielte, zeitlich begrenzte Unterstützung geeignet ist.
- Selenmethionin ist eine organische Form mit sehr guter Aufnahme, die stärker in Körpereiweiße eingebaut wird und damit eher speichernd wirkt.

Für Neugierige

Geheimtipp: Selenoprotein P – der funktionelle Spiegel deines Selenstatus

Selenoprotein P ist der Haupttransporter für Selen im Blut, denn ein großer Teil des Selens im Plasma ist an dieses Protein gebunden. Man kann sich Selenoprotein P wie einen Shuttle Dienst vorstellen, der Selen von der Leber zu den Organen bringt, vor allem Gehirn, Herz und Hoden. In den letzten Jahren hat sich Selenoprotein P als sehr guter Marker für den funktionellen Selenstatus etabliert. Während die Gesamtselenkonzentration im Serum durch kurzfristige Zufuhr, unterschiedliche Selenformen und akute Entzündungen schwanken kann, spiegelt Selenoprotein P eher wider, wie gut dein Körper das Selen tatsächlich in funktionsfähige Selenoproteine einbaut. In Studien sieht man, dass Selenoprotein P mit steigender Selenzufuhr bis zu einem bestimmten Bereich zunimmt und dann einen Sättigungspunkt erreicht. Dieser Punkt wird als Hinweis darauf verstanden, dass die meisten Selenoproteine hier gut versorgt sind. Selenoprotein P wird als feinfühliger Marker betrachtet, besonders wenn es um die Beurteilung leichter Unterversorgungen oder die Steuerung einer Selen-Therapie geht.

Wenn du also sehr genau wissen möchtest, wie dein Selenstatus funktionell aussieht, kann eine Kombination aus Vollblut-Selen und Selenoprotein P hilfreich sein. Das Vollblut zeigt dir, wie viel Selen insgesamt in deinem Blut unterwegs ist, inklusive der Anteile in den Blutzellen und Selenoprotein P verrät dir zusätzlich, wie gut dein Körper dieses Selen in die wirklich wichtigen Transport- und Schutzproteine eingebaut hat. So erkennst du nicht nur, ob etwas im Normbereich liegt, sondern auch, ob dein System eher am unteren Limit arbeitet oder sich in einem Bereich bewegt, in dem die selenabhängigen Prozesse vermutlich gut versorgt sind.

Allerdings ist Selenoprotein P in der Praxis ein neuer Spezialmarker. Nur wenige, eher größere oder spezialisierte Labore bieten ihn bis jetzt an und die Bestimmung ist deutlich teurer als eine klassische Selenmessung. Häufig muss die Probe dann gezielt an ein entsprechendes Speziallabor geschickt werden.

2) Zink – dein Alltagsheld mit großer Wirkung

Zink ist ein Mineralstoff, von dem viele schon gehört haben. Oft taucht es als Lutschtablette bei Erkältung, als Salbe bei Hautproblemen oder als Zutat in Multivitaminpräparaten auf. Zink ist an einer großen Zahl von Enzymen beteiligt, die sich um Zellwachstum, Hormonhaushalt, Stoffwechsel und Immunsystem kümmern und daher ein echter Schlüsselspieler. Wenn Zink fehlt, macht sich das selten an nur einem einzigen Organ bemerkbar, es bröckelt eher an vielen Ecken und Enden gleichzeitig.

Zink stabilisiert das Immunsystem und unterstützt eine zügige Wundheilung. Es hilft Immunzellen bei der Teilung, koordiniert ihre Kommunikation und stärkt die Barrierefunktion von Haut und Schleimhäuten. Über das Enzym Superoxiddismutase trägt Zink außerdem zum antioxidativen Schutz bei und entschärft aggressive Sauerstoffverbindungen. Auch hormonell mischt Zink kräftig mit, denn es beeinflusst die Bildung und Wirkung von Schilddrüsenhormonen, Sexualhormonen und Wachstumshormonen. Beim Mann ist Zink eng mit der Testosteronproduktion und der Qualität der Spermien verknüpft. Ein Mangel kann zu Libidoverlust, Potenzschwierigkeiten und einer veränderten Samenproduktion führen. Bei Frauen kann eine länger bestehende Unterversorgung den Zyklus durcheinanderbringen, PMS (prämenstruelles Syndrom) verstärken und die Tendenz zu einer Östrogendominanz, PCOS (polyzystisches Ovarialsyndrom) oder Endometriose anfeuern.

In der Bauchspeicheldrüse wird Insulin in Form von Zink-Komplexen gespeichert und somit zeigt sich auch hier, dass dieser Mineralstoff ein wahres Multitalent ist. Im Nervensystem hilft Zink, Botenstoffe wie GABA und Noradrenalin zu balancieren. Ein Mangel kann sich in Reizbarkeit, innerer Unruhe, Konzentrationsschwierigkeiten, Lernproblemen oder einer depressiven Stimmungslage zeigen. Gleichzeitig gibt es die klassischen „Zinkzeichen“ an der Oberfläche: trockene, schuppige Haut, brüchige Nägel mit Rillen, Haarausfall oder ein frühes Ergrauen der Haare. Viele Betroffene erleben parallel eine erhöhte Infektanfälligkeit und eine Müdigkeit, die sich nicht recht erklären lässt. Im Darm stabilisiert Zink die Verbindungsstellen zwischen den Darmzellen und schützt die Schleimhaut.

Zink wird bei Stress vermehrt verbraucht und über die Niere ausgeschieden. Somit steigt der Bedarf in Phasen hoher Belastung deutlich an. Wenn also Dauerstress, unruhiger Schlaf und wenig Regeneration über Monate zusammenkommen, reicht eine Versorgung über die

Ernährung oft nicht mehr aus. Auch bestimmte Medikamente zehren an den Zinkreserven. Dazu gehören zum Beispiel die Antibabypille, Cortisonpräparate, einige Blutdrucksenker und Antibiotika. Alkohol, eine stark verarbeitete Ernährung, eine sehr pflanzenbetonte Kost ohne Zinkbewusstsein oder eine längerfristige hochdosierte Eisensupplementierung können die Aufnahme zusätzlich stören. Es ist daher kein Ausnahmefall, dass Zink im unteren Normbereich im Blut unterwegs ist.

Typische Hinweise auf Zinkmangel

Keines der folgenden Zeichen beweist für sich allein einen Mangel. In der Kombination werden sie allerdings interessant. Spätestens wenn mehrere dieser Punkte auf dich zutreffen, lohnt sich eine gezielte Zinkbestimmung im Labor.

- häufige oder langwierige Infekte
- verzögerte Wundheilung
- trockene, schuppige Haut und Haarausfall
- brüchige Nägel mit Rillen
- Müdigkeit, Antriebslosigkeit, Konzentrationsstörungen
- Reizbarkeit, depressive Verstimmung
- Zyklusunregelmäßigkeiten, Libidoverlust, unerfüllter Kinderwunsch

Zink sitzt überwiegend in den Zellen und Geweben und nur ein kleiner Anteil schwimmt im Serum umher. Der Körper versucht diesen zirkulierenden Anteil möglichst stabil zu halten. Solange wie möglich wird Zink aus den Speichern mobilisiert, damit lebenswichtige Prozesse weiterlaufen können. Das führt dazu, dass Zink im Serum noch unauffällig wirken kann, obwohl die zellulären Reserven bereits deutlich geschrumpft sind. Bei einer Vollblutmessung werden sowohl der Anteil im Serum als auch das Zink in den Blutzellen erfasst. Damit kommst du dem tatsächlichen Versorgungszustand näher. Für die Beurteilung, ob Zink eher knapp oder gut vorhanden ist, ist Vollblut-Zink deshalb in vielen Fällen die bessere Wahl. Wichtig ist, dass du nüchtern zur Blutabnahme gehst und Zinkpräparate mindestens einen Tag vorher pausierst.

Parameter	**Referenzbereich** (statistisch)	**Erfahrungsbereich** (Blutgeflüster)
Zink (Serum)	50–120 µg/dl 0,5–1,2 mg/l	85–130 µg/dl 0,85–1,3 mg/l
Zink (Vollblut)	4,0–7,0 mg/l	6,0–7,5 mg/l

Einheiten: Zink im Serum in µg/l oder mg/l; Zink im Vollblut in mg/l

Die Erfahrungsbereiche im Blutgeflüster sind bei Zink bewusst etwas anders gesetzt. Im Serum beginnt der Erfahrungsbereich bei 85 µg/dl, weil Werte darunter zwar noch als normal einsortiert werden, in der Praxis aber deutlich häufiger mit Zeichen einer knappen Zinkversorgung zusammenfallen. Nach oben ist der Bereich bei 130 µg/dl gedeckelt, da höhere Serumspiegel nach heutigem Stand keinen klaren Zusatznutzen bringen. Diese rücken aber näher an einen Bereich heran, in dem Kupfer und die Blutbildung aus dem Gleichgewicht geraten können. Im Vollblut gelten 4 bis 7 mg/l als üblicher Referenzbereich, für die Einschätzung der Versorgung hat sich jedoch ein engerer Zielkorridor von etwa 6 bis 7,5 mg/l bewährt.

Gut zu wissen

Zinkverbindungen

Wenn du Zink ergänzen möchtest, begegnest du verschiedenen Verbindungen. Häufig genutzt werden organische Formen wie Zinkbisglycinat, Zinkpicolinat oder Zinkcitrat. Sie gelten in der Praxis als gut verträglich und bioverfügbar. Daneben gibt es anorganische Formen wie Zinksulfat oder Zinkoxid, die kostengünstig sind, bei empfindlichem Magen aber schneller Beschwerden machen können. Für welche Form du dich entscheidest, hängt von deiner Ausgangssituation, der geplanten Dosis und der Einnahmedauer ab.

Für Neugierige

Zink im Team mit anderen Metallen

- Zink, Eisen, Kupfer und auch Mangan nutzen teilweise die gleichen Transportwege im Darm. Hohe Dosen eines Minerals können daher die Aufnahme der anderen bremsen.
- Hohe Zinkdosen über längere Zeit können die Kupferaufnahme deutlich senken. Das kann zu Kupfermangel, Blutbildveränderungen und neurologischen Symptomen führen. Deshalb Zink nie dauerhaft „auf Verdacht“ hoch dosieren, ohne Kupfer und das Blutbild mit im Blick zu haben.
- Auch Eisen und Zink beeinflussen sich gegenseitig. Sehr hohe Eisendosen können Zink verdrängen und starke Zinksupplementierung kann umgekehrt die Eisenaufnahme stören.

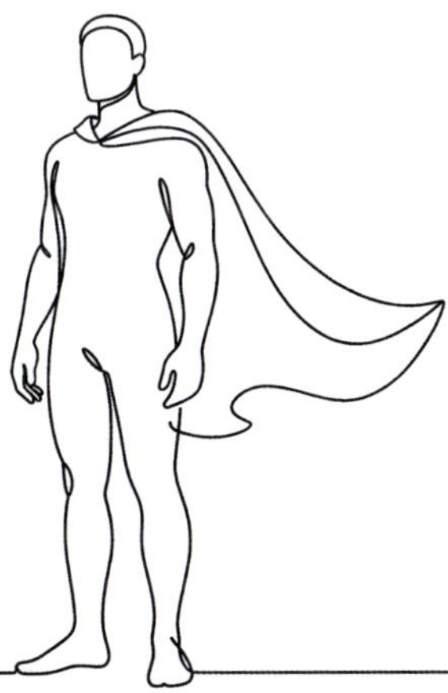

3) Magnesium – der leise Taktgeber für Ruhe und Energie

Magnesium gehört zu den Mineralstoffen, über die im Alltag viel gesprochen wird und trotzdem wissen die meisten nicht, wie tiefgreifend die Zellwirkung von Magnesium wirklich ist. Es sitzt in nahezu allen Geweben, etwa die Hälfte steckt in den Knochen, ein großer Anteil in Muskeln und Organen. Nur ungefähr 1 % des Gesamtmagnesiums zirkuliert überhaupt im Blut. In den Zellen ist Magnesium fest mit unserer Energiewährung ATP verknüpft. Streng genommen arbeitet der Körper nicht mit ATP, sondern mit einem Komplex aus Magnesium und ATP. Ohne dieses Paar bleiben viele Schalter in der Biochemie einfach stehen.

Studien gehen heute davon aus, dass Magnesium als Cofaktor an weit über 600 enzymatischen Reaktionen beteiligt ist und zusätzlich noch weitere Enzyme aktiviert, die zum Beispiel an Energieproduktion, Eiweißsynthese und Signalübertragung beteiligt sind. Wenn Magnesium fehlt, merkst du selten nur ein einziges Symptom. Es ist eher so, als würde dein Körper innerlich auf leichter Daueranspannung laufen, während die Energieversorgung im Hintergrund nach und nach abgedreht wird. Viele Menschen beschreiben, dass sie sich müder und schneller erschöpft fühlen, obwohl alle Standardwerte in Ordnung sind. Manchmal reagieren Muskeln empfindlicher, es kommt zu nächtlichen Wadenkrämpfen, Muskelzuckungen, Verspannungen im Nacken oder zu einem diffusen Ziehen in der Muskulatur. Das Herz stolpert gelegentlich, der Puls wirkt unruhig und im Kopf zeigt sich Magnesiumknappheit nicht selten als innere Unruhe, erhöhte Reizbarkeit, Kopfschmerzen oder sogar Migräneanfälle.

Dass ein Magnesiummangel so häufig ist, hat mehrere Gründe. Zum einen hat sich unsere Ernährung verändert und Daten aus verschiedenen Ländern zeigen, dass der Magnesiumgehalt vieler Gemüse- und Getreidesorten in den letzten Jahrzehnten deutlich abgenommen hat, unter anderem weil Böden ausgelaugt sind und Pflanzen lieber Ertrag statt Mineralstoffdichte liefern sollen. Dazu kommt, dass bei der industriellen

Verarbeitung, beim Schälen und Ausmahlen bis zu 80 % des ursprünglichen Magnesiumgehalts verloren gehen können. Eine Ernährung, die stark aus Weißmehl, Zucker, Fertigprodukten und wenig Nüssen, Kernen, Hülsenfrüchten und grünem Gemüse besteht, liefert deshalb oft nur einen Bruchteil dessen, was unser Körper eigentlich bräuchte. Auf der anderen Seite gibt es viele Faktoren, die Magnesium im Körper regelrecht verbrauchen oder hinausspülen. Chronischer Stress erhöht den Verbrauch, weil Stresshormone und der ständige Daueralarmmodus den Mineralstoff verstärkt binden und über die Nieren ausscheiden. Menschen mit Erkrankung des Zuckerstoffwechsels verlieren Magnesium zusätzlich vermehrt über den Urin. Verschiedene Magen-Darm-Erkrankungen sorgen dafür, dass Magnesium gar nicht erst richtig aufgenommen werden kann, vor allem Alkohol und bestimmte Medikamente verstärken zusätzlich diesen Effekt. Wenn oben weniger hineinkommt und unten mehr verloren geht, entsteht so über Jahre ein leiser, aber spürbarer Mangel.

Ein weiterer Punkt, der in den letzten Jahren gut untersucht wurde, ist das Zusammenspiel von Magnesium mit unserem Stoffwechsel und dem Herz-Kreislauf-System. Niedrige Magnesiumspiegel sind mit einem erhöhten Risiko für Bluthochdruck, metabolischem Syndrom, Diabetes und Herzrhythmusstörungen verknüpft. In großen Beobachtungsstudien hatten Menschen mit höheren Magnesiumwerten im Blut tendenziell weniger Herzinfarkte und Schlaganfälle und eine günstigere Stoffwechsellage.

Sehr spannend ist auch die Verbindung zu Vitamin D. Mehrere Enzyme, die Vitamin D in seine aktive Form überführen und wieder abbauen, sind magnesiumabhängig. In der Praxis bedeutet das, dass eine Hochdosis-Therapie mit Vitamin D ohne Blick auf den Magnesiumstatus nicht sinnvoll ist, sondern im ungünstigen Fall Beschwerden sogar verstärken kann.

Wie steht es um die Versorgung in der Bevölkerung mit Magnesium? Hier zeigen verschiedene Auswertungen ein immer gleiches Bild. Nimmt man die klassische untere Grenze von 0,7 mmol/l, liegen je nach Studie etwa 5 bis 15 % der Allgemeinbevölkerung darunter, in Risikogruppen sogar deutlich mehr. Nutzt man eine strengere Untergrenze von 0,85 mmol/l, wie sie von einigen Fachgruppen vorgeschlagen wird, kommt man auf einen Anteil von 10 bis 30 % mit niedrigen oder grenzwertigen Werten. Eine deutsche Untersuchung an rund 16000 Personen fand bei Verwendung eines unteren Grenzwerts von 0,76 mmol/l einen Magnesiummangel bei etwa 14,5 % und zusätzlich bei rund 35 % suboptimale Werte. Magnesiummangel ist also kein exotisches Randphänomen, sondern eher die Regel als die Ausnahme.

Die Substanz auf deinem Laborbefund ist immer Magnesium selbst, es kommt aber in unterschiedlichen chemischen Formen in deinem Alltag vor. Organische Verbindungen wie Magnesiumbisglycinat, Magnesiumcitrat oder Magnesiumtaurat werden meist gut aufgenommen und gelten als verträglich, vor allem wenn du sie über längere Zeit einnimmst. Anorganische Formen wie Magnesiumoxid oder Magnesiumcarbonat enthalten zwar viel elementares Magnesium, werden jedoch schlechter resorbiert und können bei höheren Dosen zu Durchfall führen. Magnesiumsulfat kennst du vielleicht als Bittersalz in Bädern oder als gezieltes Abführmittel. Magnesiumorotat wird in einigen Präparaten für Herz-Patienten eingesetzt, weil hier Magnesium mit einer Substanz kombiniert wird, die selbst im Energiestoffwechsel mitspielt.

Die meisten Labore bestimmen Magnesium im Serum und der offizielle Referenzbereich ist relativ schmal gehalten. Alles darüber gilt als Magnesiumüberschuss, alles deutlich darunter als Mangel. Für die klassische Akutmedizin ist das ausreichend, denn dort geht es vor allem darum, schwere Störungen zu verhindern. Für den ganzheitlichen Gesundheitsblick ist dieser Rahmen allerdings zu grob. Studien deuten darauf hin, dass viele Menschen mit Serumwerten knapp oberhalb der unteren Grenze bereits Zeichen einer suboptimalen Versorgung haben. Einige Arbeitsgruppen schlagen deshalb engere Normbereiche vor, zum Beispiel 0,85 bis 0,95 mmol/l. Vor diesem Hintergrund ist es sinnvoll, den Erfahrungsbereich im Serum nicht ganz unten beginnen zu lassen, sondern eher ab einem Wert, der klar oberhalb der Mangelschwelle liegt und biologisch mit einer stabilen Versorgung zusammenpasst. Noch spannender wird es, wenn du dir Magnesium im Vollblut anschaust. Hier wird nicht nur das, was im Serum schwimmt, gemessen, sondern auch der Anteil in deinen Blutzellen. Dieser Messwert ist daher aussagekräftiger und spiegelt meist besser deine aktuelle Magnesiumversorgung wider.

Parameter	Referenzbereich (statistisch)	Erfahrungsbereich (Blutgeflüster)
Magnesium (Serum)	0,7–1,1 mmol/l	0,85–1,0 mmol/l
Magnesium (Vollblut)	30–40 mg/l	35–42 mg/l

Einheiten: Magnesium im Serum in mmol/l; Magnesium im Vollblut in mg/l

Die Erfahrungsbereiche sind bewusst ein wenig anders gesetzt als die offiziellen Laborgrenzen. Im Serum beginnt der statistische Referenzbereich schon bei 0,7 mmol/l. Aus heutiger Sicht zeigt sich jedoch, dass Werte knapp über dieser Grenze häufig mit einem eher niedrigen Magnesiumhaushalt einhergehen. Deshalb startet der funktionelle Bereich im Blutgeflüster etwas höher und orientiert sich an einem Korridor, in dem Magnesium unserem Körper verlässlicher zur Verfügung steht. Ähnlich ist es im Vollblut. Offiziell gelten hier meist 30 bis 40 mg/l als normal. In der Praxis finden sich Werte zwischen 30 bis 35 mg/l jedoch überdurchschnittlich oft bei Menschen mit typischen Magnesiummangelsymptomen. Der Erfahrungsbereich von ungefähr 35 bis 42 mg/l spiegelt daher bewusst den oberen Abschnitt der Norm wider, ohne Magnesium künstlich in die Höhe zu treiben. Es geht nicht darum, den Wert maximal hochzuschieben, sondern einen Bereich zu finden, in dem dein Körper sowohl in Ruhe als auch unter Belastung gut arbeiten kann.

Magnesium, Zink und Selen – das unschlagbare Power-Trio

Wenn du die spannenden Kapitel zu Magnesium, Zink und Selen gelesen hast, ahnst du wahrscheinlich schon, warum mir diese drei so am Herzen liegen. Fachlich gehören sie in verschiedene Schubladen, im Alltag erlebe ich sie trotzdem als gemeinsames Trio. Sie tauchen oft zusammen im unteren Normbereich im Blut auf, gerade bei Menschen, die sich eigentlich „gesund“ ernähren und kaum oder gar nicht supplementieren.

Magnesium ist der Taktgeber für Ruhe und Energie. Zink hält deine Barrieren dicht, dein Immunsystem wach und deine Hormone arbeitswillig. Selen sorgt dafür, dass deine antioxidativen Schutzsysteme überhaupt anspringen können und fängt einen Teil der Schäden auf, die sonst still an Geweben nagen würden. Jedes dieser drei Elemente für sich ist essentiell und gemeinsam wirken sie wie ein Grundgerüst, das viele andere Baustellen überhaupt erst stabil trägt. Wenn hier etwas fehlt, rutschen Dinge leise aus der Balance. Du bist vielleicht häufiger erkältet, regenerierst schlechter, schläfst unruhiger, bist gereizter oder verträgst Stress schlechter. Das Gemeine daran ist, dass Mängel bei diesen drei Mineralstoffen oft still bleiben, solange der Körper sie kompensieren kann. Der Organismus ist sehr kreativ darin, Magnesium, Zink und Selen von A nach B zu verschieben, damit die wichtigsten Prozesse trotz Mängeln weiterlaufen. Für schwere Notfälle reicht das. Für einen Alltag, in dem du dich kraftvoll, belastbar und innerlich ausgeglichen fühlst, ist es oft zu wenig.

Wenn du dich also in den Beschreibungen dieser Kapitel wiederfindest, lohnt es sich, Magnesium, Zink und Selen gezielt bestimmen zu lassen und das idealerweise im Vollblut. Es geht nicht darum, dich in eine neue Optimierungs-Spirale zu schicken oder jede kleine Abweichung zum Drama zu machen, sondern darum, versteckte Defizite sichtbar zu machen. Viele meiner Patienten erleben erst dann einen wirklichen Aha-Moment, wenn sie schwarz auf weiß sehen, dass ihr System tatsächlich zu wenig Material zur Verfügung hat.

Im nächsten Schritt schauen wir uns nun die wichtigsten Elektrolyte an – Kalium, Natrium und Calcium. Sie spielen eher auf der Ebene von Flüssigkeitshaushalt und Herzrhythmus eine Rolle. Magnesium, Zink und Selen bleiben dagegen deine leisen Langstreckenbegleiter, die Tag für Tag im Hintergrund arbeiten. Wenn du dieses Trio im Blick behältst und die gemessenen Werte ernst nimmst, hast du eine der wichtigsten Grundlagen für stabile Blutwerte und einen tragfähigen Gesundheitsalltag gelegt.

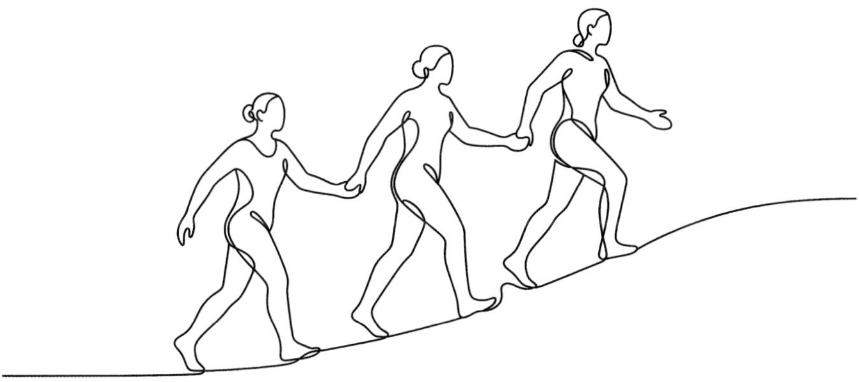

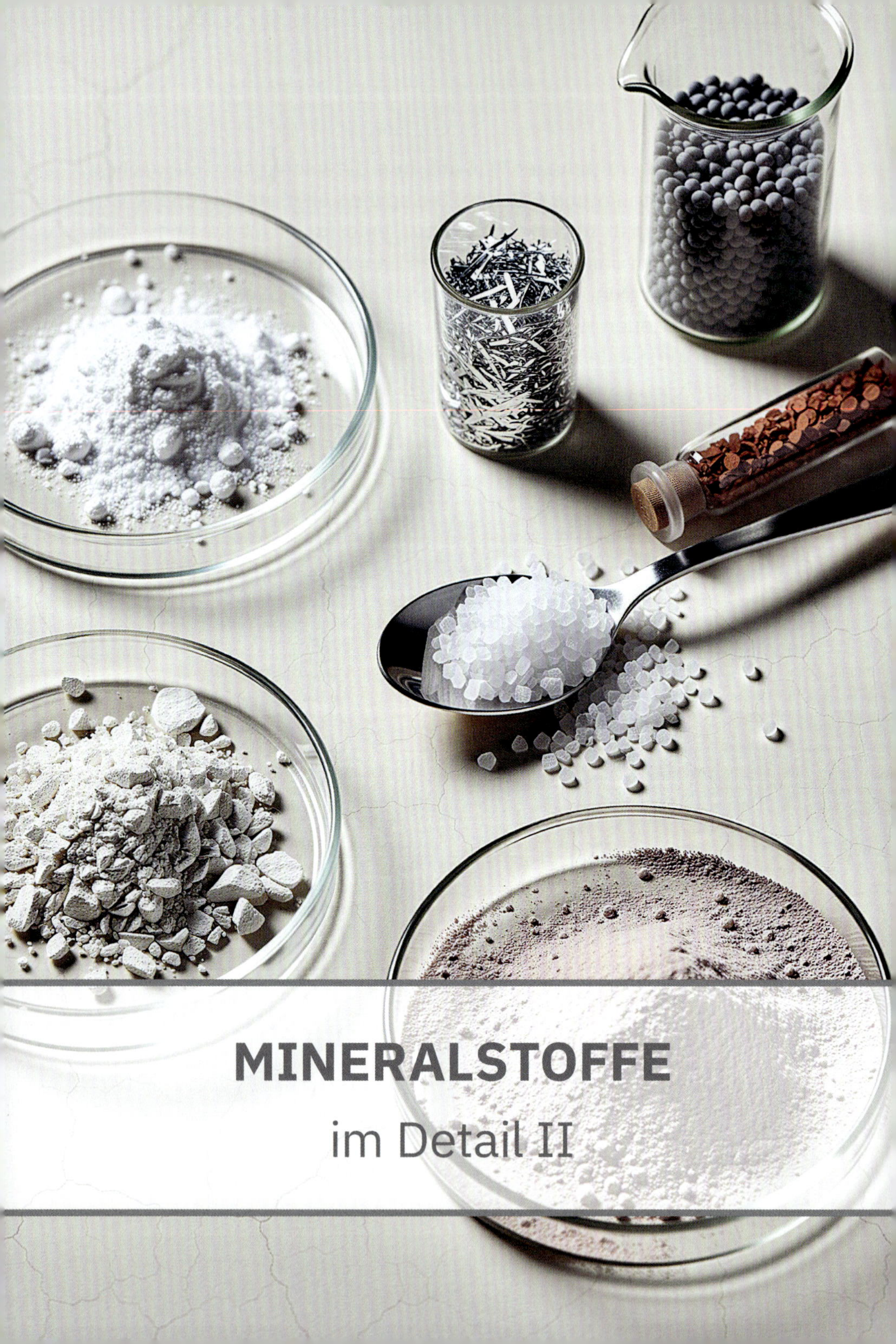

MINERALSTOFFE

im Detail II

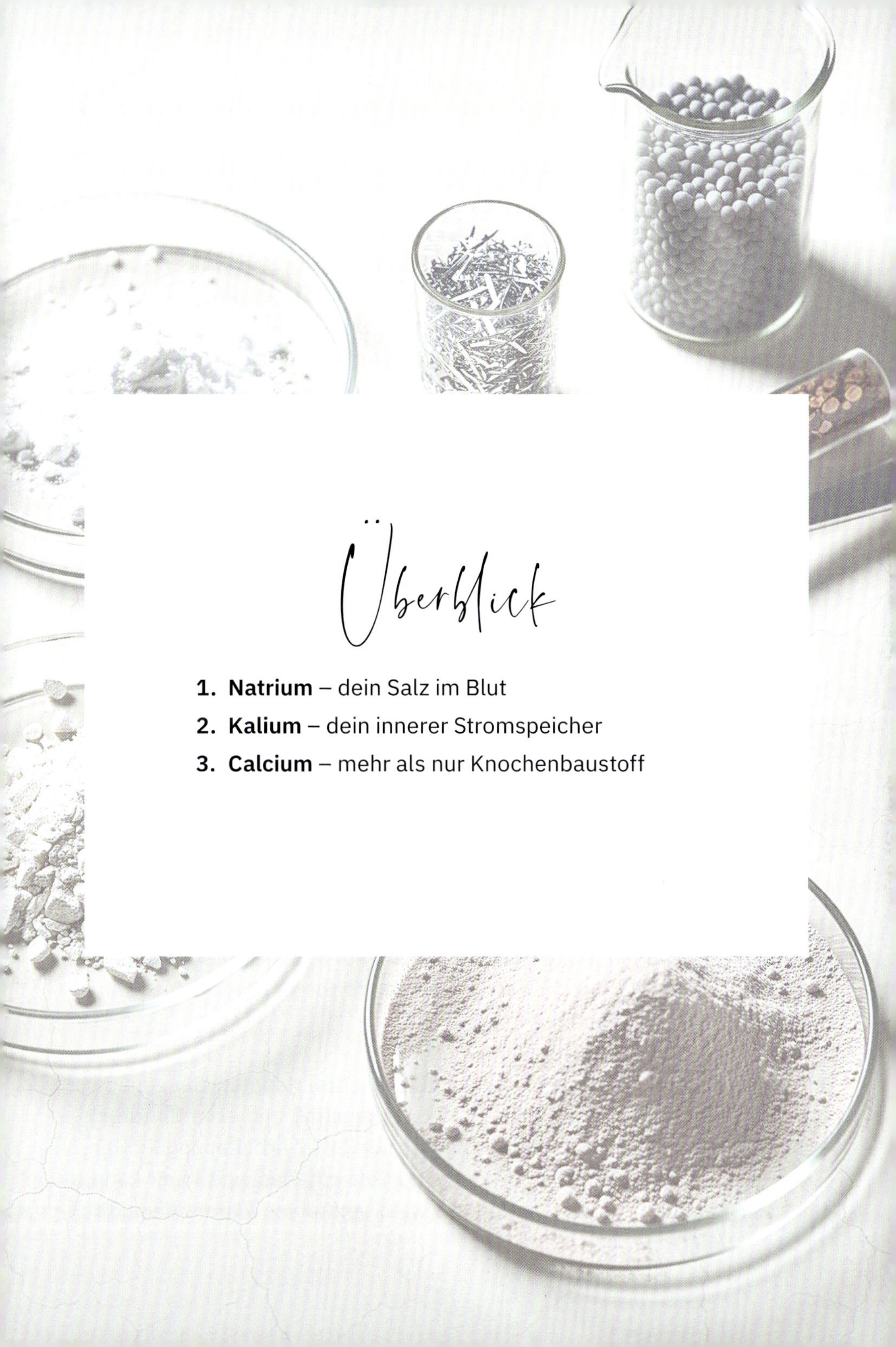

Überblick

1. **Natrium** – dein Salz im Blut
2. **Kalium** – dein innerer Stromspeicher
3. **Calcium** – mehr als nur Knochenbaustoff

Die Elektrolyte Natrium, Kalium und Calcium

Wenn du an Blutwerte denkst, hast du vermutlich zuerst die „großen Klassiker" vor Augen: Schilddrüse, Eisen, Blutzucker und Blutfette. Elektrolyte wirken daneben oft ein bisschen unscheinbar, so wie die Statisten in Hollywoodfilmen, die einfach nur kurz durchs Bild huschen. Dabei sind sie die eigentlichen Helden in deinem Körper, denn ohne sie geht buchstäblich kein Licht an.

Natrium, Kalium und Calcium sind winzige geladene Teilchen, die ununterbrochen zwischen Zellen und Blut hin und her geschoben werden. Sie bestimmen, wie viel Wasser in deinem Körper landet. Sie entscheiden mit, wie gut Nervenimpulse weitergegeben werden, wie dein Herz im Takt bleibt und ob Muskeln kraftvoll anspannen können. Wenn sie gut im Gleichgewicht sind, merkst du meistens nichts. In der klassischen Medizin bekommen Elektrolyte meist nur dann viel Aufmerksamkeit, wenn sie deutlich aus dem Rahmen fallen. Dann sind sie plötzlich hochdramatisch und auf Intensivstationen gehören sie zu den ersten Werten, die überwacht werden, weil schon kleine Verschiebungen für Herz und Gehirn brisant werden können. In der alltäglichen Praxis geht es allerdings oft weniger spektakulär zu. Da steht auf dem Laborzettel vielleicht ein unauffälliges Natrium, ein Kalium knapp im Referenzbereich und ein Calcium, das niemand so recht beachtet. Genau hier wird es spannend, denn Elektrolyte reagieren sehr sensibel auf deinen Alltag. Sie sind so etwas wie das fein eingestellte Mischpult im Hintergrund. Ein Regler allein ist selten das ganze Problem, aber kleine Verschiebungen an mehreren Reglern zusammen können dafür sorgen, dass dein System komplett durcheinanderkommt.

Auf den nächsten Seiten schauen wir uns die drei Hauptspieler genauer an. Natrium, das eng mit deinem Wasserhaushalt und dem Blutdruck verknüpft ist. Kalium, das still im Inneren der Zellen arbeitet und für Nerven und Muskeln unverzichtbar ist. Und Calcium, das weit mehr kann, als nur Knochen stabil zu halten. Du wirst verstehen, warum dein Körper so viel Energie darauf verwendet, diese Werte in engen Grenzen zu halten. Und warum es sich lohnt, sie regelmäßig anzuschauen. Mein Ziel ist nicht, dass du nach diesem Kapitel panisch jeden Laborzettel auf der Suche nach der kleinsten Abweichung abscannst. Sondern dass du ein Gefühl dafür bekommst, welche Geschichten Natrium, Kalium und Calcium erzählen. Und wo funktionelle Bereiche vielleicht enger sind als die Norm und an welchen Stellen es Sinn ergibt, an den Stellschrauben zu drehen, damit dein inneres Mischpult wieder stimmig eingestellt ist.

1) Natrium – dein Salz im Blut

Natrium ist so etwas wie das Salz deines Körpers. Es ist der Gegenspieler von Kalium und sitzt vor allem außerhalb der Zellen im sogenannten Extrazellulärraum. Dort hilft es, Wasser zu binden und zu verteilen, den Blutdruck zu stabilisieren, Nervenimpulse weiterzugeben und den Herzrhythmus im Takt zu halten. Auch beim Säure-Basen-Haushalt mischt es mit. Weil etwa 90 % des Natriums außerhalb der Zellen liegen, reicht für die Beurteilung in der Praxis eine Messung im Serum vollkommen aus. Eine Bestimmung im Vollblut bringt hier keinen zusätzlichen Mehrwert.

Dein Körper verteidigt den Natriumspiegel im Blut sehr konsequent. Die Nieren arbeiten ununterbrochen daran, überschüssiges Natrium auszuscheiden oder bei Bedarf zurückzuhalten. Deshalb sieht man im alltäglichen Leben selten extreme Abweichungen. Wenn Natrium deutlich zu niedrig oder zu hoch ist, sind das meist Situationen, die ärztlich sehr ernst genommen werden und manchmal sogar auf einer Intensivstation landen. Im Alltag sind die Verschiebungen oft viel subtiler. Leichte Veränderungen bleiben im Referenzbereich und werden schnell als unauffällig abgehakt. Für dich kann sich das trotzdem bemerkbar machen.

Menschen mit eher niedrigen Natriumwerten berichten nicht selten von Schwindel, Kopfschmerzen, innerer Benommenheit oder dem Gefühl, neben sich zu stehen. Die Ursachen für zu niedrige Natriumwerte sind vielfältig. Häufig spielt starkes Schwitzen eine Rolle, etwa bei intensivem Sport, Saunagängen oder körperlicher Arbeit in warmer Umgebung genauso wie länger anhaltender Durchfall oder wiederholtes Erbrechen. All das zieht Natrium aus dem Körper. Eine Schilddrüsenunterfunktion kann das Bild zusätzlich verändern, ebenso bestimmte Medikamente, vor allem Entwässerungstabletten. Und wenn du parallel zu all dem noch sehr salzarm isst, weil du aus Angst vor Blutdruckproblemen fast jedes Salz aus der Küche verbannt hast, kann das den Natriumhaushalt weiter aus dem Gleichgewicht bringen.

Parameter	**Referenzbereich** (statistisch)	**Erfahrungsbereich** (Blutgeflüster)
Natrium (Serum)	135–150 mmol/l	140–146 mmol/l

Einheit: mmol/l

Du siehst, dass der statistische Referenzbereich für Natrium recht weit gefasst ist. Im Erfahrungsbereich habe ich die Spannweite bewusst etwas enger gewählt und vor allem den unteren Rand angehoben. Es ist mir wichtig, dass dein Natrium nicht dauerhaft im Keller hängt und dass wir den Natriumwert nicht bis zur äußersten offiziellen Obergrenze ausnutzen.

Für Neugierige

Salz, Natrium und dein inneres Meer

Wenn du dir dein Blutplasma als Flüssigkeit vorstellst, dann trägst du im Grunde ein kleines inneres Salzmeer in dir. Die klassische Infusionslösung, die wir in der Medizin als „physiologische Kochsalzlösung“ verwenden, enthält etwa 0,9 % Salz als Natriumchlorid. Genau in dieser Größenordnung liegt auch die Salzkonzentration deines Blutes. Dein Körper ist also von Natur aus auf Salzwasser eingestellt. Vor diesem Hintergrund wirkt die pauschale Verteufelung von Salz schnell etwas schief.

Wichtiger als die einfache Frage „Salz – ja oder nein?" ist deshalb die Differenzierung, denn Salz ist nicht gleich Salz. Das Salz, das in großen Mengen in Fertigpizza, Chips, Wurst und Brot steckt, ist etwas anderes als eine bewusst eingesetzte Prise naturbelassenes Salz in einer frisch gekochten Mahlzeit. In vielen verarbeiteten Lebensmitteln kommen hohe Natriummengen zusammen, ohne dass du es merkst. In einer Küche, in der du mit echten Lebensmitteln kochst und dein Salz bewusst dosierst, sieht die Rechnung anders aus. In der Praxis erlebe ich immer wieder Menschen, die jahrelang versucht haben, Salz möglichst streng zu begrenzen, weil sie Angst um ihren Blutdruck hatten. Auf dem Laborzettel findet sich dann nicht selten ein Natriumwert, der eher am unteren Rand des Referenzbereiches entlang schrammt. Gleichzeitig erzählen sie von starkem Salzhunger, von Heißhunger auf Herzhaftes, von Erschöpfung und Schwindel. Wenn diese Menschen wieder die Erlaubnis bekommen, mit einem guten, naturbelassenen Salz normal zu salzen und wir gleichzeitig Nierenfunktion und Blutdruck im Blick behalten, berichten viele, dass sie sich spürbar wohler fühlen und der Salzhunger sich von selbst beruhigt.

Das heißt nicht, dass Salz plötzlich zum Superheilmittel wird. Es heißt nur, dass dein Körper einen guten Grund hat, warum er auf eine bestimmte Salzkonzentration eingestellt ist. Wenn du gesund bist und eine stabile Nierenfunktion hast, kann ein angstfreier und bewusster Umgang mit einem hochwertigen Salz sinnvoll sein. Wenn du bereits Herzschwäche, schwere Bluthochdruckprobleme oder eine eingeschränkte Nierenfunktion hast, gelten andere Regeln. Dann gehört die Frage nach der passenden Salzmenge unbedingt in ein persönliches Gespräch mit deinem Arzt oder deiner Ärztin.

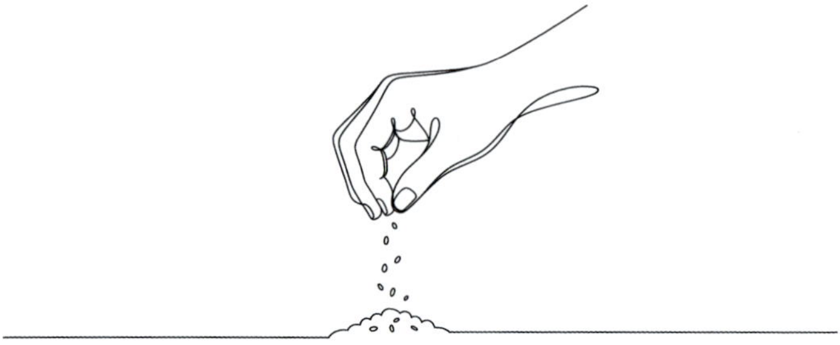

2) Kalium – dein innerer Stromspeicher

Kalium ist so etwas wie der feine Strom, der im Hintergrund alles am Laufen hält. Während Natrium vor allem außerhalb der Zellen unterwegs ist, sitzt Kalium überwiegend im Inneren deiner Körperzellen. Nur ein kleiner Bruchteil schwimmt tatsächlich im Blutserum. Gerade deshalb reagiert dein Körper empfindlich auf Schwankungen dieses kleinen Anteils, denn er hängt eng mit Herzrhythmus, Nervenfunktion und Muskelkraft zusammen. Kalium und Natrium arbeiten wie ein eingespieltes Duo. Über die sogenannten Natrium-Kalium-Pumpen wird ständig Kalium in die Zelle hinein und Natrium aus der Zelle hinaus transportiert. So entsteht eine elektrische Spannung an der Zellmembran, die es Nerven ermöglicht, Signale weiterzugeben, Muskeln zusammenzuziehen und den Herzmuskel im Takt schlagen zu lassen.

Gleichzeitig hilft Kalium, den Flüssigkeitshaushalt auszugleichen, den Blutdruck mit zu regulieren und Enzyme des Eiweiß- und Kohlenhydratstoffwechsels zu aktivieren. Weil nur ein kleiner Teil des Kaliums im Serum zu finden ist, wirkt eine reine Bestimmung im Blutserum manchmal wie ein Blick durchs Schlüsselloch. Für akute Situationen und Herzrhythmus-Fragen ist sie unverzichtbar, weil hier jede Abweichung sofort zählt. Wenn du verstehen möchtest, wie gut deine Zellen insgesamt mit Kalium versorgt sind, kann eine Vollblutanalyse hier sehr sinnvoll sein, denn dort wird der Kaliumgehalt innerhalb der Zellen erfasst und du bekommst ein gutes Gesamtbild.

Typische Beschwerden, die zu niedrigen Kaliumwerten passen können, zeigen sich häufig schleichend. Viele Betroffene berichten zuerst von allgemeiner Schwäche und Müdigkeit, die Muskelkraft lässt nach und manchmal kommt auch ein unruhiger Herzschlag dazu. Die Verdauung wird träger, es kann zu Verstopfung kommen, der Appetit ist gedämpft und Kopfschmerzen gehören bei vielen fast schon zum Alltag. All das beweist noch keine Kaliumstörung, es kann aber ein Puzzleteil sein, wenn gleichzeitig im Labor ein eher niedriger Wert auffällt. Die Ursachen für Kaliummangel sind vielfältig. Viel Kalium geht zum Beispiel verloren, wenn du über längere Zeit unter Durchfall oder wiederholtem Erbrechen leidest. Starkes Schwitzen bei intensivem Sport oder körperlicher Arbeit spielt ebenfalls eine Rolle, vor allem wenn du viel trinkst, aber kaum kaliumreiche Lebensmittel isst. Auch bestimmte Medikamente können Kalium senken, zum Beispiel einige Entwässerungstabletten oder Abführmittel. In vielen westlichen Ernährungsweisen kommt hinzu, dass die tägliche Kaliumzufuhr eher am unteren Rand liegt. Offizielle Empfehlungen sprechen von rund 3,5 g Kalium pro Tag über die Nahrung, aber in der Realität erreichen viele Menschen diesen Wert nicht. Eine sehr zuckerlastige Ernährung mit vielen stark verarbeiteten Kohlenhydraten und reichlich Koffein kann das Bild eines Mangels zusätzlich verstärken, weil Insulin und Stresshormone Kalium vermehrt in die Zellen ziehen.

Im Labor wird Kalium klassischerweise im Serum gemessen. Dieser Wert ist vor allem dann wichtig, wenn akute Beschwerden im Vordergrund stehen oder Herzrhythmusstörungen abgeklärt werden sollen. Schon kleine Abweichungen können hier entscheidend sein. Für die Frage, ob dein Körper im Alltag gut mit Kalium versorgt ist, kann zusätzlich eine Bestimmung im Vollblut sinnvoll sein, denn dort fließt der Anteil in den Blutzellen mit ein. Wenn dein Kalium eher im unteren Bereich liegt und du dich gleichzeitig abgeschlagen und muskulär schwach fühlst, lohnt es sich, genauer hinzuschauen. Dann geht es weniger darum, sofort zu supplementieren, sondern zuerst um die Ursachen und die richtigen Fragen. Wie sieht deine Verdauung aus? Schwitzt du viel? Nimmst du Medikamente, die den Kaliumhaushalt beeinflussen? Isst du regelmäßig kaliumreiche Lebensmittel wie Gemüse, Kartoffeln, Hülsenfrüchte und Obst?

Steigen die Kaliumwerte im Blut in Richtung Obergrenze oder darüber hinaus und treten gleichzeitig Herzstolpern, starke Muskelschwäche, Lähmungsgefühle oder ein Engegefühl in der Brust auf, gehört das nicht in die Selbstbehandlung. Dann ist ärztliche Abklärung gefragt und das im Zweifel zügig in einer Notaufnahme.

Parameter	**Referenzbereich** (statistisch)	**Erfahrungsbereich** (Blutgeflüster)
Kalium (Serum)	3,5–5,6 mmol/l	4,5–5,0 mmol/l
Kalium (Vollblut)	1500–1850 mg/l	1600–1750 mg/l

Einheiten: Kalium im Serum in mmol/l; Kalium im Vollblut in mg/l

Für Neugierige

Warum das Kalium im Blutserum trotzdem wichtig ist, obwohl das meiste Kalium in den Zellen ist.

Auf den ersten Blick wirkt es unlogisch. Fast das ganze Kalium sitzt in der Zelle und trotzdem schauen alle so gebannt auf das Kalium im Serum. Der Grund ist einfach. Herz und Nerven orientieren sich am Kalium, das draußen um sie herum im Blut und Gewebewasser schwimmt. Schon kleine Veränderungen dort verschieben die elektrische Spannung an der Zellmembran und können den Herzrhythmus oder die Erregbarkeit von Muskeln deutlich beeinflussen. Serum-Kalium ist also der schnelle Alarmwert, der anzeigt, wie kritisch die Lage im Außenbecken gerade wirklich ist. Vollblut-Kalium erzählt dir eher, wie gut deine Zellen insgesamt mit Kalium versorgt sind. Beides zusammen ergibt ein schlüssiges Bild. Aber wenn es um akute Sicherheit geht, ist das Kalium im Serum der Wert, auf den wir zuerst hören.

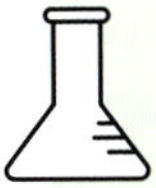

Gut zu wissen

- Bei Kalium ist die Art der Blutabnahme entscheidend
- Ein zu lange angelegter Stauschlauch oder minutenlanges Faustballen im Rahmen der Blutabnahme können dazu führen, dass Kalium aus den Zellen austritt, weil sie unter der Belastung platzen.
- Das Labor misst dann einen scheinbar hohen Wert, obwohl der tatsächliche Kaliumspiegel im Körper normal ist. Man spricht hier von einer sogenannten Pseudohyperkaliämie.
- Für akute Fragen rund um Herz und Kreislauf zählt in erster Linie das Serum-Kalium. Für die Betrachtung deiner Mineralstoffversorgung im Alltag ist zusätzlich das Vollblut-Kalium hilfreich.

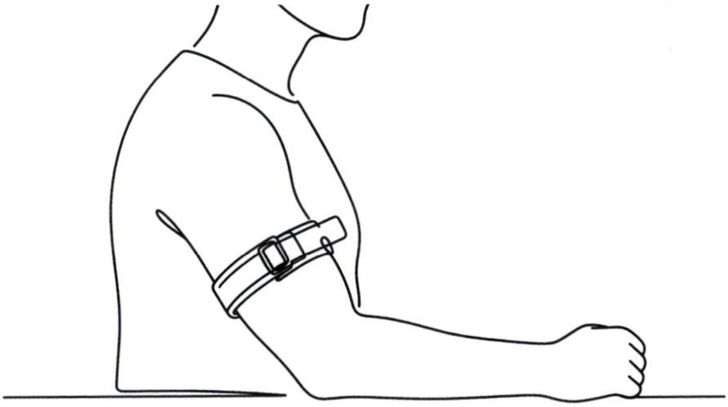

3) Calcium – mehr als nur ein Knochenbaustoff

Calcium ist der Klassiker unter den Mineralstoffen, wenn es um Knochen geht. Aber es ist viel mehr als nur ein Baustoff für dein Skelett. Damit Muskeln sich zusammenziehen können, Nerven ihre Signale weitergeben, dein Herz im Rhythmus bleibt und dein Blut bei einer Verletzung gerinnt, braucht es Calcium. Fast dein gesamtes Calciumpolster liegt fest eingebaut in Knochen und Zähnen und nur ein winziger Bruchteil zirkuliert frei im Blut. Genau dieser kleine Anteil wird vom Körper streng bewacht.

Gesteuert wird der Calciumspiegel im Blut vor allem über Hormone. Parathormon aus den Nebenschilddrüsen, Vitamin D und Calcitonin wirken wie ein eingespieltes Team. Sinkt der Spiegel zu sehr ab, wird Calcium aus dem Knochen mobilisiert, die Aufnahme aus dem Darm erhöht und die Ausscheidung über die Niere gedrosselt. Steigt er zu hoch, greifen spezielle Gegenmechanismen. Dein Körper investiert viel Energie, damit dieser Wert in seinem sehr engen Korridor bleibt.

Außerdem kann Calcium die Durchlässigkeit von Zellmembranen beeinflussen und so die Freisetzung von Botenstoffen wie Histamin mitsteuern. Deshalb wurden Calciumgaben lange Zeit bei allergischen Reaktionen eingesetzt, auch wenn man heute weiß, dass sie kein Akutmedikament ersetzen. In den Mitochondrien, den Kraftwerken der Zelle, wirkt Calcium ebenfalls mit. Dort hilft es in fein abgestimmter Menge bei der Regulation von Enzymen. Wenn sich jedoch dauerhaft zu viel Calcium in den Mitochondrien sammelt, können Ionenkanäle ungünstig beeinflusst werden und die Energieproduktion der Zelle leidet. Es geht also nicht darum, möglichst viel Calcium zu haben, sondern um eine stimmige Verteilung und Regulation.

Der natürliche Gegenspieler von Calcium ist Magnesium. Beide arbeiten eng zusammen an Muskeln, Nerven und Gefäßen. Calcium bringt vereinfacht gesagt Spannung in das System, Magnesium sorgt wieder für Entspannung. Wenn dein Calcium gut aufgefüllt ist, Magnesium aber chronisch zu kurz kommt, kann sich das langfristig in Muskelverspannungen, innerer Unruhe oder Herzstolpern zeigen, obwohl der Calciumwert auf dem Laborbefund unauffällig aussieht. Und umgekehrt gilt: Ein Calciummangel lässt sich nicht dadurch ausgleichen, dass genug Magnesium vorhanden ist. Beide Mineralstoffe haben eigene Aufgaben und fehlt hier einer deutlich, gerät das System aus dem Takt.

Typische Beschwerden, die zu einem Calciummangel passen, betreffen oft Muskeln und Nerven. Häufig berichten Betroffene von Muskelkrämpfen, kribbelnden oder pelzigen Gefühlen in Fingern, Lippen oder Füßen oder Muskelschmerzen. Auch Verwirrtheit, Konzentrationsstörungen oder Vergesslichkeit können dazugehören. Die Ursachen für zu niedrige Calciumwerte sind vielseitig und natürlich spielt auch die Ernährung eine Rolle, vor allem wenn über längere Zeit wenig calciumreiche Lebensmittel auf den Teller kommen.

Beim Calcium lohnt sich also der Blick über das klassische „starke Knochen"-Narrativ hinaus. Es geht um ein fein abgestimmtes Netzwerk aus Hormonen, Nervensystem, Mitochondrien, Magnesium und Vitamin D. Dein Laborwert ist ein wichtiger Baustein, aber die eigentliche Geschichte entfaltet sich erst im Zusammenspiel mit deinen Symptomen, deiner Ernährung und deiner gesamten Lebenssituation.

Parameter	**Referenzbereich** (statistisch)	**Erfahrungsbereich** (Blutgeflüster)
Calcium (Serum)	2,13–2,65 mmol/l	2,45–2,55 mmol/l
Calcium (Vollblut)	55–70 mg/l	60–65 mg/l

Einheiten: Calcium im Serum in mmol/l; Calcium im Vollblut in mg/l

Du siehst, dass der statistische Referenzbereich für Calcium recht großzügig angelegt ist. Im Blutgeflüster-Erfahrungsbereich halte ich den Korridor bewusst enger und eher im oberen Normbereich, ohne an die äußerste Grenze zu gehen. Der Grund ist einfach: Dein Körper verteidigt den Calciumspiegel im Blut mit allen Mitteln, notfalls auf Kosten deiner Knochengesundheit. Bevor der Wert im Serum deutlich abfällt, hat er oft schon längere Zeit an anderer Stelle kompensiert. In der ganzheitlichen Betrachtung schaue ich deshalb genau hin, wenn dein Calcium eher im unteren Normteil hängt, du aber typische Beschwerden wie Muskelkrämpfe, Kribbeln, Vergesslichkeit oder Erschöpfung mitbringst und gleichzeitig Faktoren wie Vitamin-D-Mangel, Magnesiummangel oder Hormonstörungen im Raum stehen. Ein etwas enger gefasster Erfahrungsbereich heißt nicht, dass alles darunter gefährlich ist, sondern dass hier mehr Fragen gestellt werden dürfen.

Für Neugierige

Dein „aktives“ Calcium

Wenn im Standardlabor von Calcium die Rede ist, geht es fast immer um das gesamte Calcium, das sich gerade im Blut befindet. In diesem Gesamtwert steckt alles drin: der Anteil, der fest an Eiweiße gebunden ist und der freie Anteil. Der freie Teil wird „ionisiertes Calcium“ genannt und genau damit arbeiten deine Zellen, Nerven und Muskeln. Man kann sich das vorstellen wie Menschen auf einer Reise. Ein Teil sitzt in Bussen und Taxis und wird nur transportiert, ohne spontan irgendwo aussteigen zu können. Das ist das gebundene Calcium. Der andere Teil läuft zu Fuß durch die Stadt, kann jederzeit eine Tür öffnen, einen Laden betreten oder jemanden ansprechen. Das ist das ionisierte Calcium.

Wichtig wird dieser Unterschied immer dann, wenn sich die Rahmenbedingungen im Blut verändern. Sinkt zum Beispiel dein Eiweißspiegel, etwa bei chronischen Erkrankungen, Leberproblemen oder starker Mangelernährung ab, gibt es weniger „Busse“ und „Taxis“, an die sich Calcium binden kann. Das Gesamtcalcium wirkt dann schnell niedriger, obwohl der freie Anteil noch im Rahmen liegen kann. Umgekehrt können Verschiebungen im Säure-Basen-Haushalt dazu führen, dass sich der Anteil des ionisierten Calciums verschiebt, während der Gesamtwert noch harmlos aussieht.

Auf einen Blick – Natrium, Kalium und Calcium

- Natrium, Kalium und Calcium sind deine Basis-Elektrolyte: Natrium hält Wasserhaushalt und Blutdruck im Rahmen, Kalium steuert den feinen Strom für Herz, Nerven und Muskeln und Calcium steht nicht nur für Knochen, sondern auch für Muskelkontraktion, Nervenfunktion und Blutgerinnung – immer als Team mit Magnesium.
- Viele Menschen liegen offiziell „im Normbereich", hängen dabei aber mit ihren Werten am unteren Rand. Gerade dann sind Symptome wie Schwindel, Kopfschmerzen, Muskelkrämpfe, Herzstolpern, Kribbeln oder starke Müdigkeit ein Signal, genauer hinzuschauen, statt den Laborzettel vorschnell als unauffällig abzuhaken.
- Dein Alltag hat direkten Einfluss auf Natrium, Kalium und Calcium: starkes Schwitzen, sehr hohe Trinkmengen, eine dauerhaft salzarme Ernährung, viel Zucker und Koffein, Vitamin-D- und Magnesiummangel können die Elektrolyte verschieben – oft lange bevor etwas „dramatisch auffällig" wird.
- Bei der Blutabnahme gibt eine wichtige Stolperfalle, die du kennen solltest: Wird dein Arm zu lange gestaut, kann Kalium später im Messergebnis künstlich erhöht sein. Daher maximal nur eine Minute am Stück stauen lassen und den Stauschlauch zwischendurch immer mal wieder lockern, um die Blutfluss zu normalisieren.
- Alarmzeichen wie neu aufgetretener starker Schwindel, Verwirrtheit, Krampfanfälle, heftiges Herzstolpern oder Luftnot sind kein Fall für Selbstexperimente mit Salz, Mineralstoffen oder Nahrungsergänzungen. Hier ist eine zügige ärztliche Abklärung entscheidend.

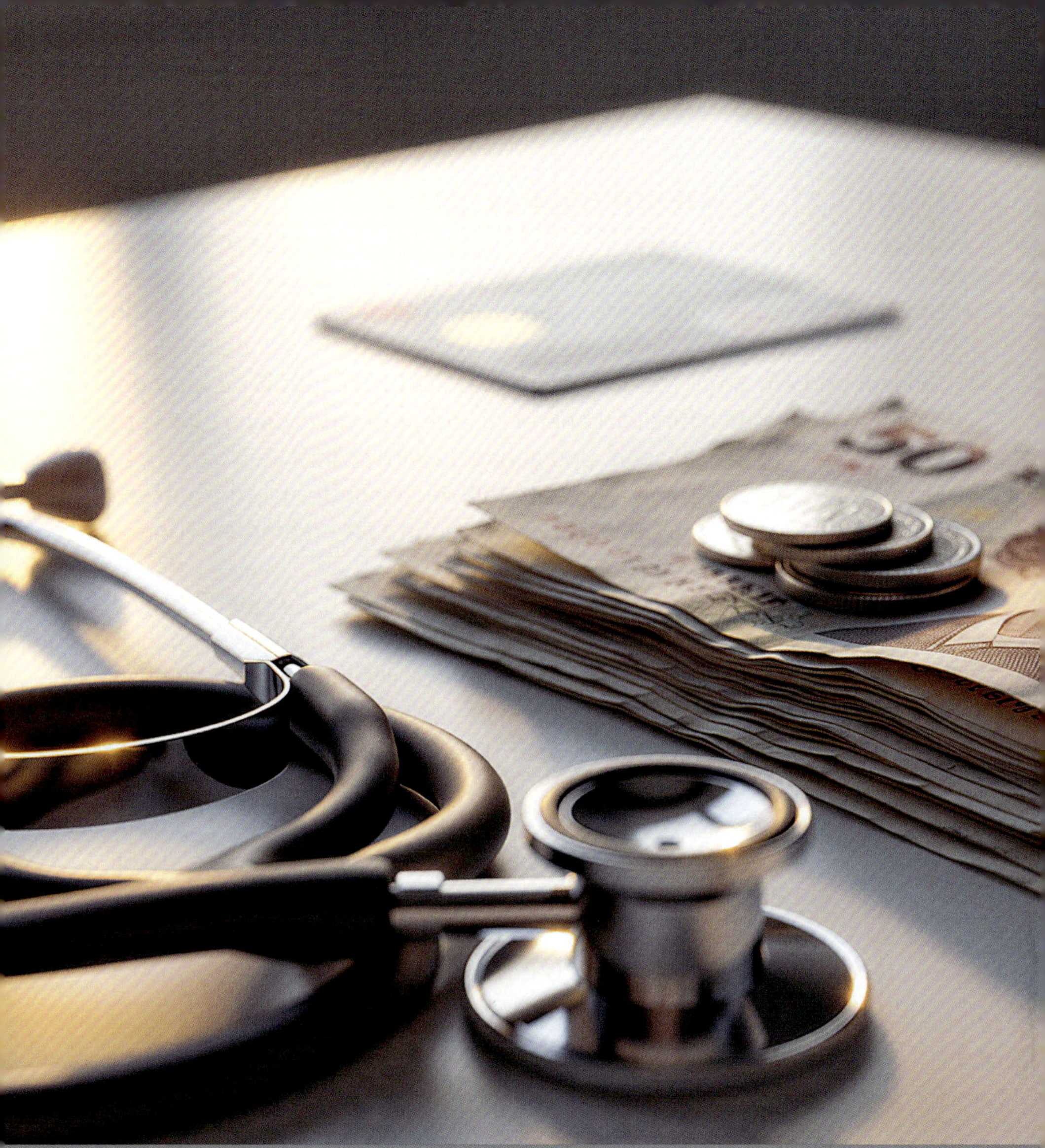

HAUSARZT,
KRANKENKASSE &
SELBSTZAHLERMODUS

Hausarzt, Krankenkasse, Eigenanteil – und du mittendrin

Du weißt nun, dass Blutwerte eine Sprache sind, die man lernen kann. Dein Blutbefund ist kein abstraktes Papier mehr, er ist dein innerer Spiegel und ein Stück gelebte Biografie. Vielleicht spürst du jetzt den Wunsch, all das auch für dich konkret zu überprüfen und deine Blutwerte gezielt bestimmen zu lassen. Und genau da wird es im Alltag oft zäh. Im Sprechzimmer hast du schnell das Gefühl, dich rechtfertigen zu müssen. Du musst jeden einzelnen Wert erklären und fast erkämpfen – wie in einem Kreuzverhör.

Dieses Kapitel holt dich genau an dieser Stelle ab. Es soll dir zeigen, welche Systemgrenzen im Hintergrund wirken, warum dein Arzt manchmal Nein sagt, obwohl dein Wunsch sinnvoll ist und welche Möglichkeiten du trotzdem hast. Du bekommst einen Blick hinter die Kulissen, damit du das Medizinsystem besser einordnen kannst, ohne dich ihm auszuliefern.

Stell dir eine Hausarztpraxis von innen vor. Das Wartezimmer ist voll, das Telefon klingelt ununterbrochen und die Sprechstundenhilfe am Tresen versucht alles gleichzeitig zu koordinieren. Hinter all dem läuft ein unsichtbares Programm aus Budgets, Richtlinien und Abrechnungsziffern. Zu jedem Laborauftrag gehören Vorgaben und zu jedem Klick im Computer eine Nummer, die später von den gesetzlichen Krankenkassen geprüft wird. Dazu kommt der ständige Zeitdruck und die Angst vor dem berühmten Regress. Das sind Rückzahlungen, die der Arzt leisten muss, wenn nachträglich etwas als zu teuer oder nicht auf Kassenkosten gerechtfertigt gilt. In diesem Spannungsfeld sitzt dein Hausarzt oder deine Hausärztin. Viele Ärzte sind anfangs mit Herzblut für ihre Patienten gestartet und stehen jetzt jeden Tag zwischen den Stühlen. Auf der einen Seite Menschen, die verstanden haben, dass sie Verantwortung für ihre Gesundheit übernehmen möchten und auf der anderen Seite ein Kassensystem, das nur einen begrenzten Rahmen erlaubt und jeden Euro zweimal umdreht.

Wenn du dann voller Tatendrang mit deiner Wunschliste an Blutwerten ins Sprechzimmer kommst, prallen oft zwei Welten aufeinander. Du kommst mit dem Wunsch nach Klarheit und dem Gefühl, dass deine Gesundheit Antworten verdient. Dein Gegenüber sitzt mit einem Budget vor dir, das schon ausgereizt ist, bevor du den Raum überhaupt betrittst. Das Ergebnis ist oft ein klares Nein und das ist alles andere als zufriedenstellend. Für dich klingt es wie „Das brauchen Sie nicht“, aber in Wahrheit bedeutet es häufig nur, dass es die gesetzliche Kasse in diesem Rahmen nicht bezahlt. Es ist wichtig, genau das auseinanderzuhalten. Die meisten Ärztinnen und Ärzte sind nicht gegen dich. Sie bewegen sich wie du in einem System, das enge Grenzen setzt und in dem sie oft mit angezogener Handbremse arbeiten müssen.

Die Idee hinter der gesetzlichen Krankenversicherung ist eigentlich schön. Seit über 140 Jahren zahlen Menschen in Deutschland in einen gemeinsamen Topf ein, damit niemand allein vor dem Nichts steht, wenn er krank wird. Es ist eine Art stiller Vertrag. Die Gesunden und Jüngeren tragen mit ihren Kassenbeiträgen die Menschen mit, die angeschlagen sind oder ein Leben lang eingezahlt haben und jetzt mehr Hilfe im Alter brauchen.

Nur hat sich heutzutage die Form dieses Topfes verändert. Es gibt immer weniger Menschen, die aktiv einzahlen und gleichzeitig immer mehr, die kassenärztliche Leistungen beanspruchen. Besonders ältere und kranke Menschen profitieren von dieser Struktur. Sie brauchen Medikamente, Operationen, Krankenhausaufenthalte und Pflege.

Wenn du mitten im Berufsleben stehst, vielleicht Kinder versorgst, kaum beim Arzt bist und trotzdem jeden Monat mehrere hundert Euro an Beiträgen überweist, fühlt sich das sehr schnell wie ein schlechter Deal an. Eine vierköpfige Familie, die zusammen teilweise hohe dreistellige bis vierstellige Beträge pro Monat in die gesetzliche Krankenversicherung einzahlt und trotzdem als seltene Gäste in Praxen unterwegs ist, bekommt irgendwann dieses schleichende Gefühl von Ungerechtigkeit. Du denkst, dass du irgendwann das Recht haben müsstest, diesen Einsatz in Form von gründlicher Vorsorge, ausführlichen Blutchecks oder ärztlicher Zeit einzulösen. Der Haken ist nur, dass das System diese individuellen Guthaben nicht kennt. Es kennt nur den großen Topf und aus diesem werden zuerst Notfälle, wichtige Operationen und notwendige Therapien bezahlt. Alles, was akut und lebensrettend ist, hat Vorrang. Prävention und Langzeitgesundheit bekommen in diesem Modell oft nur das Budget, das übrig bleibt. Das System steckt die meiste Energie in „Feuerwehrmedizin“ und löscht Brände, anstatt Brandschutz zu betreiben. Inzwischen begreifen die Kassen aber zum Glück immer mehr, dass man nicht nur akut Brände löschen, sondern auch langfristig in Brandschutz investieren sollte.

Es gibt hier bereits Bonusprogramme, Vorsorgeangebote und einzelne Präventionsleistungen, die ausdrücklich gefördert werden. Trotzdem reicht das Geld hinten und vorne nicht, denn immer weniger Menschen zahlen ein und immer mehr Menschen benötigen medizinische Leistungen. Viele Kassen schreiben daher rote Zahlen, obwohl die Beiträge hoch sind. Die logische Reaktion des Systems ist dann, die Beiträge noch weiter zu erhöhen, um den großen Topf irgendwie gefüllt zu halten. Du als Beitragszahler zahlst also immer mehr ein und hörst gleichzeitig immer wieder, dass für deine konkreten Wünsche kein Platz ist.

Auf der anderen Seite stehen Ärztinnen und Ärzte, die mit einem festen Budget pro Patient und Quartal arbeiten müssen – teilweise mit dem Rücken zur Wand. Sie haben nur eine begrenzte Zahl an Laborleistungen, die sie komplett über die gesetzlichen Kasse laufen lassen können, ohne am Jahresende Probleme zu bekommen. Wenn eine Praxis an diesem Budget vorbeischießt, drohen Prüfungen und im schlimmsten Fall teilweise hohe Summen an Rückzahlungen.

Und so entsteht immer mehr Frust in diesem Gesamtsystem. Die Beitragzahlenden, die das Gefühl haben, nur das Nötigste zu bekommen und die älteren und chronisch Kranken, die trotz vieler Medikamente nicht wirklich gesund werden. Und die Ärztinnen und Ärzte, die Medizin machen wollten und sich nun als Verwalter eines Systems wiederfinden, das sich an allen Ecken und Enden überlastet fühlt. Das alles zu verstehen, nimmt dir nicht die Enttäuschung, aber es hilft dir vielleicht, nicht gegen die falsche Person zu kämpfen. Das Nein in der Praxis ist meistens nicht gegen dich persönlich gerichtet. Es ist eine Reaktion auf ein System, das an vielen Stellen am Limit läuft.

Damit du dich in diesem Spannungsfeld bewegen kannst, ohne dich zu verlieren, braucht es ein kleines Vokabeltraining. Wenn dein Arzt von einer Kassenleistung spricht, meint er alles, was die gesetzliche Krankenkasse bezahlt. Das sind Untersuchungen, die als medizinisch notwendig gelten, in die Richtlinien passen und wirtschaftlich vertretbar sind. Typische Beispiele sind die Einstellung eines bekannten Diabetes, die Abklärung einer akuten Entzündung, bestimmte Vorsorgeuntersuchungen oder das Monitoring bei chronischen Erkrankungen. Bei jedem Laborauftrag muss dein Gegenüber im Zweifel begründen können, warum diese Werte jetzt, bei dir und zu diesem Zeitpunkt, wirklich sinnvoll sind. Deshalb bekommst du nicht einfach alles, was du dir wünschst, auch wenn dein Wunsch vollkommen nachvollziehbar ist.

Daneben gibt es die Welt der individuellen Gesundheitsleistungen (IGeL). Mit IGeL ist nicht das Igel-Tier gemeint, sondern das Wort beschreibt etwas sehr Einfaches. Es sind Untersuchungen und Leistungen, die außerhalb des Katalogs der gesetzlichen Krankenkasse liegen. Für dich können IGeL-Leistungen der Weg sein, zusätzliche Blutwerte bestimmen zu lassen, die über das Minimum hinausgehen. Du kaufst dir damit Informationen, die dir sonst fehlen würden und du darfst entscheiden, ob du hier bewusst eigenes Geld investieren möchtest oder nicht.

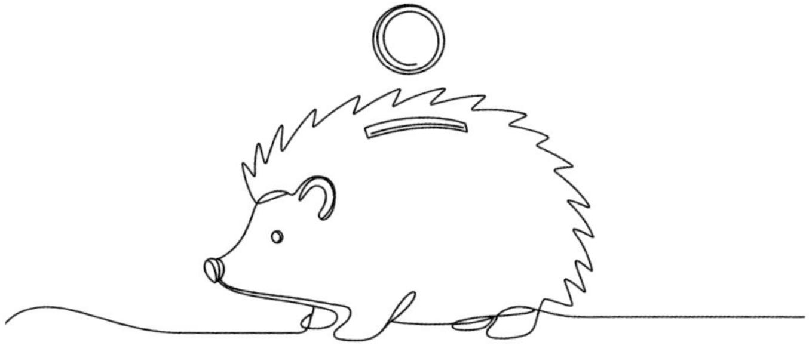

Drei Situationen, die viele kennen

Damit es für dich besser greifbar wird, schauen wir uns drei Szenen an, die so oder ähnlich immer wieder im Sprechzimmer passieren.

In der ersten Szene kommst du gut vorbereitet in die Praxis. Du hast deine Beschwerden klar vor Augen, vielleicht liegt dieses Buch schon neben dir und du erklärst im Sprechzimmer, welche Blutwerte dir wichtig wären. Dein Arzt hört zu und sagt, dass ein Teil davon problemlos als Kassenleistung laufen kann und er dir den Rest als Selbstzahlerleistung anbieten kann. Die Basiswerte gehen an die Kasse, deine Zusatzwünsche werden als private Leistung gekennzeichnet. Du bekommst später eine Rechnung, aber du hältst einen zusammenhängenden Laborzettel in der Hand, der dir wirklich etwas erzählt. So eine Zusammenarbeit ist ein Glücksfall. Jemand an deiner Seite, der dein Engagement nicht als Angriff sieht, sondern als Teil der Behandlung.

In der zweiten Szene ist das Bild gemischter. Du kommst mit deiner Liste in die Praxis und dein Arzt erklärt dir, dass einige Werte im Rahmen der Kasse möglich sind, aber die restlichen Wunschwerte in dieser Praxis nicht machbar sind. Vielleicht gibt es technische Grenzen in der Zusammenarbeit mit dem Labor oder vielleicht ist die Praxis einfach anders ausgerichtet. Das fühlt sich im ersten Moment enttäuschend an, ist aber oft ehrlich. Du bekommst das, was innerhalb dieses Rahmens möglich ist und organisierst dir die fehlenden Teile über andere Wege, wie freie Labore oder private Praxen.

In der dritten Szene läufst du gegen die Mauer. Du kommst mit klaren Blutwerte-Wünschen, würdest im Zweifel auch selbst zahlen und bekommst trotzdem nur ein hartes Nein. Kein Raum für Erklärung, vielleicht sogar ein Unterton, der dich klein macht. Und genau hier darfst du innerlich eine Grenze ziehen. Wenn du immer wieder vor der gleichen Mauer stehst, ist dein Wunsch nach Klarheit nicht das Problem. Es ist einfach der falsche Raum. Du musst niemanden überzeugen und du darfst dir eine Begleitung suchen, die besser zu dir passt.

Freie Labore und Privatpraxen als Ergänzung

In den anderen Kapiteln hast du gemerkt, dass Blutwerte nicht nur ein Notfallwerkzeug sind. Sie können dir zeigen, wohin die Reise geht, lange bevor etwas im Außen sichtbar werden muss. An dieser Stelle kommen freie Labore und privatärztliche Strukturen ins Spiel.

Stell dir einen Ort vor, an dem von Anfang an klar ist, dass du die Untersuchung selbst bezahlst. Kein versteckter Kampf um Richtlinien, keine Diskussion, ob du schon „krank genug" bist. Du fragst an, bekommst einen Termin und bringst deine Wunschliste an Blutwerten mit. Der große Vorteil liegt in der Klarheit. Du musst dich nicht rechtfertigen, warum du bestimmte Werte abgenommen haben möchtest. Du entscheidest, welche Messungen du beauftragst und erhältst auch die Befunde direkt. Die Kehrseite ist aber ebenso klar, denn du zahlst alles selbst. Je nach Umfang ist das spürbar, vor allem, wenn du ohnehin viele und hohe Fixkosten (z. B. Miete, Internet und Lebensmittel) im Alltag hast.

Gesundheit kostet Geld

„Ich zahle jeden Monat ein kleines Vermögen in die Krankenkasse ein. Und wenn ich dann mal etwas Konkretes möchte, heißt es plötzlich, dass das nicht machbar ist." Wenn du als Einzelperson oder als Familie Beträge an deine Krankenversicherung überweist, die die Höhe eines Autokredits haben und gleichzeitig selten krank bist, ist das schnell frustrierend. Du hast das Gefühl, dass du dir damit ein Recht auf gründliche medizinische Vorsorge erarbeitet hast, aber das System, in das du einzahlst, tickt leider anders. Dein Gefühl von Ungerechtigkeit ist deshalb kein Luxusproblem, sondern ein gesunder Reflex. Du spürst, dass etwas nicht zusammenpasst zwischen dem, was du gibst, und dem, was du zurückbekommst. Gleichzeitig dürfen wir einen weiteren Satz danebenstellen: Die gesetzliche Krankenkasse ist lediglich ein Sicherheitsnetz und fängt dich auf, wenn es mal richtig kracht, nicht mehr und nicht weniger.

Für alles, was darüber hinausgeht, fragt das Leben dich nach deiner eigenen Beteiligung. Nicht nur in Form von Beiträgen, sondern auch in Form von Entscheidungen. Wie viel Raum dürfen Blutwerte, Beratung und Coaching in deinem Jahresbudget einnehmen? Mit dieser Frage entsteht ein erwachsener Punkt. Du darfst gleichzeitig denken, dass dieses System veraltet ist und dass es auf dem Rücken all derer läuft, die Monat für Monat still einzahlen. Und trotzdem darfst du auch sagen, dass du dich damit nicht vollständig identifizierst und dir deinen eigenen Weg suchst. Wenn du einen selbst bezahlten Blutcheck als Ausnahme und als Luxus betrachtest, wirst du ihn immer wieder nach hinten schieben. Wenn du ihn dagegen wie eine liebevolle Inspektion deines Körper siehst, verändert sich deine Haltung. Du kannst dir zum Beispiel jeden Monat einen kleinen Betrag beiseitelegen und am Ende des Jahres ist daraus eine Summe geworden, mit der du einen fundierten Laborcheck und eine gute ärztliche Beratung finanzieren kannst. Das ist ein Stück erwachsene Selbstfürsorge und du übernimmst Verantwortung für dein eigenes Gesundheitswohl. Schau einmal ehrlich hin, wofür du ganz selbstverständlich dein Geld ausgibst. Du darfst Gesundheit als Investition sehen, die dir hilft, dein Leben aktiv zu gestalten, statt immer nur auf das zu reagieren, was kaputtgeht.

Was du in der Praxis sagen kannst

Zum Schluss noch etwas ganz Praktisches. Viele Menschen sitzen beim Arzt mit einem halben Kloß im Hals und gehen wieder, ohne das Wichtigste gesagt zu haben. Es hilft, ein paar Sätze im Kopf zu haben, die du fast wortwörtlich benutzen kannst.

Du kannst zum Beispiel sagen, dass du bestimmte Werte gern zusätzlich bestimmen lassen würdest und dir bewusst ist, dass die Krankenkasse das nicht übernimmt. Dass du die Kosten selbst trägst und dankbar wärst, wenn dein Arzt diese Blutwerte als Selbstzahlerleistung abnimmt. Wenn in der Praxis bestimmte Untersuchungen technisch oder organisatorisch nicht möglich sind, darfst du nach einer Empfehlung fragen, an welches Labor oder welche Praxis du dich wenden kannst. Und du darfst um eine Kopie deines Laborbefunds bitten, um ihn in Ruhe zu Hause anzuschauen, nachzulesen und zu verstehen.

Für Neugierige

Vielleicht spürst du schon, dass die Welt der Laborwerte viel größer ist, als wir sie hier gemeinsam betreten haben. Jenseits der Basis-Blutwerte, die ich dir in diesem Buch verständlich erklärt habe, gibt es viele weitere hochspezialisierte Blutparameter. In dieser anderen Welt geht es zum Beispiel um Marker für die Durchlässigkeit deiner Darmbarriere, um Zeichen von oxidativem Stress, um Hinweise auf die Arbeitsfreude deiner Mitochondrien und um Signale deiner Immunaktivität. Diese nächste Welt ist unglaublich spannend und verlockend, besonders wenn du das Gefühl hast, dass dein Körper dir Rätsel aufgibt, die mit Standardwerten nicht zu lösen sind. Gleichzeitig sind diese Untersuchungen empfindliche Instrumente. Sie gehören in die Hände von Menschen, die sich seit Jahren damit beschäftigen und aus vielen kleinen Puzzleteilen ein Gesamtbild formen können.

Genau deshalb streifen wir diese Spezialdiagnostik im Blutgeflüster nur am Rand, denn es ist viel wichtiger, dass du zuerst deine Basis sicher beherrschst und verstehst. Wenn du später mit einer erfahrenen Begleitung tiefer gehen möchtest, sprichst du bereits die Grundlagensprache es Blutwerte-Universums.

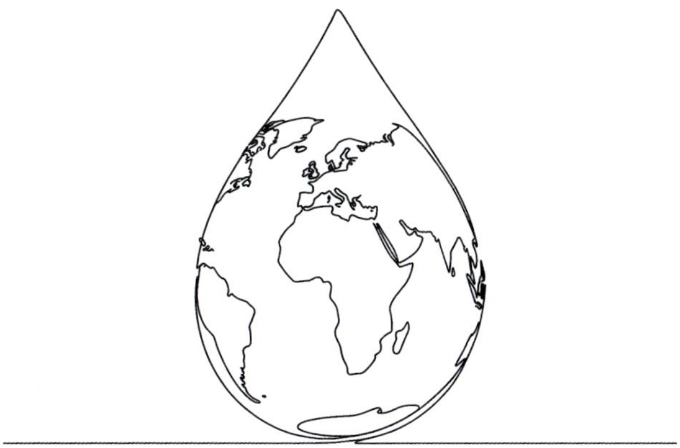

Blutgeflüster-Lexikon

- **Akut-Phase-Proteine:** Proteine, die bei Gewebeschäden sowie akuten oder chronischen Entzündungen innerhalb kurzer Zeit vermehrt oder vermindert im Blut auftreten (z.B. Ferritin, Albumin)
- **Anämie:** Blutarmut, zu wenig Hämoglobin und / oder zu wenig Erythrozyten
- **Anamnese:** ärztliches Gespräch über deine Vorgeschichte und aktuellen Beschwerden
- **Antidepressiva:** Medikamente gegen Depressionen
- **Antidiabetika:** Medikamente, die den Blutzucker senken (bei Diabetes mellitus)
- **Antioxidans:** schützen den Körper vor freien Radikalen (oxidativen Stress)
- **ATP:** Adenosintriphosphat, die universelle Energiewähreng deiner Mitochondrien
- **Betablocker:** Medikamente gegen Bluthochdruck und zu schneller Herzfrequenz
- **Brain Fog:** „Gehirnnebel“, das Gehirn kriegt zu wenig Energie
- **Calcitriol:** aktivierte Form von Vitamin D (1,25-OH-D3)
- **Calcidiol:** Hormonvorstufe im Vitamin-D-Stoffwechsel (25-OH-D3)
- **Cofaktoren:** Substanzen, die den reibungslosen Ablauf biochemischer Reaktionen ermöglichen oder unterstützen, häufig Vitamine oder Mineralstoffe
- **CRP:** Entzündungswert im Blut, steigt v.a. bei Infekten an
- **Dehydrierung:** zu wenig Flüssigkeit (zu wenig getrunken) oder starker Flüssigkeitsverlust über z.B. Stuhl oder Schweiß, Folge: Blut wird „dicker“
- **Elektrolyte:** Salze wie Natrium, Kalium, Calcium
- **Erythrozyten:** rote Blutkörperchen
- **Erythrozyten-Indizes:** spezielle Laborparameter, die die Größe und Eigenschaften deiner roten Blutkörperchen beschreiben
- **Erythropoetin (EPO):** Hormon und Wachstumsfaktor für die Bildung neuer Erythrozyten

- **extrazellulär:** ausserhalb der Zelle
- **Fatigue:** chronische Erschöpfung und Müdigkeit
- **Ferritin:** Eisenspeicher-Wert (Vorrat im Körper)
- **freie Radikale:** aggressive Teilchen, die Körperzellen schädigen
- **Glukose:** Zucker; hier: Blutzucker
- **Hämatokrit:** Volumenanteil der zellulären Bestandteile am Gesamtblutvolumen
- **Hämoglobin:** roter Blutfarbstoff
- **Hypertonie:** Bluthochdruck
- **Insulinresistenz:** Zellen reagieren schlechter auf Insulin, so dass Glukose (Zucker) schlechter in die Zellen aufgenommen wird und der Blutzuckerspiegel dauerhaft zu hoch sein kann
- **intrazellulär:** in der Zelle
- **Intrinsic Factor:** Magen-Hilfsstoff, damit Vitamin B12 gut aufgenommen werden kann
- **Intoxikation:** Vergiftung
- **irreversibel:** nicht wieder umkehrbar, nicht mehr rückgängig zu machen
- **Ketonkörper / ketogen:** Energiekörper aus Fettsäuren
- **KHK (koronare Herzerkrankung):** verkalkte Herzkranzgefäße (Koronararterien)
- **Kontrazeptiva:** Verhütungsmittel, sie verhindern eine Schwangerschaft über die Gabe von Hormonen (z.B. „Antibabypille“) oder mit Hilfe von Barrieremethoden (z.B. Kondom)
- **latent:** versteckt vorhanden, noch ohne klare Symptome
- **Leukozyten:** weiße Blutkörperchen
- **Lungenembolie:** Verstopfung eines Blutgefäßes in der Lunge bzw. im Lungenkreislauf
- **Lymphozyten:** Untergruppe der weißen Blutkörperchen
- **Makrophagen:** Fresszellen deines Immunsystems
- **metabolisches Syndrom:** Kombination aus Übergewicht (Adipositas), Bluthochdruck, erhöhten Cholesterinwerten bzw. Blutfetten und einer Insulinresistenz
- **Methionin:** essentielle schwefelhaltige Aminosäure

- **Mitochondrien:** Kraftwerke der Zellen, Produktionsort von Energie in Form von „ATP"
- **Östrogendominanz:** Zustand, bei dem die Wirkung von Östrogen im Körper im Verhältnis zu Progesteron überwiegt
- **oxidativer Stress:** Zellstress, die Schutzsysteme im Körper sind überfordert
- **Parathormon:** Nebenschilddrüsenhormon, regelt Calcium-Phosphat-Haushalt
- **Plasma (Blutplasma):** flüssiger Blutanteil vor der Gerinnung, enthält Gerinnungsfaktoren, aber keine Blutzellen mehr
- **Primärharn:** erste Filtrationsflüssigkeit in den Nieren, die direkt aus dem Blut entsteht, noch vor der weiteren Verarbeitung zum endgültigen Urin
- **Schlafapnoe:** Atemaussetzer im Schlaf, führt zu Sauerstoffmangel
- **Serum (Blutserum):** flüssiger Bestandteil des Blutes nach der Gerinnung, ohne Blutzellen
- **Transaminasen:** spezielle Enzyme, die v.a.in Leberzellen vorkommen und im Labor als Leberwerte gemessen werden
- **Thrombose:** Störung des Blutflusses, bei der sich ein Blutgerinnsel in einem Blutgefäß bilden kann und dieses dabei ganz oder teilweise verschließt
- **Thrombozyten:** Blutplättchen
- **Titer:** Maß für die Menge an Antikörpern
- **TSH:** Schilddrüsen-Steuerhormon, „Schilddrüsen-Peitsche"
- **Vollblut:** unverändertes Blut mit all seinen Bestandteilen
- **zellulär:** betrifft die Zellen
- **Zöliakie:** absolute Glutenintoleranz (Autoimmunerkrankung)

Einheiten unterschiedlicher Blutparameter im Überblick

Blutbild

Einheit	Ausge-schrieben	Bedeutung im Labor	Typische Verwendung	Kurz-Hinweis / Umrechnung
Mio/µl	Millionen pro Mikroliter	Anzahl von 10^6 Zellen in 1 µl Blut	Erythrozyten	≈ 10^{12} Zellen pro Liter Identisch zu Tpt/l
Zellen/µl	Zellen pro Mikroliter	absolute Zellzahl in 1 µl Blut	Leukozyten, Thrombozyten	1.000 Zellen/µl = 1 Gpt/l
Gpt/l	Giga pro Liter	10^9 Zellen pro Liter	Leukozyten gesamt, Thrombozyten	identisch zu 10^9/l
10^9/l	10 hoch 9 pro Liter	alternative Schreibweise zu Gpt/l	wie Gpt/l	identisch zu Gpt/l
g/dl	Gramm pro Deziliter	Gramm in 0,1 Liter	Hämoglobin, MCHC	1 dl = 0,1 l
mmol/l	Millimol pro Liter	Stoffmenge pro Liter	Hämoglobin	Umrechnung abhängig vom jeweiligen Stoff
fl	Femtoliter	10^{-15} Liter	MCV	Maß für Zell-volumen
pg	Pikogramm	10^{-12} Gramm	MCH	Masse pro einzel-ner Zelle
fmol	Femtomol	10^{-15} Mol	MCH	Stoffmenge pro einzelner Zelle

Schilddrüsenwerte

Einheit	Ausge-schrieben	Bedeutung im Labor	Typische Verwendung	Kurzinweis / Umrechnung
mU/l	Milli-Units pro Liter	Konzentration einer Substanz in milli internationalen Einheiten pro Liter	TSH	Standard-Einheit für TSH; 1 mU/l = 1 µIU/ml
µIU/ml	Mikro-internationale Units pro Milliliter	Konzentration in mikro internationalen Einheiten pro Milliliter	TSH	Identisch zu mU/l 1 µIU/ml = 1 mU/l
mIU/l	Milli-internationale Units pro Liter	Konzentration in milli internationalen Einheiten pro Liter	TSH	Praktisch identisch zu mU/l
µIE/ml	Mikro-internationale Einheiten pro Milliliter (deutsch)	deutsche Variante von µIU/ml	TSH	Inhaltlich wie µIU/ml
U/ml	Units pro Milliliter	Menge an Antikörperaktivität pro Milliliter	TPO-AK, TG-AK	Häufigste Einheit für Schilddrüsenantikörper 1 U/ml ≈ 1 IU/ml
IU/ml	Internationale Units pro Milliliter	international definierte Aktivität pro Milliliter	TPO-AK, TG-AK	Wie U/ml, international standardisiert
IU/l	Internationale Units pro Liter	internationale Einheiten pro Liter	TRAK	Häufige Einheit für TSH-Rezeptor-Antikörper
mIU/l	Milli-internationale Units pro Liter	milli internationale Einheiten pro Liter	TRAK	Wie IU/l, aber skaliert
pg/ml	Pikogramm pro Milliliter	Masse (10^{-12} g) pro Milliliter	fT3, rT3	Standard für freies T3 und rT3
ng/dl	Nanogramm pro Deziliter	Masse (10^{-9} g) pro 0,1 Liter	fT4 (auch fT3 in manchen Labors)	Standard-Einheit für freies T4
pmol/l	Pikomol pro Liter	Stoffmenge (10^{-12} mol) pro Liter	fT3, fT4	Molar-Einheit

Eisenwerte

Einheit	Ausge-schrieben	Bedeutung im Labor	Typische Verwendung	Kurzinweis / Umrechnung
µg/dl	Mikrogramm pro Deziliter	Massenkonzentration: wie viel Mikrogramm eines Stoffes sind in 0,1 Liter enthalten?	Eisen im Serum, CRP	Für Eisen: µg/dl × 0,18 ≈ µmol/l
µmol/l	Mikromol pro Liter	Stoffmengenkonzen-tration: wie viele Millionstel Mol eines Stoffes sind pro Liter vorhanden?	Eisen im Serum (manche Labore)	Für Eisen: µmol/l × 5,6 ≈ µg/dl
ng/ml	Nanogramm pro Milliliter	sehr kleine Massen-konzentration; wie viele Nanogramm sind in 1 ml?	Ferritin (Speicher-eisen)	1 ng/ml = 1 µg/l
µg/l	Mikrogramm pro Liter	alternative Schreib-weise zu ng/ml	Ferritin (manche Labore)	1 µg/l = 1 ng/ml
mg/dl	Milligramm pro Deziliter	Massenkonzentration; „klassische“ Einheit in vielen älteren Labor-systemen	Transferrin, CRP	mg/dl × 10 = mg/l mg/dl ÷ 100 = g/l
g/l	Gramm pro Liter	höhere Massen-konzentration; v.a. für Proteine	Transferrin	g/l × 100 = mg/dl

Blutfette

Einheit	Ausgeschrieben	Bedeutung im Labor	Typische Verwendung	Kurzinweis / Umrechnung
mg/dl	Milligramm pro Deziliter	Masse eines Stoffes pro 0,1 Liter	Gesamtcholesterin, HDL, LDL, Triglyceride, Lp(a), Glukose u.a.	Klassische Einheit in vielen Laboren.
mmol/l	Millimol pro Liter	Stoffmenge (Anzahl Teilchen) pro Liter	Alternative SI-Einheit für Cholesterin, HDL, LDL, Triglyceride, Glukose u.a.	In Befunden immer prüfen, ob mg/dl oder mmol/l verwendet wird.
nmol/l	Nanomol pro Liter	Sehr kleine Stoffmenge pro Liter	Lp(a) in vielen modernen Laboren	Bei Lp(a) oft als nmol/l angegeben.
g/l	Gramm pro Liter	Größere Stoffmenge (Gramm) pro Liter	Teilweise für Lp(a), Gesamtprotein, Immunglobuline	1 g/l = 100 mg/dl. Umrechnung: g/l × 100

Blutzucker

Einheit	Ausge-schrieben	Bedeutung im Labor	Typische Verwendung	Kurzinweis / Umrechnung
mg/dl	Milligramm pro Deziliter	Massen-konzentration eines Stoffes: wieviele Milligramm eines Stoffes sind in 0,1 l gelöst?	Vor allem Glukose (Blutzucker), Cholesterin, Triglyceride	Klassische Laboreinheit. Für Glukose gilt: 1 mmol/l ≈ 18 mg/dl 1 mg/dl ≈ 0,06 mmol/l
mmol/l	Millimol pro Liter	Stoffmengen-konzentration: wie-viele Tausendstel Mol eines Stoffes sind in einem Liter gelöst?	Glukose, Elektrolyte, viele Stoff-wechselwerte	SI-Einheit. Für Glukose: 1 mmol/l ≈ 18 mg/dl
µU/ml (≈ mIU/l)	Mikro-Units pro Milliliter	Konzentration eines Hormons in Internationalen Einheiten pro Volumen	Nüchtern-insulin; auch andere Hormone werden häufig in mIU/l angegeben	1 µU/ml Insulin ≈ 1 mIU/l. Für den HOMA-Index wird meist Insulin in µU/ml und Glukose in mg/dl verwendet
mmol/mol Hb	Millimol pro Mol Hämoglobin	Stoffmengenanteil: wie viele Milli-mol eines Stoffes kommen auf ein Mol Hämoglobin?	HbA1c in der SI-Einheit (neuere Standard-angabe im Labor)	Moderne Standard-Einheit

Leber

Einheit	Ausge-schrieben	Bedeutung im Labor	Typische Verwendung	Kurzinweis / Umrechnung
U/l	Units pro Liter (Einheiten pro Liter)	Aktivität eines Enzyms pro Volumen; wieviel Substrat wird pro Zeiteinheit umgesetzt?	Leberenzyme: Gamma-GT, ASAT/AST/GOT, ALAT/ALT/GPT und andere Enzymwerte	1 U = 1 µmol Substrat pro Minute
µmol/s·l µmol/s/l	Mikromol pro Sekunde und Liter	SI-Einheit für Enzymaktivität; Umsetzungs-geschwindigkeit pro Sekunde und Liter	Alternative Angabe für Leberenzyme (Gamma-GT, ASAT, ALAT, AP) in manchen Laboren	SI-Variante zu U/l µmol/s/l × 60 ≈ U/l
mg/dl	Milligramm pro Deziliter	Massen-konzentration eines Stoffes im Serum/Plasma	Gesamtbilirubin (und direktes Bilirubin), Choles-terin, Triglyceride, Blutzucker	1 mg/dl = 10 mg/l. Umrechnung immer stoff-abhängig (Molekular-gewicht).
µmol/l	Mikromol pro Liter	Stoffmengen-konzentration (Anzahl der Teilchen pro Volumen)	Bilirubin, Harnsäure, einige Elektrolyte/Spurenelemente	Umrechnung mg/dl vs. µmol/l hängt vom Stoff ab.

Niere

Einheit	Ausgeschrieben	Bedeutung im Labor	Typische Verwendung	Kurzinweis / Umrechnung
mg/dl	Milligramm pro Deziliter	Masse eines Stoffes in Milligramm pro 0,1 Liter	Glukose, Harnstoff, Harnsäure, Kreatinin, Blutfette, viele Stoffwechselparameter	1 mg/dl = 0,01 g/l Umrechnung in mmol/l hängt von der Substanz ab
mmol/l	Millimol pro Liter	Stoffmenge (Teilchenzahl) eines Stoffes pro Liter	Glukose, Harnstoff, Elektrolyte (z.B. Natrium, Kalium), Blutfette	1 mmol/l = 1000 µmol/l Umrechnung aus mg/dl erfolgt über die molare Masse der Substanz (für jeden Parameter unterschiedlich)
µmol/l	Mikromol pro Liter	Sehr kleine Stoffmenge eines Stoffes pro Liter	Harnsäure, Spurenelemente, spezielle Stoffwechsel-parameter	1 µmol/l = 0,001 mmol/l Häufige Alternative zu mg/dl
ml/min	Milliliter pro Minute	Flüssigkeitsvolumen, das pro Minute durch ein Organ transportiert wird	GFR / eGFR (glomeruläre Filtrationsrate)	Maß für die Filterleistung der Niere. Teilweise zusätzlich bezogen auf 1,73 m² Körperoberfläche angegeben (ml/min/1,73 m²).

Protein- und Entzündungsstoffwechsel

Einheit	Ausge- schrieben	Bedeutung im Labor	Typische Verwendung	Kurzinweis / Umrechnung
mg/l	Milligramm pro Liter	Konzentration einer gelösten Substanz in Milligramm pro Liter Serum oder Plasma	CRP, hsCRP, Ferritin, Vitamin D	1 mg/l = 0,1 mg/dl 10 mg/l = 1 mg/dl
mg/dl	Milligramm pro Deziliter	Konzentration einer gelösten Substanz in Milli- gramm pro Dezi- liter Serum oder Plasma	CRP, Blutzucker, Gesamt- cholesterin, LDL, HDL, Harnsäure, Harnstoff, Kreatinin	1 mg/dl = 10 mg/l
g/l	Gramm pro Liter	Gesamtmenge eines Stoffes in Gramm pro Liter	Gesamteiweiß, Albumin, Globuline	1 g/l = 0,1 g/dl 1 g/l = 1000 mg/l
g/dl	Gramm pro Deziliter	Gesamtmenge eines Stoffes in Gramm pro Deziliter	Gesamteiweiß, Hämoglobin	1 g/dl = 10 g/l 1 g/dl = 1000 mg/dl

Vitamine

Einheit	Ausgeschrieben	Bedeutung im Labor	Typische Verwendung	Kurzinweis / Umrechnung
ng/ml	Nanogramm pro Milliliter	Massenkonzentration eines Stoffes pro Milliliter	25-OH-Vitamin-D, Serum-Folat, Erythrozyten-Folat, Ferritin, einige Hormone	25-OH-Vitamin-D: ng/ml × 2,5 ≈ nmol/l
nmol/l	Nanomol pro Liter	Stoffmengenkonzentration eines Stoffes pro Liter	25-OH-Vitamin-D, Erythrozyten-Folat, einige Hormon- und Vitaminbestimmungen	25-OH-Vitamin-D: nmol/l ÷ 2,5 ≈ ng/ml
pg/ml	Pikogramm pro Milliliter	Massenkonzentration eines Stoffes pro Milliliter	Gesamt-Vitamin-B12, 1,25-OH-Vitamin-D, TSH	Für B12: 1 pg/ml = 1 ng/l; 1,25-OH-Vitamin-D kann alternativ in pmol/l angegeben werden
ng/l	Nanogramm pro Liter	Massenkonzentration eines Stoffes pro Liter	Gesamt-Vitamin-B12, einige Hormone	1 ng/l = 1 pg/ml
pmol/l	Pikomol pro Liter	Stoffmengenkonzentration eines Stoffes pro Liter	Holo-Transcobalamin (Holo-TC), 1,25-OH-Vitamin-D, freie Schilddrüsenhormone	Einheit für sehr niedrige Konzentrationen, Umrechnung zu ng/ml je nach Substanz
µmol/l	Mikromol pro Liter	Stoffmengenkonzentration eines Stoffes pro Liter	Homocystein, Kreatinin, Harnsäure, Bilirubin, Elektrolyte	1 µmol/l = 0,001 mmol/l

Mineralstoffe

Einheit	Ausgeschrieben	Bedeutung im Labor	Typische Verwendung	Kurzinweis / Umrechnung
µg/l	Mikrogramm pro Liter	Masse eines Stoffes pro Liter Flüssigkeit	Selen, Zink, Ferritin, Vitamin B12, Folsäure	1 µg/l = 0,001 mg/l
µg/dl	Mikrogramm pro Deziliter	Masse pro Deziliter	Zink im Serum	1 µg/dl = 0,01 mg/l mg/l = µg/dl ÷ 100 µg/dl = mg/l × 100
mg/l	Milligramm pro Liter	Masse pro Liter	Zink im Serum, Magnesium im Vollblut, CRP, Lipoprotein(a)	1 mg/l = 1000 µg/l 1 mg/l = 0,1 mg/dl
mg/dl	Milligramm pro Deziliter	Masse pro Deziliter	Calcium im Serum, Blutzucker, LDL; HDL, Gesamtcholesterin, Triglyceride	1 mg/dl = 10 mg/l
µmol/l	Mikromol pro Liter	Stoffmenge (Teilchenzahl) pro Liter im Millionstel-Mol-Bereich	Spurenelemente wie Zink (Serum/Vollblut), Kreatinin, Harnsäure, Homocystein	Umrechnung über Molmasse
mmol/l	Millimol pro Liter	Stoffmenge pro Liter	Natrium, Kalium, Calcium, Magnesium sowie Blutzucker, Cholesterin und Triglyceride in vielen europäischen Laboren	Für einwertige Ionen (Na^+, K^+) entspricht 1 mmol/l

Quellenverzeichnis Blutgeflüster

Quellen Einleitung und Grundlagen

- CLSI. Defining, Establishing, and Verifying Reference Intervals in the Clinical Laboratory; Approved Guideline – Third Edition (EP28-A3c/C28-A3). Clinical and Laboratory Standards Institute.
- Badrick T, El-Khoury JM, Theodorsson E. Laboratory reference intervals - history and modern approaches for improved utility. Scand J Clin Lab Invest. 2025;85(4):229-241. doi: 10.1080/00365513.2025.2512995. Epub 2025 Jun 5. PMID: 40471683.
- Ceriotti F, Hinzmann R, Panteghini M. Reference intervals: the way forward. Ann Clin Biochem. 2009 Jan;46(Pt 1):8-17. doi: 10.1258/acb.2008.008170. PMID: 19103955.
- S AL, Lakshmanan A, P GK, A S. Effect of intensity of cigarette smoking on haematological and lipid parameters. J Clin Diagn Res. 2014 Jul;8(7):BC11-3. doi: 10.7860/JCDR/2014/9545.4612. Epub 2014 Jul 20. PMID: 25177557; PMCID: PMC4149063.
- Park K, Rimm E, Siscovick D, Spiegelman D, Morris JS, Mozaffarian D. Demographic and lifestyle factors and selenium levels in men and women in the U.S. Nutr Res Pract. 2011 Aug;5(4):357-64. doi: 10.4162/nrp.2011.5.4.357. Epub 2011 Aug 31. PMID: 21994531; PMCID: PMC3180687.
- Wiegratz I, Kutschera E, Lee JH, Moore C, Mellinger U, Winkler UH, Kuhl H. Effect of four oral contraceptives on thyroid hormones, adrenal and blood pressure parameters. Contraception. 2003 May;67(5):361-6. doi: 10.1016/s0010-7824(03)00006-4. PMID: 12742558.
- Akinwusi PO, Oluyombo R, Ogunro PS, Adeniji AO, Okunola OO, Ayodele OE. Low dose aspirin therapy and renal function in elderly patients. Int J Gen Med. 2013;6:19-24. doi: 10.2147/IJGM.S39065. Epub 2013 Jan 10. PMID: 23345988; PMCID: PMC3549682.
- Gaskins AJ, Wilchesky M, Mumford SL, Whitcomb BW, Browne RW, Wactawski-Wende J, Perkins NJ, Schisterman EF. Endogenous reproductive hormones and C-reactive protein across the menstrual cycle: the BioCycle Study. Am J Epidemiol. 2012 Mar 1;175(5):423-31. doi:

10.1093/aje/kwr343. Epub 2012 Feb 3. PMID: 22306563; PMCID: PMC3282877.
- Schisterman EF, Mumford SL, Sjaarda LA. Failure to consider the menstrual cycle phase may cause misinterpretation of clinical and research findings of cardiometabolic biomarkers in premenopausal women. Epidemiol Rev. 2014;36(1):71-82. doi: 10.1093/epirev/mxt007. Epub 2013 Sep 15. PMID: 24042431; PMCID: PMC3873842.
- Sharma, N., Wani, A.I., Shah, Z.A. and Misgar, R.A. 2020. Thyrotropin and thyroid hormone variability across menstrual cycle in healthy females. JMS SKIMS.

Quellen Blutbild

- Corrons JLV, Casafont LB, Frasnedo EF. Concise review: how do red blood cells born, live, and die? Ann Hematol. 2021 Oct;100(10):2425-2433. doi: 10.1007/s00277-021-04575-z. Epub 2021 Aug 3. PMID: 34342697.
- Cappellini MD, Motta I. Anemia in Clinical Practice-Definition and Classification: Does Hemoglobin Change With Aging? Semin Hematol. 2015 Oct;52(4):261-9. doi: 10.1053/j.seminhematol.2015.07.006. Epub 2015 Jul 17. PMID: 26404438.
- Kaferle J, Strzoda CE. Evaluation of macrocytosis. Am Fam Physician. 2009 Feb 1;79(3):203-8. PMID: 19202968.
- Christoffersson G, Phillipson M. The neutrophil: one cell on many missions or many cells with different agendas? Cell Tissue Res. 2018 Mar;371(3):415-423. doi: 10.1007/s00441-017-2780-z. Epub 2018 Feb 12. PMID: 29435651; PMCID: PMC5820408.
- Gazzinelli-Guimaraes PH, Jones SM, Voehringer D, Mayer-Barber KD, Samarasinghe AE. Eosinophils as modulators of host defense during parasitic, fungal, bacterial, and viral infections. J Leukoc Biol. 2024 Nov 27;116(6):1301-1323. doi: 10.1093/jleuko/qiae173. PMID: 39136237.
- Kubo M. Mast cells and basophils in allergic inflammation. Curr Opin Immunol. 2018 Oct;54:74-79. doi: 10.1016/j.coi.2018.06.006. Epub 2018 Jun 28. PMID: 29960953.

- Jiang W, Huang G, Du J, Yang H, Zhou S, Dai D, Tang K, Fang L, Wang X, Deng X. White blood cell counts can predict 4-year cardiovascular disease risk in patients with stable coronary heart disease: a prospective cohort study. Front Cardiovasc Med. 2024 Sep 26;11:1358378. doi: 10.3389/fcvm.2024.1358378. PMID: 39390990; PMCID: PMC11464350.
- Harrison CN, Bareford D, Butt N, Campbell P, Conneally E, Drummond M, Erber W, Everington T, Green AR, Hall GW, Hunt BJ, Ludlam CA, Murrin R, Nelson-Piercy C, Radia DH, Reilly JT, Van der Walt J, Wilkins B, McMullin MF; British Committee for Standards in Haematology. Guideline for investigation and management of adults and children presenting with a thrombocytosis. Br J Haematol. 2010 May;149(3):352-75. doi: 10.1111/j.1365-2141.2010.08122.x. Epub 2010 Mar 15. PMID: 20331456.
- Stasi R. How to approach thrombocytopenia. Hematology Am Soc Hematol Educ Program. 2012;2012:191-7. doi: 10.1182/asheducation-2012.1.191. PMID: 23233580.
- Salvagno GL, Sanchis-Gomar F, Picanza A, Lippi G. Red blood cell distribution width: A simple parameter with multiple clinical applications. Crit Rev Clin Lab Sci. 2015;52(2):86-105. doi: 10.3109/10408363.2014.992064. Epub 2014 Dec 23. PMID: 25535770.

Quellen Schilddrüse

- Taylor PN et al. Age-related variation in thyroid function – a narrative review highlighting important implications for research and clinical practice. Thyroid Research. 2023;16(1):7. DOI: 10.1186/s13044-023-00149-5.
- Wartofsky L, Dickey RA. The evidence for a narrower thyrotropin reference range is compelling. J Clin Endocrinol Metab. 2005 Sep;90(9):5483-8. doi: 10.1210/jc.2005-0455. PMID: 16148345.
- Kuś A, Sterenborg RBTM, Haug EB, Galesloot TE, Visser WE, Smit JWA, Bednarczuk T, Peeters RP, Åsvold BO, Teumer A, Medici M. Towards Personalized TSH Reference Ranges: A Genetic and Population-Based

Approach in Three Independent Cohorts. Thyroid. 2024 Aug;34(8):969-979. doi: 10.1089/thy.2024.0045. Epub 2024 Jul 15. PMID: 38919119.

- Ehrenkranz J, Bach PR, Snow GL, Schneider A, Lee JL, Ilstrup S, Bennett ST, Benvenga S. Circadian and Circannual Rhythms in Thyroid Hormones: Determining the TSH and Free T4 Reference Intervals Based Upon Time of Day, Age, and Sex. Thyroid. 2015 Aug;25(8):954-61. doi: 10.1089/thy.2014.0589. PMID: 26061389.
- Sheehan MT. Biochemical Testing of the Thyroid: TSH is the Best and, Oftentimes, Only Test Needed - A Review for Primary Care. Clin Med Res. 2016 Jun;14(2):83-92. doi: 10.3121/cmr.2016.1309. Epub 2016 May 26. PMID: 27231117; PMCID: PMC5321289.
- Chen H, Hu J, Yang X, Zhou Q, Hu Y, Tang X, Tang J, Zeng L, Yang J. Low levels of free triiodothyronine are associated with risk of cognitive impairment in older euthyroid adults. Sci Rep. 2023 Dec 13;13(1):22133. doi: 10.1038/s41598-023-49285-w. PMID: 38092827; PMCID: PMC10719249.
- Xu Y, Derakhshan A, Hysaj O, Wildisen L, Ittermann T, Pingitore A, Abolhassani N, Medici M, Kiemeney LALM, Riksen NP, Dullaart RPF, Trompet S, Dörr M, Brown SJ, Schmidt B, Führer-Sakel D, Vanderpump MPJ, Muendlein A, Drexel H, Fink HA, Ikram MK, Kavousi M, Rhee CM, Bensenor IM, Azizi F, Hankey GJ, Iacoviello M, Imaizumi M, Ceresini G, Ferrucci L, Sgarbi JA, Bauer DC, Wareham N, Boelaert K, Bakker SJL, Jukema JW, Vaes B, Iervasi G, Yeap BB, Westendorp RGJ, Korevaar TIM, Völzke H, Razvi S, Gussekloo J, Walsh JP, Cappola AR, Rodondi N, Peeters RP, Chaker L; Thyroid Studies Collaboration. The optimal healthy ranges of thyroid function defined by the risk of cardiovascular disease and mortality: systematic review and individual participant data meta-analysis. Lancet Diabetes Endocrinol. 2023 Oct;11(10):743-754. doi: 10.1016/S2213-8587(23)00227-9. Epub 2023 Sep 8. PMID: 37696273; PMCID: PMC10866328.
- W, Vaes B, Iervasi G, Yeap BB, Westendorp RGJ, Korevaar TIM, Völzke H, Razvi S, Gussekloo J, Walsh JP, Cappola AR, Rodondi N, Peeters RP, Chaker L; Thyroid Studies Collaboration. The optimal healthy ranges of thyroid function defined by the risk of cardiovascular disease and mor-

tality: systematic review and individual participant data meta-analysis. Lancet Diabetes Endocrinol. 2023 Oct;11(10):743-754. doi: 10.1016/S2213-8587(23)00227-9. Epub 2023 Sep 8. PMID: 37696273; PMCID: PMC10866328.

- Chen YY, Shu XR, Su ZZ, Lin RJ, Zhang HF, Yuan WL, Wang JF, Xie SL. A Low-Normal Free Triiodothyronine Level Is Associated with Adverse Prognosis in Euthyroid Patients with Heart Failure Receiving Cardiac Resynchronization Therapy. Int Heart J. 2017 Dec 12;58(6):908-914. doi: 10.1536/ihj.16-477. Epub 2017 Nov 17. PMID: 29151481.
- Urrunaga-Pastor D, Guarnizo-Poma M, Moncada-Mapelli E, Aguirre LG, Lazaro-Alcantara H, Paico-Palacios S, Pantoja-Torres B, Benites-Zapata VA; Insulin Resistance and Metabolic Syndrome Research Group. High free triiodothyronine and free-triiodothyronine-to-free-thyroxine ratio levels are associated with metabolic syndrome in a euthyroid population. Diabetes Metab Syndr. 2018 Apr-Jun;12(2):155-161. doi: 10.1016/j.dsx.2017.12.003. Epub 2017 Dec 14. PMID: 29254889.
- Wang S, Wang Y, Sun S, Li F, Zhao W, Li X, Ye M, Niu Y, Wu X. Free triiodothyronine to free thyroxine ratio as a marker of poor prognosis in euthyroid patients with acute coronary syndrome and diabetes after percutaneous coronary intervention. Front Endocrinol (Lausanne). 2024 Apr 8;15:1322969. doi: 10.3389/fendo.2024.1322969. PMID: 38654927; PMCID: PMC11036861.
- Gärtner R, Gasnier BC, Dietrich JW, Krebs B, Angstwurm MW. Selenium supplementation in patients with autoimmune thyroiditis decreases thyroid peroxidase antibodies concentrations. J Clin Endocrinol Metab. 2002 Apr;87(4):1687-91. doi: 10.1210/jcem.87.4.8421. PMID: 11932302.
- Huwiler VV, Maissen-Abgottspon S, Stanga Z, Mühlebach S, Trepp R, Bally L, Bano A. Selenium Supplementation in Patients with Hashimoto Thyroiditis: A Systematic Review and Meta-Analysis of Randomized Clinical Trials. Thyroid. 2024 Mar;34(3):295-313. doi: 10.1089/thy.2023.0556. Epub 2024 Feb 16. PMID: 38243784; PMCID: PMC10951571.

- Benvenga S, Famà F, Perdichizzi LG, Antonelli A, Brenta G, Vermiglio F, Moleti M. Fish and the Thyroid: A Janus Bifrons Relationship Caused by Pollutants and the Omega-3 Polyunsaturated Fatty Acids. Front Endocrinol (Lausanne). 2022 May 27;13:891233. doi: 10.3389/fendo.2022.891233. PMID: 35712237; PMCID: PMC9196333.
- Garofalo V, Condorelli RA, Cannarella R, Aversa A, Calogero AE, La Vignera S. Relationship between Iron Deficiency and Thyroid Function: A Systematic Review and Meta-Analysis. Nutrients. 2023 Nov 15;15(22):4790. doi: 10.3390/nu15224790. PMID: 38004184; PMCID: PMC10675576.
- Chaudhary S, Dutta D, Kumar M, Saha S, Mondal SA, Kumar A, Mukhopadhyay S. Vitamin D supplementation reduces thyroid peroxidase antibody levels in patients with autoimmune thyroid disease: An open-labeled randomized controlled trial. Indian J Endocrinol Metab. 2016 May-Jun;20(3):391-8. doi: 10.4103/2230-8210.179997. PMID: 27186560; PMCID: PMC4855971.

Quellen Eisen

- Vaucher P, Druais PL, Waldvogel S, Favrat B. Effect of iron supplementation on fatigue in nonanemic menstruating women with low ferritin: a randomized controlled trial. CMAJ. 2012 Aug 7;184(11):1247-54. doi: 10.1503/cmaj.110950. Epub 2012 Jul 9. PMID: 22777991; PMCID: PMC3414597.
- Al-Naseem A, Sallam A, Choudhury S, Thachil J. Iron deficiency without anaemia: a diagnosis that matters. Clin Med (Lond). 2021 Mar;21(2):107-113. doi: 10.7861/clinmed.2020-0582. PMID: 33762368; PMCID: PMC8002799.
- Rasheed H, Mahgoub D, Hegazy R, El-Komy M, Abdel Hay R, Hamid MA, Hamdy E. Serum ferritin and vitamin d in female hair loss: do they play a role? Skin Pharmacol Physiol. 2013;26(2):101-7. doi: 10.1159/000346698. Epub 2013 Feb 20. PMID: 23428658.
- World Health Organization, WHO guideline on use of ferritin concentrations to assess iron status in individuals and populations (2020).

- Murray-Kolb LE, Beard JL. Iron treatment normalizes cognitive functioning in young women. Am J Clin Nutr. 2007 Mar;85(3):778-87. doi: 10.1093/ajcn/85.3.778. PMID: 17344500.
- Bermejo F, García-López S. A guide to diagnosis of iron deficiency and iron deficiency anemia in digestive diseases. World J Gastroenterol. 2009 Oct 7;15(37):4638-43. doi: 10.3748/wjg.15.4638. PMID: 19787826; PMCID: PMC2754511.
- Rusch JA, van der Westhuizen DJ, Gill RS, Louw VJ. Diagnosing iron deficiency: Controversies and novel metrics. Best Pract Res Clin Anaesthesiol. 2023 Dec;37(4):451-467. doi: 10.1016/j.bpa.2023.11.001. Epub 2023 Nov 17. PMID: 39764832.
- Skikne BS, Punnonen K, Caldron PH, Bennett MT, Rehu M, Gasior GH, Chamberlin JS, Sullivan LA, Bray KR, Southwick PC. Improved differential diagnosis of anemia of chronic disease and iron deficiency anemia: a prospective multicenter evaluation of soluble transferrin receptor and the sTfR/log ferritin index. Am J Hematol. 2011 Nov;86(11):923-7. doi: 10.1002/ajh.22108. Epub 2011 Aug 2. PMID: 21812017.

Quellen Blutfette

- KANNEL WB, DAWBER TR, KAGAN A, REVOTSKIE N, STOKES J 3rd. Factors of risk in the development of coronary heart disease--six year follow-up experience. The Framingham Study. Ann Intern Med. 1961 Jul;55:33-50. doi: 10.7326/0003-4819-55-1-33. PMID: 13751193.
- Cholesterol Treatment Trialists' (CTT) Collaboration; Baigent C, Blackwell L, Emberson J, Holland LE, Reith C, Bhala N, Peto R, Barnes EH, Keech A, Simes J, Collins R. Efficacy and safety of more intensive lowering of LDL cholesterol: a meta-analysis of data from 170,000 participants in 26 randomised trials. Lancet. 2010 Nov 13;376(9753):1670-81. doi: 10.1016/S0140-6736(10)61350-5. Epub 2010 Nov 8. PMID: 21067804; PMCID: PMC2988224.
- Yi SW, Yi JJ, Ohrr H. Total cholesterol and all-cause mortality by sex and age: a prospective cohort study among 12.8 million adults. Sci Rep. 2019 Feb 7;9(1):1596. doi: 10.1038/s41598-018-38461-y. PMID: 30733566; PMCID: PMC6367420.

- Iuorio MS, Lelli D, Bandinelli S, Ferrucci L, Pedone C, Antonelli Incalzi R. Total Cholesterol and Mortality in Older Adults: A Sex-Stratified Cohort Study. Nutrients. 2025 Sep 30;17(19):3128. doi: 10.3390/nu17193128. PMID: 41097205; PMCID: PMC12525712.
- Liu Y, Liu F, Zhang L, Li J, Kang W, Cao M, Song F, Song F. Association between low density lipoprotein cholesterol and all-cause mortality: results from the NHANES 1999-2014. Sci Rep. 2021 Nov 11;11(1):22111. doi: 10.1038/s41598-021-01738-w. PMID: 34764414; PMCID: PMC8586008.
- Qu H, Meng YY, Chai H, Liang F, Zhang JY, Gao ZY, Shi DZ. The effect of statin treatment on circulating coenzyme Q10 concentrations: an updated meta-analysis of randomized controlled trials. Eur J Med Res. 2018 Nov 10;23(1):57. doi: 10.1186/s40001-018-0353-6. PMID: 30414615; PMCID: PMC6230224.
- Sattar N, Preiss D, Murray HM, Welsh P, Buckley BM, de Craen AJ, Seshasai SR, McMurray JJ, Freeman DJ, Jukema JW, Macfarlane PW, Packard CJ, Stott DJ, Westendorp RG, Shepherd J, Davis BR, Pressel SL, Marchioli R, Marfisi RM, Maggioni AP, Tavazzi L, Tognoni G, Kjekshus J, Pedersen TR, Cook TJ, Gotto AM, Clearfield MB, Downs JR, Nakamura H, Ohashi Y, Mizuno K, Ray KK, Ford I. Statins and risk of incident diabetes: a collaborative meta-analysis of randomised statin trials. Lancet. 2010 Feb 27;375(9716):735-42. doi: 10.1016/S0140-6736(09)61965-6. Epub 2010 Feb 16. PMID: 20167359.
- Cholesterol Treatment Trialists‘ Collaboration. Effect of statin therapy on muscle symptoms: an individual participant data meta-analysis of large-scale, randomised, double-blind trials. Lancet. 2022 Sep 10;400(10355):832-845. doi: 10.1016/S0140-6736(22)01545-8. Epub 2022 Aug 29. Erratum in: Lancet. 2022 Oct 8;400(10359):1194. doi: 10.1016/S0140-6736(22)01891-8. PMID: 36049498; PMCID: PMC7613583.
- Hua R, Ma Y, Li C, Zhong B, Xie W. Low levels of low-density lipoprotein cholesterol and cognitive decline. Sci Bull (Beijing). 2021 Aug 30;66(16):1684-1690. doi: 10.1016/j.scib.2021.02.018. Epub 2021 Feb 9. PMID: 36654302.

- Aday AW, Ridker PM. Antiinflammatory Therapy in Clinical Care: The CANTOS Trial and Beyond. Front Cardiovasc Med. 2018 Jun 5;5:62. doi: 10.3389/fcvm.2018.00062. PMID: 29922680; PMCID: PMC5996084.
- Borén J, Chapman MJ, Krauss RM, Packard CJ, Bentzon JF, Binder CJ, Daemen MJ, Demer LL, Hegele RA, Nicholls SJ, Nordestgaard BG, Watts GF, Bruckert E, Fazio S, Ference BA, Graham I, Horton JD, Landmesser U, Laufs U, Masana L, Pasterkamp G, Raal FJ, Ray KK, Schunkert H, Taskinen MR, van de Sluis B, Wiklund O, Tokgozoglu L, Catapano AL, Ginsberg HN. Low-density lipoproteins cause atherosclerotic cardiovascular disease: pathophysiological, genetic, and therapeutic insights: a consensus statement from the European Atherosclerosis Society Consensus Panel. Eur Heart J. 2020 Jun 21;41(24):2313-2330. doi: 10.1093/eurheartj/ehz962. PMID: 32052833; PMCID: PMC7308544.
- Madsen CM, Varbo A, Nordestgaard BG. Extreme high high-density lipoprotein cholesterol is paradoxically associated with high mortality in men and women: two prospective cohort studies. Eur Heart J. 2017 Aug 21;38(32):2478-2486. doi: 10.1093/eurheartj/ehx163. PMID: 28419274.
- Hamer M, O'Donovan G, Stamatakis E. High-Density Lipoprotein Cholesterol and Mortality: Too Much of a Good Thing? Arterioscler Thromb Vasc Biol. 2018 Mar;38(3):669-672. doi: 10.1161/ATVBAHA.117.310587. Epub 2018 Jan 11. PMID: 29326314.
- Ramjee V, Sperling LS, Jacobson TA. Non-high-density lipoprotein cholesterol versus apolipoprotein B in cardiovascular risk stratification: do the math. J Am Coll Cardiol. 2011 Jul 26;58(5):457-63. doi: 10.1016/j.jacc.2011.05.009. PMID: 21777740.
- KANNEL WB, DAWBER TR, KAGAN A, REVOTSKIE N, STOKES J 3rd. Factors of risk in the development of coronary heart disease--six year follow-up experience. The Framingham Study. Ann Intern Med. 1961 Jul;55:33-50. doi: 10.7326/0003-4819-55-1-33. PMID: 13751193.
- Cholesterol Treatment Trialists' (CTT) Collaboration; Baigent C, Blackwell L, Emberson J, Holland LE, Reith C, Bhala N, Peto R, Barnes EH, Keech A, Simes J, Collins R. Efficacy and safety of more intensive lowering of LDL cholesterol: a meta-analysis of data from 170,000 partici-

pants in 26 randomised trials. Lancet. 2010 Nov 13;376(9753):1670-81. doi: 10.1016/S0140-6736(10)61350-5. Epub 2010 Nov 8. PMID: 21067804; PMCID: PMC2988224.

- Yi SW, Yi JJ, Ohrr H. Total cholesterol and all-cause mortality by sex and age: a prospective cohort study among 12.8 million adults. Sci Rep. 2019 Feb 7;9(1):1596. doi: 10.1038/s41598-018-38461-y. PMID: 30733566; PMCID: PMC6367420.
- Iuorio MS, Lelli D, Bandinelli S, Ferrucci L, Pedone C, Antonelli Incalzi R. Total Cholesterol and Mortality in Older Adults: A Sex-Stratified Cohort Study. Nutrients. 2025 Sep 30;17(19):3128. doi: 10.3390/nu17193128. PMID: 41097205; PMCID: PMC12525712.
- Liu Y, Liu F, Zhang L, Li J, Kang W, Cao M, Song F, Song F. Association between low density lipoprotein cholesterol and all-cause mortality: results from the NHANES 1999-2014. Sci Rep. 2021 Nov 11;11(1):22111. doi: 10.1038/s41598-021-01738-w. PMID: 34764414; PMCID: PMC8586008.
- Qu H, Meng YY, Chai H, Liang F, Zhang JY, Gao ZY, Shi DZ. The effect of statin treatment on circulating coenzyme Q10 concentrations: an updated meta-analysis of randomized controlled trials. Eur J Med Res. 2018 Nov 10;23(1):57. doi: 10.1186/s40001-018-0353-6. PMID: 30414615; PMCID: PMC6230224.
- Sattar N, Preiss D, Murray HM, Welsh P, Buckley BM, de Craen AJ, Seshasai SR, McMurray JJ, Freeman DJ, Jukema JW, Macfarlane PW, Packard CJ, Stott DJ, Westendorp RG, Shepherd J, Davis BR, Pressel SL, Marchioli R, Marfisi RM, Maggioni AP, Tavazzi L, Tognoni G, Kjekshus J, Pedersen TR, Cook TJ, Gotto AM, Clearfield MB, Downs JR, Nakamura H, Ohashi Y, Mizuno K, Ray KK, Ford I. Statins and risk of incident diabetes: a collaborative meta-analysis of randomised statin trials. Lancet. 2010 Feb 27;375(9716):735-42. doi: 10.1016/S0140-6736(09)61965-6. Epub 2010 Feb 16. PMID: 20167359.
- Cholesterol Treatment Trialists' Collaboration. Effect of statin therapy on muscle symptoms: an individual participant data meta-analysis of large-scale, randomised, double-blind trials. Lancet. 2022 Sep 10;400(10355):832-845. doi: 10.1016/S0140-6736(22)01545-8.

Epub 2022 Aug 29. Erratum in: Lancet. 2022 Oct 8;400(10359):1194. doi: 10.1016/S0140-6736(22)01891-8. PMID: 36049498; PMCID: PMC7613583.

- Hua R, Ma Y, Li C, Zhong B, Xie W. Low levels of low-density lipoprotein cholesterol and cognitive decline. Sci Bull (Beijing). 2021 Aug 30;66(16):1684-1690. doi: 10.1016/j.scib.2021.02.018. Epub 2021 Feb 9. PMID: 36654302.
- Aday AW, Ridker PM. Antiinflammatory Therapy in Clinical Care: The CANTOS Trial and Beyond. Front Cardiovasc Med. 2018 Jun 5;5:62. doi: 10.3389/fcvm.2018.00062. PMID: 29922680; PMCID: PMC5996084.
- Madsen CM, Varbo A, Nordestgaard BG. Extreme high high-density lipoprotein cholesterol is paradoxically associated with high mortality in men and women: two prospective cohort studies. Eur Heart J. 2017 Aug 21;38(32):2478-2486. doi: 10.1093/eurheartj/ehx163. PMID: 28419274.
- Hamer M, O'Donovan G, Stamatakis E. High-Density Lipoprotein Cholesterol and Mortality: Too Much of a Good Thing? Arterioscler Thromb Vasc Biol. 2018 Mar;38(3):669-672. doi: 10.1161/ATVBAHA.117.310587. Epub 2018 Jan 11. PMID: 29326314.
- Ramjee V, Sperling LS, Jacobson TA. Non-high-density lipoprotein cholesterol versus apolipoprotein B in cardiovascular risk stratification: do the math. J Am Coll Cardiol. 2011 Jul 26;58(5):457-63. doi: 10.1016/j.jacc.2011.05.009. PMID: 21777740.

Quellen Blutzucker

- He L, Zheng W, Li Z, Chen L, Kong W, Zeng T. J-shape relationship between normal fasting plasma glucose and risk of type 2 diabetes in the general population: results from two cohort studies. J Transl Med. 2023 Mar 5;21(1):175. doi: 10.1186/s12967-023-04006-9. PMID: 36872318; PMCID: PMC9985867.
- Nichols GA, Hillier TA, Brown JB. Normal fasting plasma glucose and risk of type 2 diabetes diagnosis. Am J Med. 2008 Jun;121(6):519-24. doi: 10.1016/j.amjmed.2008.02.026. PMID: 18501234.

- Bogdanet D, O‘Shea P, Lyons C, Shafat A, Dunne F. The Oral Glucose Tolerance Test-Is It Time for a Change?-A Literature Review with an Emphasis on Pregnancy. J Clin Med. 2020 Oct 27;9(11):3451. doi: 10.3390/jcm9113451. PMID: 33121014; PMCID: PMC7693369.
- Saeedi M, Cao Y, Fadl H, Gustafson H, Simmons D. Increasing prevalence of gestational diabetes mellitus when implementing the IADPSG criteria: A systematic review and meta-analysis. Diabetes Res Clin Pract. 2021 Feb;172:108642. doi: 10.1016/j.diabres.2020.108642. Epub 2021 Jan 13. PMID: 33359574.
- Munang YN, Noubiap JJ, Danwang C, Sama JD, Azabji-Kenfack M, Mbanya JC, Sobngwi E. Reproducibility of the 75 g oral glucose tolerance test for the diagnosis of gestational diabetes mellitus in a sub-Saharan African population. BMC Res Notes. 2017 Nov 28;10(1):622. doi: 10.1186/s13104-017-2944-7. PMID: 29179745; PMCID: PMC5704589.
- Xun P, Wu Y, He Q, He K. Fasting insulin concentrations and incidence of hypertension, stroke, and coronary heart disease: a meta-analysis of prospective cohort studies. Am J Clin Nutr. 2013 Dec;98(6):1543-54. doi: 10.3945/ajcn.113.065565. Epub 2013 Oct 16. PMID: 24132974; PMCID: PMC3831539.
- Thomas DD, Corkey BE, Istfan NW, Apovian CM. Hyperinsulinemia: An Early Indicator of Metabolic Dysfunction. J Endocr Soc. 2019 Jul 24;3(9):1727-1747. doi: 10.1210/js.2019-00065. PMID: 31528832; PMCID: PMC6735759.
- Tohidi M, Ghasemi A, Hadaegh F, Derakhshan A, Chary A, Azizi F. Age- and sex-specific reference values for fasting serum insulin levels and insulin resistance/sensitivity indices in healthy Iranian adults: Tehran Lipid and Glucose Study. Clin Biochem. 2014 Apr;47(6):432-8. doi: 10.1016/j.clinbiochem.2014.02.007. Epub 2014 Feb 14. PMID: 24530467.
- Selvin E, Steffes MW, Zhu H, Matsushita K, Wagenknecht L, Pankow J, Coresh J, Brancati FL. Glycated hemoglobin, diabetes, and cardiovascular risk in nondiabetic adults. N Engl J Med. 2010 Mar 4;362(9):800-11. doi: 10.1056/NEJMoa0908359. PMID: 20200384; PMCID: PMC2872990.

- Aggarwal V, Schneider AL, Selvin E. Low hemoglobin A(1c) in nondiabetic adults: an elevated risk state? Diabetes Care. 2012 Oct;35(10):2055-60. doi: 10.2337/dc11-2531. Epub 2012 Aug 1. PMID: 22855733; PMCID: PMC3447844.
- Carson AP, Fox CS, McGuire DK, Levitan EB, Laclaustra M, Mann DM, Muntner P. Low hemoglobin A1c and risk of all-cause mortality among US adults without diabetes. Circ Cardiovasc Qual Outcomes. 2010 Nov;3(6):661-7. doi: 10.1161/CIRCOUTCOMES.110.957936. Epub 2010 Oct 5. PMID: 20923991; PMCID: PMC4734630.
- Matthews DR, Hosker JP, Rudenski AS, Naylor BA, Treacher DF, Turner RC. Homeostasis model assessment: insulin resistance and beta-cell function from fasting plasma glucose and insulin concentrations in man. Diabetologia. 1985 Jul;28(7):412-9. doi: 10.1007/BF00280883. PMID: 3899825.
- He L, Zheng W, Li Z, Chen L, Kong W, Zeng T. J-shape relationship between normal fasting plasma glucose and risk of type 2 diabetes in the general population: results from two cohort studies. J Transl Med. 2023 Mar 5;21(1):175. doi: 10.1186/s12967-023-04006-9. PMID: 36872318; PMCID: PMC9985867.
- Nichols GA, Hillier TA, Brown JB. Normal fasting plasma glucose and risk of type 2 diabetes diagnosis. Am J Med. 2008 Jun;121(6):519-24. doi: 10.1016/j.amjmed.2008.02.026. PMID: 18501234.
- Bogdanet D, O‘Shea P, Lyons C, Shafat A, Dunne F. The Oral Glucose Tolerance Test-Is It Time for a Change?-A Literature Review with an Emphasis on Pregnancy. J Clin Med. 2020 Oct 27;9(11):3451. doi: 10.3390/jcm9113451. PMID: 33121014; PMCID: PMC7693369.
- Saeedi M, Cao Y, Fadl H, Gustafson H, Simmons D. Increasing prevalence of gestational diabetes mellitus when implementing the IADPSG criteria: A systematic review and meta-analysis. Diabetes Res Clin Pract. 2021 Feb;172:108642. doi: 10.1016/j.diabres.2020.108642. Epub 2021 Jan 13. PMID: 33359574.
- Munang YN, Noubiap JJ, Danwang C, Sama JD, Azabji-Kenfack M, Mbanya JC, Sobngwi E. Reproducibility of the 75 g oral glucose tolerance test for the diagnosis of gestational diabetes mellitus in a sub-Saharan Afri-

can population. BMC Res Notes. 2017 Nov 28;10(1):622. doi: 10.1186/s13104-017-2944-7. PMID: 29179745; PMCID: PMC5704589.

- Xun P, Wu Y, He Q, He K. Fasting insulin concentrations and incidence of hypertension, stroke, and coronary heart disease: a meta-analysis of prospective cohort studies. Am J Clin Nutr. 2013 Dec;98(6):1543-54. doi: 10.3945/ajcn.113.065565. Epub 2013 Oct 16. PMID: 24132974; PMCID: PMC3831539.
- Thomas DD, Corkey BE, Istfan NW, Apovian CM. Hyperinsulinemia: An Early Indicator of Metabolic Dysfunction. J Endocr Soc. 2019 Jul 24;3(9):1727-1747. doi: 10.1210/js.2019-00065. PMID: 31528832; PMCID: PMC6735759.
- Tohidi M, Ghasemi A, Hadaegh F, Derakhshan A, Chary A, Azizi F. Age- and sex-specific reference values for fasting serum insulin levels and insulin resistance/sensitivity indices in healthy Iranian adults: Tehran Lipid and Glucose Study. Clin Biochem. 2014 Apr;47(6):432-8. doi: 10.1016/j.clinbiochem.2014.02.007. Epub 2014 Feb 14. PMID: 24530467.
- Selvin E, Steffes MW, Zhu H, Matsushita K, Wagenknecht L, Pankow J, Coresh J, Brancati FL. Glycated hemoglobin, diabetes, and cardiovascular risk in nondiabetic adults. N Engl J Med. 2010 Mar 4;362(9):800-11. doi: 10.1056/NEJMoa0908359. PMID: 20200384; PMCID: PMC2872990.
- Aggarwal V, Schneider AL, Selvin E. Low hemoglobin A(1c) in nondiabetic adults: an elevated risk state? Diabetes Care. 2012 Oct;35(10):2055-60. doi: 10.2337/dc11-2531. Epub 2012 Aug 1. PMID: 22855733; PMCID: PMC3447844.
- Carson AP, Fox CS, McGuire DK, Levitan EB, Laclaustra M, Mann DM, Muntner P. Low hemoglobin A1c and risk of all-cause mortality among US adults without diabetes. Circ Cardiovasc Qual Outcomes. 2010 Nov;3(6):661-7. doi: 10.1161/CIRCOUTCOMES.110.957936. Epub 2010 Oct 5. PMID: 20923991; PMCID: PMC4734630.
- Matthews DR, Hosker JP, Rudenski AS, Naylor BA, Treacher DF, Turner RC. Homeostasis model assessment: insulin resistance and beta-cell function from fasting plasma glucose and insulin concentrations in

man. Diabetologia. 1985 Jul;28(7):412-9. doi: 10.1007/BF00280883. PMID: 3899825..

Quellen Leber

- Bijnens EM, Derom C, Thiery E, Martens DS, Loos RJF, Weyers S, Nawrot TS. Serum gamma-glutamyl transferase, a marker of alcohol intake, is associated with telomere length and cardiometabolic risk in young adulthood. Sci Rep. 2021 Jun 11;11(1):12407. doi: 10.1038/s41598-021-91987-6. PMID: 34117333; PMCID: PMC8196210.
- Lee DS, Evans JC, Robins SJ, Wilson PW, Albano I, Fox CS, Wang TJ, Benjamin EJ, D'Agostino RB, Vasan RS. Gamma glutamyl transferase and metabolic syndrome, cardiovascular disease, and mortality risk: the Framingham Heart Study. Arterioscler Thromb Vasc Biol. 2007 Jan;27(1):127-33. doi: 10.1161/01.ATV.0000251993.20372.40. Epub 2006 Nov 9. PMID: 17095717.
- Kim J, Han K, Yoo J, Park KA, Oh SY. Liver enzymes and risk of ocular motor cranial nerve palsy: a nationwide population-based study. Neurol Sci. 2022 May;43(5):3395-3405. doi: 10.1007/s10072-021-05735-9. Epub 2021 Nov 23. PMID: 34811598.
- Botros M, Sikaris KA. The de ritis ratio: the test of time. Clin Biochem Rev. 2013 Nov;34(3):117-30. PMID: 24353357; PMCID: PMC3866949.
- Shaikh SM, Varma A, Kumar S, Acharya S, Patil R. Navigating Disease Management: A Comprehensive Review of the De Ritis Ratio in Clinical Medicine. Cureus. 2024 Jul 13;16(7):e64447. doi: 10.7759/cureus.64447. PMID: 39139333; PMCID: PMC11319523.
- Moriles KE, Zubair M, Azer SA. Alanine Aminotransferase (ALT) Test. 2024 Feb 27. In: StatPearls [Internet]. Treasure Island (FL): StatPearls Publishing; 2025 Jan–. PMID: 32644704.
- Erkan A, Ekici B, Uğurlu M, Iş G, Seker R, Demirtaş S, Korkmaz S. The role of bilirubin and its protective function against coronary heart disease. Herz. 2014 Sep;39(6):711-5. doi: 10.1007/s00059-013-3872-5. Epub 2013 Jul 18. PMID: 23861132.
- Lapenna D, Ciofani G, Pierdomenico SD, Giamberardino MA, Ucchino S, Davì G. Association of serum bilirubin with oxidant damage of human

atherosclerotic plaques and the severity of atherosclerosis. Clin Exp Med. 2018 Feb;18(1):119-124. doi: 10.1007/s10238-017-0470-5. Epub 2017 Sep 25. PMID: 28948382.
- Kirk JM. Neonatal jaundice: a critical review of the role and practice of bilirubin analysis. Ann Clin Biochem. 2008 Sep;45(Pt 5):452-62. doi: 10.1258/acb.2008.008076. PMID: 18753416.
- Ansong-Assoku B, Adnan M, Daley SF, Ankola PA. Neonatal Jaundice. 2024 Feb 12. In: StatPearls [Internet]. Treasure Island (FL): StatPearls Publishing; 2025 Jan–. PMID: 30422525.
- Casiglia E, Spolaore P, Ginocchio G, Ambrosio GB. Unexpected effects of coffee consumption on liver enzymes. Eur J Epidemiol. 1993 May;9(3):293-7. doi: 10.1007/BF00146266. PMID: 8104822.

Quellen Nierenwerte

- Slocum JL, Heung M, Pennathur S. Marking renal injury: can we move beyond serum creatinine? Transl Res. 2012 Apr;159(4):277-89. doi: 10.1016/j.trsl.2012.01.014. Epub 2012 Feb 3. PMID: 22424431; PMCID: PMC3308350.
- Shlipak MG, Mattes MD, Peralta CA. Update on cystatin C: incorporation into clinical practice. Am J Kidney Dis. 2013 Sep;62(3):595-603. doi: 10.1053/j.ajkd.2013.03.027. Epub 2013 May 20. PMID: 23701892; PMCID: PMC3755100.
- Inker LA, Eneanya ND, Coresh J, Tighiouart H, Wang D, Sang Y, Crews DC, Doria A, Estrella MM, Froissart M, Grams ME, Greene T, Grubb A, Gudnason V, Gutiérrez OM, Kalil R, Karger AB, Mauer M, Navis G, Nelson RG, Poggio ED, Rodby R, Rossing P, Rule AD, Selvin E, Seegmiller JC, Shlipak MG, Torres VE, Yang W, Ballew SH, Couture SJ, Powe NR, Levey AS; Chronic Kidney Disease Epidemiology Collaboration. New Creatinine- and Cystatin C-Based Equations to Estimate GFR without Race. N Engl J Med. 2021 Nov 4;385(19):1737-1749. doi: 10.1056/NEJMoa2102953. Epub 2021 Sep 23. PMID: 34554658; PMCID: PMC8822996.
- Ko GJ, Rhee CM, Kalantar-Zadeh K, Joshi S. The Effects of High-Protein Diets on Kidney Health and Longevity. J Am Soc Nephrol. 2020

Aug;31(8):1667-1679. doi: 10.1681/ASN.2020010028. Epub 2020 Jul 15. PMID: 32669325; PMCID: PMC7460905.

- Jamnik J, Rehman S, Blanco Mejia S, de Souza RJ, Khan TA, Leiter LA, Wolever TM, Kendall CW, Jenkins DJ, Sievenpiper JL. Fructose intake and risk of gout and hyperuricemia: a systematic review and meta-analysis of prospective cohort studies. BMJ Open. 2016 Oct 3;6(10):e013191. doi: 10.1136/bmjopen-2016-013191. PMID: 27697882; PMCID: PMC5073537.
- Caliceti C, Calabria D, Roda A, Cicero AFG. Fructose Intake, Serum Uric Acid, and Cardiometabolic Disorders: A Critical Review. Nutrients. 2017 Apr 18;9(4):395. doi: 10.3390/nu9040395. PMID: 28420204; PMCID: PMC5409734.

Quellen Gesamteiweiss & CRP

- Busher JT. Serum Albumin and Globulin. In: Walker HK, Hall WD, Hurst JW, editors. Clinical Methods: The History, Physical, and Laboratory Examinations. 3rd ed. Boston: Butterworths; 1990. Chapter 101. PMID: 21250048.
- O'Connell TX, Horita TJ, Kasravi B. Understanding and interpreting serum protein electrophoresis. Am Fam Physician. 2005 Jan 1;71(1):105-12. PMID: 15663032.
- Kimura T, Noguchi Y, Shikata N, Takahashi M. Plasma amino acid analysis for diagnosis and amino acid-based metabolic networks. Curr Opin Clin Nutr Metab Care. 2009 Jan;12(1):49-53. doi: 10.1097/MCO.0b013e3283169242. PMID: 19057187.
- Inoue M, Takeuchi J, Sakuma M, Nakamura T, Morimoto T. Low Serum Total Protein at Admission Predicts in-Hospital Mortality Among General Inpatients: Historical Cohort Study. Int J Gen Med. 2022 Oct 25;15:7941-7949. doi: 10.2147/IJGM.S385798. PMID: 36317096; PMCID: PMC9617561.
- Bauer J, Biolo G, Cederholm T, Cesari M, Cruz-Jentoft AJ, Morley JE, Phillips S, Sieber C, Stehle P, Teta D, Visvanathan R, Volpi E, Boirie Y. Evidence-based recommendations for optimal dietary protein intake in older people: a position paper from the PROT-AGE Study

Group. J Am Med Dir Assoc. 2013 Aug;14(8):542-59. doi: 10.1016/j.jamda.2013.05.021. Epub 2013 Jul 16. PMID: 23867520.
- Singh B, Goyal A, Patel BC. C-Reactive Protein: Clinical Relevance and Interpretation. 2025 May 3. In: StatPearls [Internet]. Treasure Island (FL): StatPearls Publishing; 2025 Jan–. PMID: 28722873.
- Ridker PM. C-reactive protein and the prediction of cardiovascular events among those at intermediate risk: moving an inflammatory hypothesis toward consensus. J Am Coll Cardiol. 2007 May 29;49(21):2129-38. doi: 10.1016/j.jacc.2007.02.052. Epub 2007 Apr 30. PMID: 17531663.
- Clearfield MB. C-reactive protein: a new risk assessment tool for cardiovascular disease. J Am Osteopath Assoc. 2005 Sep;105(9):409-16. PMID: 16239491.
- Kamath DY, Xavier D, Sigamani A, Pais P. High sensitivity C-reactive protein (hsCRP) & cardiovascular disease: An Indian perspective. Indian J Med Res. 2015 Sep;142(3):261-8. doi: 10.4103/0971-5916.166582. PMID: 26458341; PMCID: PMC4669860.

Quellen Homocystein

- Clarke R, Halsey J, Lewington S, Lonn E, Armitage J, Manson JE, Bønaa KH, Spence JD, Nygård O, Jamison R, Gaziano JM, Guarino P, Bennett D, Mir F, Peto R, Collins R; B-Vitamin Treatment Trialists‘ Collaboration. Effects of lowering homocysteine levels with B vitamins on cardiovascular disease, cancer, and cause-specific mortality: Meta-analysis of 8 randomized trials involving 37 485 individuals. Arch Intern Med. 2010 Oct 11;170(18):1622-31. doi: 10.1001/archinternmed.2010.348. PMID: 20937919.
- Smith AD, Smith SM, de Jager CA, Whitbread P, Johnston C, Agacinski G, Oulhaj A, Bradley KM, Jacoby R, Refsum H. Homocysteine-lowering by B vitamins slows the rate of accelerated brain atrophy in mild cognitive impairment: a randomized controlled trial. PLoS One. 2010 Sep 8;5(9):e12244. doi: 10.1371/journal.pone.0012244. PMID: 20838622; PMCID: PMC2935890.

- Habib SS, Al-Khlaiwi T, Almushawah A, Alsomali A, Habib SA. Homocysteine as a predictor and prognostic marker of atherosclerotic cardiovascular disease: a systematic review and meta-analysis. Eur Rev Med Pharmacol Sci. 2023 Sep;27(18):8598-8608. doi: 10.26355/eurrev_202309_33784. PMID: 37782175.
- McCaddon A, Miller JW. Homocysteine-a retrospective and prospective appraisal. Front Nutr. 2023 Jun 13;10:1179807. doi: 10.3389/fnut.2023.1179807. PMID: 37384104; PMCID: PMC10294675.
- Kalantar-Zadeh K, Block G, Humphreys MH, McAllister CJ, Kopple JD. A low, rather than a high, total plasma homocysteine is an indicator of poor outcome in hemodialysis patients. J Am Soc Nephrol. 2004 Feb;15(2):442-53. doi: 10.1097/01.asn.0000107564.60018.51. PMID: 14747392.

Quellen Vitamin D

- Luxwolda MF, Kuipers RS, Kema IP, Dijck-Brouwer DA, Muskiet FA. Traditionally living populations in East Africa have a mean serum 25-hydroxyvitamin D concentration of 115 nmol/l. Br J Nutr. 2012 Nov 14;108(9):1557-61. doi: 10.1017/S0007114511007161. Epub 2012 Jan 23. PMID: 22264449.
- Bischoff-Ferrari HA, Giovannucci E, Willett WC, Dietrich T, Dawson-Hughes B. Estimation of optimal serum concentrations of 25-hydroxyvitamin D for multiple health outcomes. Am J Clin Nutr. 2006 Jul;84(1):18-28. doi: 10.1093/ajcn/84.1.18. Erratum in: Am J Clin Nutr. 2006 Nov;84(5):1253. Dosage error in published abstract; MEDLINE/PubMed abstract corrected. Erratum in: Am J Clin Nutr. 2007 Sep;86(3):809. Dosage error in published abstract; MEDLINE/PubMed abstract corrected. PMID: 16825677.
- Bischoff-Ferrari HA. Optimal serum 25-hydroxyvitamin D levels for multiple health outcomes. Adv Exp Med Biol. 2014;810:500-25. doi: 10.1007/978-1-4939-0437-2_28. PMID: 25207384.
- Heaney RP. Functional indices of vitamin D status and ramifications of vitamin D deficiency. Am J Clin Nutr. 2004 Dec;80(6 Suppl):1706S-9S. doi: 10.1093/ajcn/80.6.1706S. PMID: 15585791.

- Webb AR, Kline L, Holick MF. Influence of season and latitude on the cutaneous synthesis of vitamin D3: exposure to winter sunlight in Boston and Edmonton will not promote vitamin D3 synthesis in human skin. J Clin Endocrinol Metab. 1988 Aug;67(2):373-8. doi: 10.1210/jcem-67-2-373. PMID: 2839537.
- Tran V, Duarte Romero BL, Andersen H, Clarke M, Collins LG, Dawson T, Hartel G, Lefevre JG, Lucas RM, McLeod DSA, Milne RL, Sinclair C, Whiteman DC, Waterhouse M, Neale RE. Effect of daily sunscreen application on vitamin D: findings from the open-label randomized controlled Sun-D Trial. Br J Dermatol. 2025 Nov 18;193(6):1128-1137. doi: 10.1093/bjd/ljaf310. PMID: 40927943.
- Neale RE, Khan SR, Lucas RM, Waterhouse M, Whiteman DC, Olsen CM. The effect of sunscreen on vitamin D: a review. Br J Dermatol. 2019 Nov;181(5):907-915. doi: 10.1111/bjd.17980. Epub 2019 Jul 9. PMID: 30945275.
- Ginsberg C, Hoofnagle AN, Katz R, Hughes-Austin J, Miller LM, Becker JO, Kritchevsky SB, Shlipak MG, Sarnak MJ, Ix JH. The Vitamin D Metabolite Ratio Is Associated With Changes in Bone Density and Fracture Risk in Older Adults. J Bone Miner Res. 2021 Dec;36(12):2343-2350. doi: 10.1002/jbmr.4426. Epub 2021 Aug 29. PMID: 34423858; PMCID: PMC8688212.

Quellen Vitamin B12 und Folsäure

- Hannibal L, Lysne V, Bjørke-Monsen AL, Behringer S, Grünert SC, Spiekerkoetter U, Jacobsen DW, Blom HJ. Biomarkers and Algorithms for the Diagnosis of Vitamin B12 Deficiency. Front Mol Biosci. 2016 Jun 27;3:27. doi: 10.3389/fmolb.2016.00027. Erratum in: Front Mol Biosci. 2017 Aug 08;4:53. doi: 10.3389/fmolb.2017.00053. PMID: 27446930; PMCID: PMC4921487.
- Nexo E, Hoffmann-Lücke E. Holotranscobalamin, a marker of vitamin B-12 status: analytical aspects and clinical utility. Am J Clin Nutr. 2011 Jul;94(1):359S-365S. doi: 10.3945/ajcn.111.013458. Epub 2011 May 18. PMID: 21593496; PMCID: PMC3127504.

- Vashi P, Edwin P, Popiel B, Lammersfeld C, Gupta D. Methylmalonic Acid and Homocysteine as Indicators of Vitamin B-12 Deficiency in Cancer. PLoS One. 2016 Jan 25;11(1):e0147843. doi: 10.1371/journal.pone.0147843. PMID: 26807790; PMCID: PMC4725715.
- Shipton MJ, Thachil J. Vitamin B12 deficiency - A 21st century perspective . Clin Med (Lond). 2015 Apr;15(2):145-50. doi: 10.7861/clinmedicine.15-2-145. PMID: 25824066; PMCID: PMC4953733.
- Lacombe V, Chabrun F, Lacout C, Ghali A, Capitain O, Patsouris A, Lavigne C, Urbanski G. Persistent elevation of plasma vitamin B12 is strongly associated with solid cancer. Sci Rep. 2021 Jun 25;11(1):13361. doi: 10.1038/s41598-021-92945-y. PMID: 34172805; PMCID: PMC8233305.
- Guideline: Optimal Serum and Red Blood Cell Folate Concentrations in Women of Reproductive Age for Prevention of Neural Tube Defects. Geneva: World Health Organization; 2015. PMID: 25996016.
- Chen MY, Rose CE, Qi YP, Williams JL, Yeung LF, Berry RJ, Hao L, Cannon MJ, Crider KS. Defining the plasma folate concentration associated with the red blood cell folate concentration threshold for optimal neural tube defects prevention: a population-based, randomized trial of folic acid supplementation. Am J Clin Nutr. 2019 May 1;109(5):1452-1461. doi: 10.1093/ajcn/nqz027. PMID: 31005964; PMCID: PMC7099800.
- Johnson MA. If high folic acid aggravates vitamin B12 deficiency what should be done about it? Nutr Rev. 2007 Oct;65(10):451-8. doi: 10.1111/j.1753-4887.2007.tb00270.x. PMID: 17972439.
- Ferrazzi E, Tiso G, Di Martino D. Folic acid versus 5- methyl tetrahydrofolate supplementation in pregnancy. Eur J Obstet Gynecol Reprod Biol. 2020 Oct;253:312-319. doi: 10.1016/j.ejogrb.2020.06.012. Epub 2020 Jun 13. PMID: 32868164.
- Maruvada P, Stover PJ, Mason JB, Bailey RL, Davis CD, Field MS, Finnell RH, Garza C, Green R, Gueant JL, Jacques PF, Klurfeld DM, Lamers Y, MacFarlane AJ, Miller JW, Molloy AM, O'Connor DL, Pfeiffer CM, Potischman NA, Rodricks JV, Rosenberg IH, Ross SA, Shane B, Selhub J, Stabler SP, Trasler J, Yamini S, Zappalà G. Knowledge gaps in understanding the metabolic and clinical effects of excess folates/folic acid:

a summary, and perspectives, from an NIH workshop. Am J Clin Nutr. 2020 Nov 11;112(5):1390-1403. doi: 10.1093/ajcn/nqaa259. PMID: 33022704; PMCID: PMC7657327.

Quellen Magnesium

- de Baaij JH, Hoenderop JG, Bindels RJ. Magnesium in man: implications for health and disease. Physiol Rev. 2015 Jan;95(1):1-46. doi: 10.1152/physrev.00012.2014. PMID: 25540137.
- Pardo MR, Garicano Vilar E, San Mauro Martín I, Camina Martín MA. Bioavailability of magnesium food supplements: A systematic review. Nutrition. 2021 Sep;89:111294. doi: 10.1016/j.nut.2021.111294. Epub 2021 Apr 28. PMID: 34111673.
- Cepeda V, Ródenas-Munar M, García S, Bouzas C, Tur JA. Unlocking the Power of Magnesium: A Systematic Review and Meta-Analysis Regarding Its Role in Oxidative Stress and Inflammation. Antioxidants (Basel). 2025 Jun 16;14(6):740. doi: 10.3390/antiox14060740. PMID: 40563371; PMCID: PMC12189353.
- Schimatschek HF, Rempis R. Prevalence of hypomagnesemia in an unselected German population of 16,000 individuals. Magnes Res. 2001 Dec;14(4):283-90. PMID: 11794636.
- Ansu Baidoo VY, Cara KC, Dickinson SL, Brown AW, Wallace TC, Chung M, Gletsu-Miller N. Systematic Review and Meta-Analysis to Estimate a Reference Range for Circulating Ionized Magnesium Concentrations in Adult Populations. J Nutr. 2023 Dec;153(12):3458-3471. doi: 10.1016/j.tjnut.2023.10.006. Epub 2023 Oct 14. PMID: 37844840.
- Cazzola R, Della Porta M, Manoni M, Iotti S, Pinotti L, Maier JA. Going to the roots of reduced magnesium dietary intake: A tradeoff between climate changes and sources. Heliyon. 2020 Nov 3;6(11):e05390. doi: 10.1016/j.heliyon.2020.e05390. PMID: 33204877; PMCID: PMC7649274.
- Thomas D. A study on the mineral depletion of the foods available to us as a nation over the period 1940 to 1991. Nutr Health. 2003;17(2):85-115. doi: 10.1177/026010600301700201. PMID: 14653505.

Quellen Selen

- Thomson CD. Assessment of requirements for selenium and adequacy of selenium status: a review. Eur J Clin Nutr. 2004 Mar;58(3):391-402. doi: 10.1038/sj.ejcn.1601800. PMID: 14985676.
- Liaskos M, Fark N, Ferrario P, Engelbert AK, Merz B, Hartmann B, Watzl B. First review on the selenium status in Germany covering the last 50 years and on the selenium content of selected food items. Eur J Nutr. 2023 Feb;62(1):71-82. doi: 10.1007/s00394-022-02990-0. Epub 2022 Sep 9. PMID: 36083522; PMCID: PMC9899741.
- Stoffaneller R, Morse NL. A review of dietary selenium intake and selenium status in Europe and the Middle East. Nutrients. 2015 Feb 27;7(3):1494-537. doi: 10.3390/nu7031494. PMID: 25734564; PMCID: PMC4377864.
- Bai S, Zhang M, Tang S, Li M, Wu R, Wan S, Chen L, Wei X, Feng S. Effects and Impact of Selenium on Human Health, A Review. Molecules. 2024 Dec 26;30(1):50. doi: 10.3390/molecules30010050. PMID: 39795109; PMCID: PMC11721941.
- Combs GF Jr. Biomarkers of selenium status. Nutrients. 2015 Mar 31;7(4):2209-36. doi: 10.3390/nu7042209. PMID: 25835046; PMCID: PMC4425141.
- Bano I, Hassan MF, Kieliszek M. A Comprehensive Review of Selenium as a Key Regulator in Thyroid Health. Biol Trace Elem Res. 2025 Dec;203(12):6466-6480. doi: 10.1007/s12011-025-04653-7. Epub 2025 May 13. PMID: 40358914; PMCID: PMC12672807.
- Traini E, Ianni F, Vergani E, Carnassale G, Daloiso G, Mancini A, Silvestrini A. Glutathione Peroxidase and Selenoprotein P Evaluation in Well-Being Assessment After Total Thyroidectomy. Int J Mol Sci. 2025 May 9;26(10):4521. doi: 10.3390/ijms26104521. PMID: 40429666; PMCID: PMC12110980.
- Wahl L, Samson Chillon T, Seemann P, Ohrndorf S, Ochwadt R, Becker W, Schomburg L, Hoff P. Serum selenium, selenoprotein P and glutathione peroxidase 3 in rheumatoid, psoriatic, juvenile idiopathic arthritis, and osteoarthritis. J Nutr Biochem. 2025 Jan;135:109776. doi: 10.1016/j.jnutbio.2024.109776. Epub 2024 Oct 9. PMID: 39389271.

- Vetter VM, Demircan K, Homann J, Chillon TS, Mülleder M, Shomroni O, Steinhagen-Thiessen E, Ralser M, Lill CM, Bertram L, Schomburg L, Demuth I. Low blood levels of selenium, selenoprotein P and GPx3 are associated with accelerated biological aging: results from the Berlin Aging Study II (BASE-II). Clin Epigenetics. 2025 Apr 25;17(1):62. doi: 10.1186/s13148-025-01863-7. PMID: 40275394; PMCID: PMC12023433.

Quellen Natrium, Kalium und Calcium

- O'Donnell M, Mente A, Alderman MH, Brady AJB, Diaz R, Gupta R, López-Jaramillo P, Luft FC, Lüscher TF, Mancia G, Mann JFE, McCarron D, McKee M, Messerli FH, Moore LL, Narula J, Oparil S, Packer M, Prabhakaran D, Schutte A, Sliwa K, Staessen JA, Yancy C, Yusuf S. Salt and cardiovascular disease: insufficient evidence to recommend low sodium intake. Eur Heart J. 2020 Sep 14;41(35):3363-3373. doi: 10.1093/eurheartj/ehaa586. PMID: 33011774.
- Graudal N, Jürgens G, Baslund B, Alderman MH. Compared with usual sodium intake, low- and excessive-sodium diets are associated with increased mortality: a meta-analysis. Am J Hypertens. 2014 Sep;27(9):1129-37. doi: 10.1093/ajh/hpu028. Epub 2014 Mar 20. PMID: 24651634.
- Renneboog B, Musch W, Vandemergel X, Manto MU, Decaux G. Mild chronic hyponatremia is associated with falls, unsteadiness, and attention deficits. Am J Med. 2006 Jan;119(1):71.e1-8. doi: 10.1016/j.amjmed.2005.09.026. PMID: 16431193.
- Lindner G, Funk GC. Hypernatremia in critically ill patients. J Crit Care. 2013 Apr;28(2):216.e11-20. doi: 10.1016/j.jcrc.2012.05.001. Epub 2012 Jul 2. PMID: 22762930.
- Kardalas E, Paschou SA, Anagnostis P, Muscogiuri G, Siasos G, Vryonidou A. Hypokalemia: a clinical update. Endocr Connect. 2018 Apr;7(4):R135-R146. doi: 10.1530/EC-18-0109. Epub 2018 Mar 14. PMID: 29540487; PMCID: PMC5881435.
- Collins AJ, Pitt B, Reaven N, Funk S, McGaughey K, Wilson D, Bushinsky DA. Association of Serum Potassium with All-Cause Mortality in Patients

with and without Heart Failure, Chronic Kidney Disease, and/or Diabetes. Am J Nephrol. 2017;46(3):213-221. doi: 10.1159/000479802. Epub 2017 Sep 2. PMID: 28866674; PMCID: PMC5637309.

- Harrington JM, Young DJ, Essader AS, Sumner SJ, Levine KE. Analysis of human serum and whole blood for mineral content by ICP-MS and ICP-OES: development of a mineralomics method. Biol Trace Elem Res. 2014 Jul;160(1):132-42. doi: 10.1007/s12011-014-0033-5. Epub 2014 Jun 11. PMID: 24917052; PMCID: PMC4091818.
- Peacock M. Calcium metabolism in health and disease. Clin J Am Soc Nephrol. 2010 Jan;5 Suppl 1:S23-30. doi: 10.2215/CJN.05910809. PMID: 20089499.
- Norman AW. Vitamin D metabolism and calcium absorption. Am J Med. 1979 Dec;67(6):989-98. doi: 10.1016/0002-9343(79)90640-5. PMID: 229729.
- Harrington JM, Young DJ, Essader AS, Sumner SJ, Levine KE. Analysis of human serum and whole blood for mineral content by ICP-MS and ICP-OES: development of a mineralomics method. Biol Trace Elem Res. 2014 Jul;160(1):132-42. doi: 10.1007/s12011-014-0033-5. Epub 2014 Jun 11. PMID: 24917052; PMCID: PMC4091818.
- Schafer AL, Shoback DM. Hypocalcemia: Diagnosis and Treatment. 2016 Jan 3. In: Feingold KR, Ahmed SF, Anawalt B, Blackman MR, Boyce A, Chrousos G, Corpas E, de Herder WW, Dhatariya K, Dungan K, Hofland J, Kalra S, Kaltsas G, Kapoor N, Koch C, Kopp P, Korbonits M, Kovacs CS, Kuohung W, Laferrère B, Levy M, McGee EA, McLachlan R, Muzumdar R, Purnell J, Rey R, Sahay R, Shah AS, Singer F, Sperling MA, Stratakis CA, Trence DL, Wilson DP, editors. Endotext [Internet]. South Dartmouth (MA): MDText.com, Inc.; 2000–. PMID: 25905251.
- Walker MD, Shane E. Hypercalcemia: A Review. JAMA. 2022 Oct 25;328(16):1624-1636. doi: 10.1001/jama.2022.18331. PMID: 36282253.

Über die Autorin

Dr. Maria Folk ist Ärztin und Mentorin. Sie wurde 1985 in der DDR geboren und wuchs in einer Ärztefamilie auf. Eigene Erfahrungen mit Infektanfälligkeit, Erschöpfung und Autoimmunerkrankungen haben sie früh gelehrt, dass Symptome selten die ganze Geschichte erzählen.

Nach ihrer Ausbildung zur Krankenschwester studierte sie in Leipzig Medizin und fand über Umwege ihre Erfüllung in der Ursachenmedizin. Sie denkt gern laut darüber nach, wie eine Medizin aussehen könnte, die uns wirklich stark macht.

Heute begleitet sie Menschen, die mehr wollen als nur das nächste Rezept. Sie ermutigt sie, nach dem Warum zu fragen, Eigenverantwortung zu übernehmen und echte Selbstermächtigung zu leben. Blutwerte sind für sie dabei kein nüchternes Zahlenwerk, sondern ein Wegweiser, um unsichtbare Ursachen sichtbar zu machen. Ihre Mission ist klar: gute Medizin verständlich machen, Angst rausnehmen und Klarheit reinbringen.

Medizin ist kein Hexenwerk, sondern etwas, das auch DU verstehen darfst.

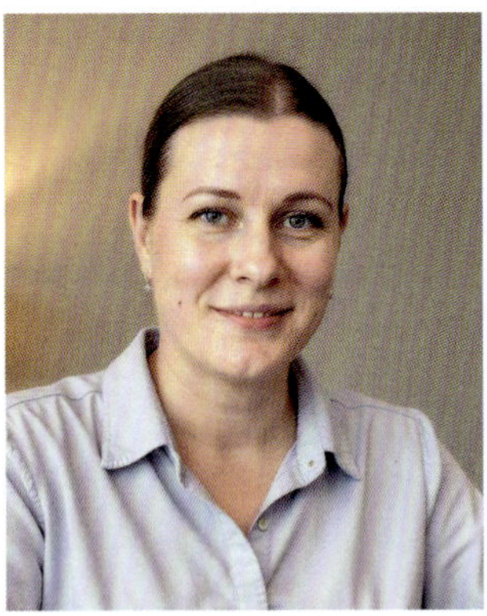

drmariafolk.de

holisticdoc.maria